ROBIN NIXON
POMPA

Allergiefreie Kinder

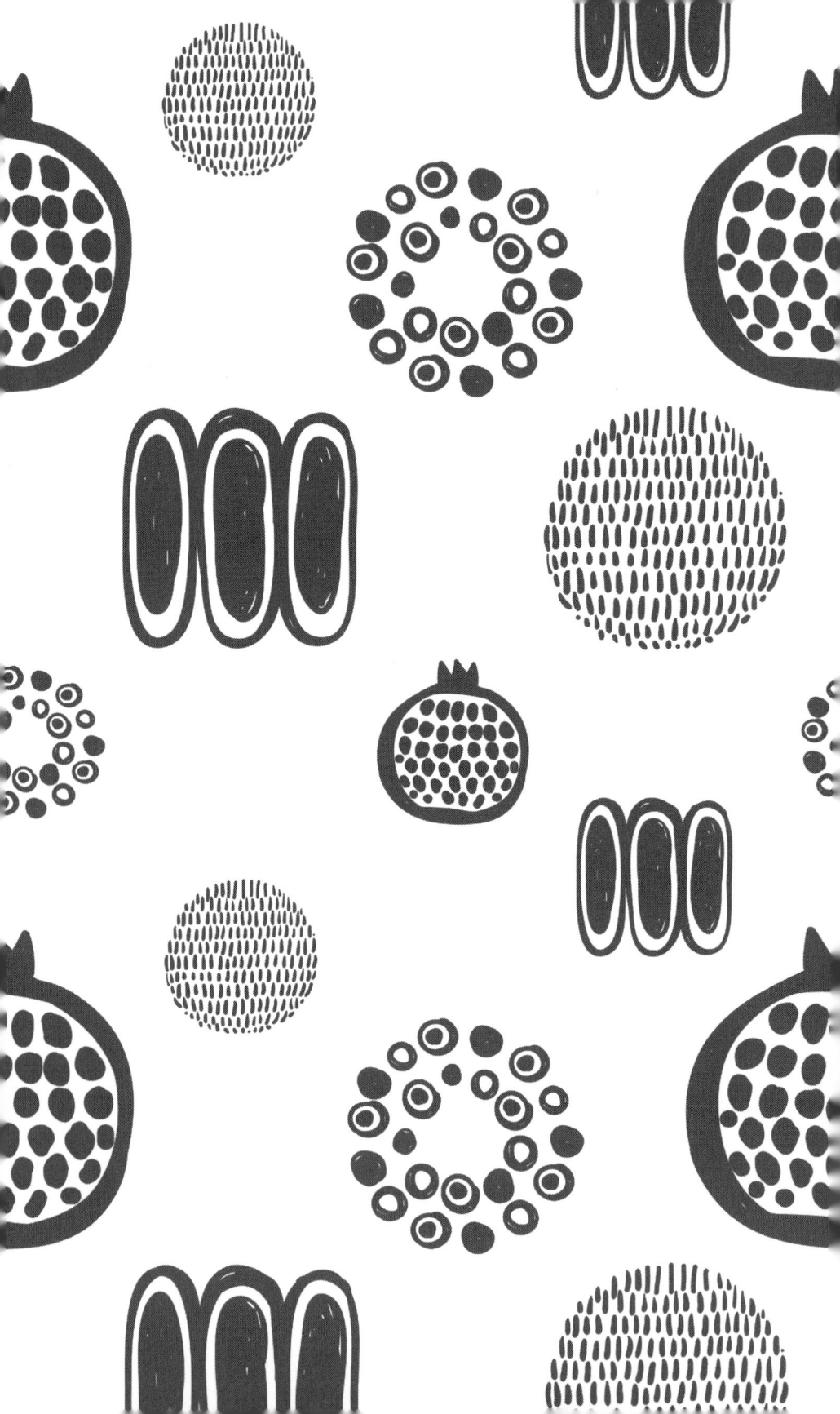

ROBIN NIXON POMPA

Allergiefreie Kinder

WER HAT ANGST VOR GLUTEN & CO.?

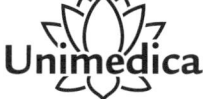

Unimedica

Robin Nixon Pompa
Allergiefreie Kinder
Wer hat Angst vor Gluten & Co?
Mit der richtigen Strategie Nahrungsmittelunverträglichkeiten vorbeugen
1. deutsche Auflage 2018
ISBN: 978-3-946566-94-6
© 2018, Narayana Verlag GmbH

Titel der Originalausgabe:
Allergy-free Kids
The Science-Based Approach to Preventing Food Allergies
Copyright © 2017 Robin Nixon Pompa. Foreword © 2017 by Gideon Lack.
Published by arrangement with William Morrow, an imprint of HarperCollins Publishers, LLC.

Übersetzung aus dem Englischen: Telse Wokersien
Layout: Linda Brummack
Satz: Marcus Linke
Coverlayout: Nicole Laka, www.nima-typografik.de
Coverabbildung: © shutterstock.com – Elena Schweitzer

Herausgeber:
Unimedica im Narayana Verlag GmbH, Blumenplatz 2, 79400 Kandern
Tel.: +49 7626 974 970–0
E-Mail: info@unimedica.de
www.unimedica.de

Alle Rechte vorbehalten. Ohne schriftliche Genehmigung des Verlags darf kein Teil dieses Buches in irgendeiner Form – mechanisch, elektronisch, fotografisch – reproduziert, vervielfältigt, übersetzt oder gespeichert werden, mit Ausnahme kurzer Passagen für Buchbesprechungen.
Sofern eingetragene Warenzeichen, Handelsnamen und Gebrauchsnamen verwendet werden, gelten die entsprechenden Schutzbestimmungen (auch wenn diese nicht als solche gekennzeichnet sind).
Die Empfehlungen dieses Buches wurden von Autor und Verlag nach bestem Wissen erarbeitet und überprüft. Dennoch kann eine Garantie nicht übernommen werden. Weder der Autor noch der Verlag können für eventuelle Nachteile oder Schäden, die aus den im Buch gegebenen Hinweisen resultieren, eine Haftung übernehmen.

Für Clara, Grady und Arthur

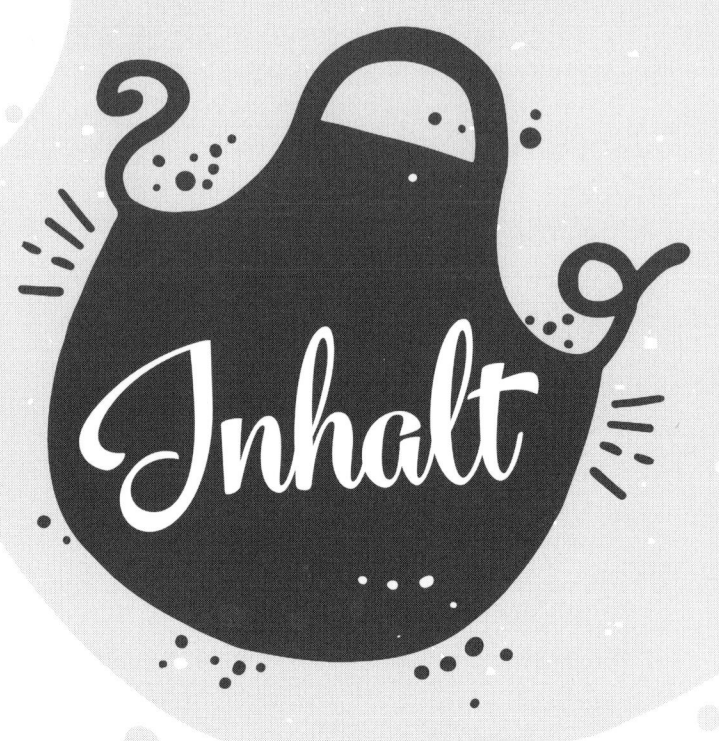

Vorwort von Dr. Gideon Lack viii

Einleitung xii

KAPITEL 1 ┄ **Das Problem** 1

KAPITEL 2 ┄ **Die Lösung** 25

KAPITEL 3 ┄ **Umsetzung zu Hause** 41

KAPITEL 4 ┄ **Prävention** 69

KAPITEL 5 ⇨ Rezepte 89

   Die wirksamsten allergieverhindernden Rezepte
und Mahlzeiten 89

   Rezepte zur Prävention von Eiallergien 93

   Rezepte zur Prävention von Nussallergien 119

   Rezepte zur Prävention von Sesamallergien 140

   Rezepte zur Prävention von Milcheiweißallergien 155

   Rezepte zur Prävention von Weizenallergien 176

   Rezepte zur Prävention von Fischallergien 190

Arbeitsblatt zur wöchentlichen Fütterung 210

Danksagung 212

Über die Autorin 213

Hilfe und Unterstützung 214

Referenzen 215

Index 228

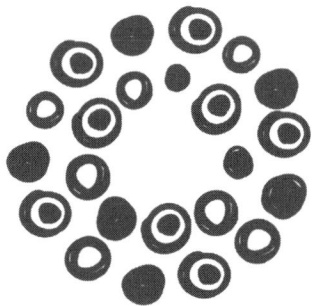

VORWORT

Meine erste Reaktion auf dieses Buch war, dass es meinen Patienten helfen würde, einige meiner Forschungsergebnisse in die Praxis umzusetzen. Seit mehr als zehn Jahren untersuchen meine Kollegen und ich die Zunahme von Lebensmittelallergien und wir sind zu dem Schluss gekommen, dass es keine ausreichenden Belege gibt, die eine verzögerte Gewöhnung von Kleinkindern an allergene (allergieverursachende) Nahrungsmittel unterstützen. Bisher waren wir in dem Glauben gewesen, dass das Immunsystem von Neugeborenen erst reifen muss, bevor es potenziell gefährlichen Nahrungsmitteln, die zu allergischen Reaktionen führen können, ausgesetzt wird. Das erschien logisch, aber es gab nicht genügend Beweise dafür. Richtlinien, die in den USA im Jahr 2000 herausgegeben wurden, empfahlen die Einführung von Nüssen, Eiern und anderen wichtigen Allergenen erst im späten Kleinkindalter, und ähnliche Richtlinien in Großbritannien besagten,

VORWORT

dass bei Kleinkindern Erdnüsse vermieden werden sollten. Dennoch stiegen die Fälle von Nahrungsmittelallergien im Verlauf von mehr als 15 Jahren weiter an. Es gab allerdings auch einige bemerkenswerte Ausnahmen.

Zum Beispiel erfuhren meine Kollegen und ich von Kinderärzten und Allergologen in Israel, dass es dort kaum Erdnussallergien gab. Israelische Mütter sagten, dass Erdnuss eins der ersten Nahrungsmittel sei, das sie beim Abstillen verwenden, oft sogar bereits nach vier Monaten. Wir haben dies untersucht und verglichen die Auftretenshäufigkeit von Erdnussallergien bei israelischen Kindern und jüdischen Kindern in Großbritannien mit demselben Hintergrund. Kleinkindern in Israel werden beträchtliche Mengen an Erdnüssen ab dem 4. Monat gefüttert, wohingegen Kinder im ersten Lebensjahr in Großbritannien keine Erdnüsse erhalten. Wir stellten fest, dass bei Schulkindern in Großbritannien zehnmal häufiger Erdnussallergien auftraten als bei der Vergleichsgruppe in Israel.

Wir begannen uns zu fragen, ob ein Grund für die zunehmenden Lebensmittelallergien gerade in unseren Vorsorgemaßnahmen liegen könnte. Auf dieser Basis führten wir die LEAP-Studie durch (*Learning Early About Peanut*), eine randomisierte Interventionsstudie an 640 Babys, von denen eine Gruppe im ersten Lebensjahr Erdnüsse erhielt, die andere nicht. Die Studie wurde an Kindern durchgeführt, bei denen ein hohes Risiko für die Entwicklung einer Erdnussallergie bestand (bestimmt durch eine Vorgeschichte von Ekzemen oder Eiallergie). Die LEAP-Studie zeigte, dass der frühzeitige Verzehr von Erdnüssen die Prävalenz einer Erdnussallergie um 80 % senkte. In jüngerer Zeit zeigte die LEAP-On-Studie, dass die Wirkung anhaltend ist, auch bei Kindern, die Erdnüsse nicht mehr regelmäßig verzehren.

Darüber hinaus zeigte die EAT-Studie (*Enquiring About Tolerance*), an der mehr als 1300 Kinder teilnahmen, dass die Einführung von Weizen, Milchprodukten, Eiern, Erdnüssen, Fisch und Sesam ab dem dritten Lebensmonat bei normal entwickelten vorher ausschließlich gestillten Babys mit einer um zwei Drittel gesenkten Lebensmittelallergie einherging. Die aus der Studie gewonnenen Ergebnisse sind nicht so eindeutig und drastisch wie bei der LE-

AP-Studie. Die Reduzierung wurde nur bei Kindern beobachtet, die diese Nahrungsmittel im frühen Lebensalter regelmäßig verzehrten und das Studienprotokoll befolgten. Obwohl eine Schwierigkeit der EAT-Studie darin bestand, mehrere Nahrungsmittelallergene einzuführen (viele Eltern waren wegen neuer Nahrungsmittel besorgt, insbesondere wegen der möglicherweise allergie-auslösenden), zeigte die EAT-Studie auf, dass es möglich sein könnte, allen Lebensmittelallergien durch einen frühzeitigen Verzehr dieser Lebensmittel vorzubeugen. Diese Studie muss noch repliziert werden und es müssen Strategien zum frühen Abstillen entwickelt werden, aber Robins Buch ist ein inspirierter und kreativer Ansatz, einige Schwierigkeiten des frühen Abstillens zu bewältigen.

Es scheint der allgemeine Konsens zu bestehen, dass der frühe Verzehr von Erdnüssen im ersten Lebensjahr besonders bei Kindern empfohlen wird, bei denen das Allergierisiko hoch ist, die Allergien in der Familiengeschichte haben oder die selbst an Ekzemen leiden. Obwohl die Frage, ob der Verzehr mehrerer Nahrungsmittelallergene in frühem Lebensalter sämtliche Nahrungsmittelallergien verhindert, noch offen bleibt, legen die Beweise eine frühe Einführung der häufigsten Nahrungsmittelallergene (Ei, Weizen, Erdnuss, Fisch, Milch, Sesam) nahe. Trotzdem besteht unter Medizinern und Kinderärzten sowie Eltern ein Vorbehalt gegenüber dem Einführen von Nahrungsmittelallergenen bei ganz jungen Kindern. Obwohl kein Zweifel besteht, dass Babys, die bereits im ersten Lebensjahr schwere Ekzeme entwickeln, bereits an Nahrungsmittelallergien leiden und bestimmte Nahrungsmittel nur nach Rücksprache mit einem Spezialisten eingeführt werden sollten, besteht bei anderen Säuglingen kein Grund, diese Nahrungsmittel nach dem sechsten Monat zu vermeiden.

Robin ist diese Furcht bekannt. Ich erinnere mich daran, wie ich sie vor fünf Jahren kennengelernt habe, als ihre Tochter, damals noch Säugling, meine Patientin wurde. Sie sträubte sich, als ich ihr sagte, dass sie ihrem Baby Clara Eier und Nüsse füttern sollte. Und sie verließ meine Praxis erst, als sie die wissenschaftliche Grundlage hinter dieser Empfehlung vollständig verstanden hatte. Sie wird Ihnen garantiert bestätigen, dass sie, wenn ich mir damals nicht

VORWORT

die Zeit genommen hätte, ihre Bedenken zu zerstreuen, sie meinen Empfehlungen nicht gefolgt wäre. Und Clara würde wahrscheinlich immer noch an lebensbedrohlichen Nussallergien leiden.

Das ist auch der Grund, warum ich so dankbar bin, dass Robin die Anstrengung unternommen hat, die Wissenschaft hinter dem neuen Verständnis von Lebensmittelallergien zu erläutern. Robin, eine angesehene Wissenschaftsautorin mit abgeschlossenem Studium an der Columbia University, Mutter von drei Kindern, analysiert die neuesten Studien und präsentiert deren Ergebnisse so klar und einleuchtend, dass alle Eltern sie verstehen können.

Gegenwärtig lautet die gängige Empfehlung zum Abstillen, langsam vorzugehen und die Nahrung auf Babyreis, püriertes Obst und Gemüse zu beschränken. Robin bietet eine weitaus interessantere Herangehensweise. Sie begeistert sich dafür, Kleinkinder an gesunde und wohlschmeckende Nahrungsmittel heranzuführen, vor allem an solche, die potenziell allergieauslösend sind. Dabei beruft sie sich auf ihre eigene Erfahrung als Mutter und ebenso auf die neuesten Forschungsergebnisse. Zwischen unserem Wissen, was Kinder gerne mögen und wie wir sie dazu bringen, eine abwechslungsreiche und gesunde Ernährung zu mögen, klafft eine Lücke. Robins Buch füllt diese Lücke.

Dr. Gideon Lack,
Professor für Pädiatrische Allergologie, King's College London;
Leiter des Clinical Academic Paediatric Allergy Service
for Guy's & St. Thomas' NHS Foundation Trust,
St. Thomas' Hospital, London

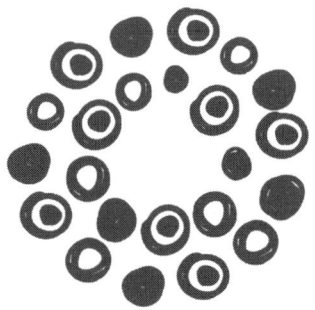

EINLEITUNG

An einem Frühlingstag um die Mittagszeit setzte ich Arthur, mein 10 Monate altes drittes Kind, ins Gras vor dem Hort meines mittleren Kindes. Nur vier Monate früher hätte Arthur geweint, geschwitzt und Hautausschlag bekommen, wenn er mit gekochten Eiern in Berührung kam. Aber ich habe sie ihm trotzdem weiterhin gefüttert, täglich und in kleinen Mengen. An diesem Tag quietschte er vor Freude, als er sah, dass ich ihm ein hart gekochtes Ei mitgenommen hatte.

Trisha Woodfire setzte sich neben mich. Sie ist groß und schlank, hat Arme und Beine wie eine Ballerina, wirkt immer so, als wolle sie gleich lostanzen oder wie ein Ballon in die Luft aufsteigen, aber neuerdings ist sie schwerfällig, wie ruhiggestellt mit ihrer Schwangerschaftskugel.

Ich habe Trisha kennengelernt, wie Mütter sich so kennenlernen – wir holten beide unsere Söhne von demselben Hort ab. Während wir auf unsere Kinder warteten, pflegten wir uns artig

EINLEITUNG

über Belangloses zu unterhalten, aber als ich eines Tages den Titel meines Buches erwähnte, wurde Trisha lebhaft, neugierig und wollte vieles von mir wissen. Plötzlich reichte die Wartezeit nicht mehr für unsere Unterhaltung, und so verabredeten wir uns, früher zu kommen, sodass ich ein richtiges Interview mit ihr führen konnte. Thema: die Nahrungsmittelallergien ihres ältesten Kindes.

Das erste Kind ändert alles. Es bringt den jungen Eltern schlaflose Nächte und viel Stress. Bei Trishas inzwischen dreijährigem Sohn Harry war es eine Zeit voller Angst und Schrecken. Er schlief nie mehr als 20 bis 30 Minuten am Stück und schien ständig unglücklich zu sein. Er litt an schwallartigem Erbrechen und sein Stuhl roch nach »Krankheit oder Essig«. Ärzte und andere Fachleute wussten keinen Rat.

»Ich wurde als überängstliche Mutter von einem zum anderen weitergereicht. Aber mein Instinkt sagte mir, dass etwas *nicht stimmte*«, sagte sie.

Irgendwann wurde bei Henry eine Milcheiweiß- und Sojaallergie festgestellt. Als Henry diesen beiden Allergenen nicht länger ausgesetzt war, ging es ihm gut.

Er kam schnell zur Ruhe und schlief gut. Aber die Ernährungsberaterin drängte, Henry auch weiterhin Milcheiweiß und Soja auszusetzen und kleine Mengen langsam wieder einzuführen und die Dosis so lange zu steigern, bis eine ungünstige Wirkung auftrat.

»Wir müssen testen, ob er immer noch dagegen allergisch ist«, sagte sie immer und schüttelte ihren Kopf.

Trisha mochte keine Versuche und Herausforderungen. Sie arbeitete sich langsam die »Milchleiter« hoch, welche den Milchprotein-Gehalt eines Nahrungsmittels angibt. Vier Tage hintereinander bekam Henry harmlose Kekse mit Milcheiweiß, dann vier Tage Pfannkuchen, gefolgt von vier Tagen Béchamelsauce (zu Lasagne oder Ähnlichem), bis der arme Henry eine allergische Reaktion zeigte. Ihr missfielen die Kocherei und die Tatsache, dass sie seine Ernährung vier Tage lang exakt gleich halten musste, damit sie sicher sein konnte, dass die gesteigerte Menge an Milcheiweiß die Reaktion auslöste.

Aber am meisten widerstrebte ihr, dass sie es war, die ihr eigenes Kind krank machte. Ihre Ernährungsberaterin empfahl ihr weiterzumachen, sie hielt sich daran und setzte Henry in den ersten beiden Lebensjahren jeweils fünf Milcheiweiß- und Sojastufen aus.

In ihrer Erinnerung sind diese Jahre gekennzeichnet durch Stress, Erschöpfung und irgendwann Depressionen. »Aber dann«, fuhr sie erleichtert fort »dann veränderte sich irgendetwas in seinem Körper, so als er zweieinhalb war, und ich glaube, es geht ihm jetzt besser.«

Tatsächlich verlief die nächste Stufe reibungslos, und jetzt bekommt Henry jeden Morgen griechischen Joghurt und regelmäßig gekochte Milch sowie Käse. Er isst auch industriell verarbeitetes Soja – ohne allergische Reaktion.

»Bis jetzt habe ich noch keine kalte Milch aus dem Kühlschrank ausprobiert«, sagte Trisha, aber dahin werden die beiden noch kommen. Über das Verschwinden der Allergie sagt sie: »Da ist er einfach rausgewachsen.«

Als sie dies sagte, da fragte ich mich doch, ob man aus einer Allergie herauswachsen kann oder ob sie ihn unabsichtlich desensibilisiert hatte.

Es entstand eine Pause. Ich wusste nicht genau, was ich antworten sollte. Die Fachleute, mit denen ich mich unterhalten hatte, würden auf Letzteres tippen: Dadurch, dass sie Henry früh und oft Allergenen ausgesetzt hatte, hatte Trisha Henrys Immunsystem langsam beigebracht, dass dies sichere Nahrungsmittel seien. Sollte ich ihr das sagen?

Auf der Journalistenschule hatte ich gelernt, dass man bei einem Interview so wenig sagen sollte wie möglich. Und bei meinem kurzen Ausflug in die psychologische Forschung (ich habe lieber einen Abschluss in Neurowissenschaften gemacht), habe ich auch gelernt, dass man in einem Interview nichts selbst beitragen sollte. Fragen stellen ja, aber kein Gespräch. Die besten Informationen oder Zitate stammen immer aus den Pausen, in denen die interviewte Person versucht die Pausen zu füllen. Als Interviewer, egal ob als Journalistin oder als Wissenschaftlerin, habe ich immer versucht, die Informationen aufzunehmen, zu absorbieren und nicht etwas mitzuteilen.

EINLEITUNG

Was es noch verwirrender machte, war, dass mein Forschungsgebiet so *neu* war. Einige Ergebnisse waren noch nicht anderweitig überprüft worden. Solche Forschungsergebnisse werden in der Wissenschaft als im Grunde nicht vorhanden betrachtet.

Ich entschied mich also meinen Mund zu halten.

Trisha füllte die Pause, indem sie ihren Bauch streichelte und wir uns über ihre bisher so einfach verlaufende Schwangerschaft freuten. (Sie sieht immer noch aus wie eine Ballerina, aber wie eine, die einen Basketball verschluckt hat.) Als sie mir anvertraute, dass sie eine Tochter erwartete, liefen meine Gedanken im Stillen weiter.

Wenn ihre Tochter ähnliche Probleme zeigen würde, dann würde Trisha sicherlich Milch- und Sojaprodukte sofort weglassen. Aber würde sie sich wieder dem Stress aussetzen, ihr Kind langsam den Allergenen auszusetzen? Würde sie sich wieder an dieselbe Ernährungsberaterin wenden, die so insistiert hatte? Würde sie sich diesem ganzen Szenario, einschließlich Stress und Depressionen, erneut aussetzen? Oder würde sie einfach nur abwarten, Allergene vermeiden und am Ende vergeblich darauf vertrauen, dass ihre Tochter aus der Allergie »herauswächst«?

Als ich mir Trishas Zukunft mit Baby und Kleinkind vorstellte, war mir klar, dass sie sich entscheiden würde, ihr kleines Baby nicht wieder so zu quälen wie ihren Sohn. (Keine Sorge, wir werden sehen, dass es auch andere Wege gibt, Allergene ohne Stress einzuführen!) Sie hätte nicht all die Schwierigkeiten mit den Nahrungsmitteln, es gäbe keinen Stress und keine schlaflosen Nächte – für die gesamte Familie. Sie konnte einfach warten, so stellte ich es mir vor, bis ihre Tochter die Allergien von allein überwunden hatte.

Sie mochte sich vorstellen, dass die Allergien im Laufe der Zeit einfach von selbst verschwinden. Doch würde das wirklich passieren, wenn sie ihre Tochter nicht ebenso wie den Bruder kleinen Mengen Milch aussetzte?

Die meisten Kinder überwinden Milcheiweiß- und Sojaallergien.

Aber viele behalten die Allergie bis ins Erwachsenenalter, und für einige kann das lebensbedrohlich sein.

Wie der Bruder hatte das Baby in Trishas Bauch ein erhöhtes Risiko, Nahrungsmittelallergien zu entwickeln, und dann gab es auch noch eine familiäre Vorgeschichte ernsthafter Autoimmunerkrankungen.

Autoimmunkrankheiten und Allergien nehmen gleichermaßen zu, aus bisher unbekannten, aber möglicherweise neuzeitlichen Gründen. Es ist unklar, ob die beiden Krankheiten sich wechselseitig begünstigen, aber es scheint, als ob der sogenannte moderne Lebensstil mit seinen vielen Annehmlichkeiten, darunter auch ein Rückgang der Infektionskrankheiten, wohl doch einige Auswirkungen auf das Immunsystem vieler Menschen hat.

Zwei meiner Cousinen leiden an Diabetes Typ 1, mein Bruder und ich an Zöliakie, einer Autoimmunkrankheit, bei der Gluten den Dünndarm beschädigt. Bei der Diagnose, die später durch einen Bluttest bestätigt wurde, war ich 19 Jahre alt und wog knapp 41 kg bei 167 cm Körpergröße. Langsam, und nachdem ich auf Brot, Kuchen, Nudeln und alle anderen glutenhaltigen Produkte verzichtet hatte, kehrte ich wieder zu meinem normalen Gewicht zurück. (Das war in den 1990er-Jahren, bevor es all die leckeren glutenfreien Produkte gab, die heute in den Läden angeboten werden.) Auch in der Familie meines Mannes gibt es verschiedene Autoimmunkrankheiten.

Trishas Schwester leidet an Multipler Sklerose und Trisha selbst litt im Alter von 24 Jahren sechs Wochen lang an einer Schwäche der Gesichtsmuskulatur und Doppeltsehen. Die Diagnose war »temporäre« Multiple Sklerose. Und - last but not least - leidet Trishas Mann wahrscheinlich an Zöliakie.

Als Trisha die verschiedenen Krankheiten in ihrer Familie beschrieb, bröckelte mein Entschluss. Wenn es ein Mittel gab, das ihr Baby vor einem der vielen möglichen Gesundheitsrisiken schützen könnte, dann sollte sie es erfahren. Es ist natürlich unmöglich zu sagen, ob Trisha Henry geheilt hat oder ob er die Allergien einfach überwunden hat. Wir werden das niemals genau wissen. Aber würde sie im Fall ihrer Tochter nicht lieber auf Nummer sicher gehen?

Ich rang mit mir. Sollte ich schweigen? Oder sollte ich ihr, ganz vorsichtig, alles sagen, was ich wusste? Würden ihr die neuen Erkenntnisse nützen?

Zwei Wochen zuvor hatte ich Pippa George auf derselben Rasenfläche, die das Zentrum unseres kleinen englisches Dorfes bildet,

EINLEITUNG

interviewt. (Wir stammen ursprünglich aus New York, sind aber nach der Geburt unseres ersten Kindes nach England gezogen, und als ich mit meinem zweiten Kind schwanger war, zogen wir aufs Land.) Pippa hat blondes, glattes, schulterlanges Haar, ein umwerfendes Lächeln und ist einfach süß. Sie hatte Oliver, der 18 Monate alt war, mitgebracht. Oliver ist genauso blond wie seine Mutter und sehr umtriebig. Er lief immer wieder auf die Straße, als werde er von den Autos magnetisch angezogen. (Glücklicherweise waren die meisten geparkt, und es war eine ruhige Nebenstraße.) Sie lief lachend hinter ihm her, schwang ihn durch die Luft wie ein Heubündel und brachte ihn wieder zurück, wo wir uns über seinen älteren Bruder Ben, vier Jahre alt, unterhielten.

Als Ben so alt war wie Oliver, wäre er beinahe an Cashewkernen gestorben. Pippas Haushalt ist, verständlicherweise, seitdem komplett nussfrei. Im Kindergarten liegt ein EpiPen für ihn griffbereit und alle Eltern werden gebeten, an den Tagen, an denen er da ist, keine nusshaltigen Produkte als Pausenbrot mitzugeben.

Sein kleiner Bruder Oliver hatte bisher noch keine allergischen Reaktionen gezeigt, hatte aber als Baby oft Ekzeme, die als Warnzeichen bevorstehender Nahrungsmittelallergien gewertet wurden. Wenn Olivers Kinderarzt der meinige gewesen wäre, dann wären Oliver seit frühestem Säuglingsalter Nüsse angeboten worden, sozusagen als Impfung gegen das Entwickeln von Allergien. Aber nach den Erfahrungen mit seinem großen Bruder ist Oliver nie in den Kontakt mit Nüssen oder irgendeiner Art Nussbutter gekommen.

Pippa hat sich aus besorgter Liebe so entschieden, und ich hätte es genauso getan, wenn ich nicht das Glück gehabt hätte, an einen Arzt zu kommen, der bahnbrechende Forschung betrieb. Forschung, die nahelegt, dass man die meisten Kinder vor Nahrungsmittelallergien schützen kann, indem man sie den Allergenen früh und häufig aussetzt.

Sollte ich etwas sagen?

Pippa setzte Oliver auf die Schaukel und sagte: »Ich habe einen Artikel gelesen, der sagt, dass man geringe Mengen [von Allergenen] einführen soll, aber ich habe Angst davor.« Ich konnte es ihr nachempfinden. Ich knickte ein. Ich erzählte ihr alles, was ich wusste – und was genauso wichtig war – alles, was ich nicht wusste. Ich tat dies in dem Vertrauen darauf, dass sie die Informationen mit Verstand und Vorsicht anwenden würde und alles mit einem guten Arzt besprechen würde.

Und hier war ich wieder, genau an demselben Ort, an genau demselben Punkt, mit einer anderen Mutter und fragte mich, was und wie viel ich sagen sollte. Ich blickte auf Trishas runden Bauch, seufzte und kapitulierte. Ich sprach nicht nur über bereits veröffentlichte Studien, sondern auch über die, die noch nicht abgeschlossen waren. Ich sagte ihr, in welche Richtung die Forschung ging. Ich erzählte ihr, dass all ihre Mühen, all ihre Nahrungsmittelprovokationen, sehr gut der eigentliche Grund dafür sein könnten, dass Henry nicht mehr an Allergien leidet.

Ihre Augen weiteten sich. Und dann lächelte sie, überrascht und etwas stolz. Vielleicht war doch nicht alles umsonst gewesen.

WARUM ICH DIESES BUCH GESCHRIEBEN HABE

Das alles spielte sich vor mehr als einem Jahr ab. Die Studien, auf die ich mich damals bezog, sind inzwischen alle geprüft und veröffentlicht. Einige zeigen eindeutige Ergebnisse und andere eher komplexe. Die zugrunde liegende Philosophie – *setzt Kinder frühzeitig und häufig Allergenen aus* – wird inzwischen von vielen bedeutenden Wissenschaftlern akzeptiert, insbesondere für die Erdnussallergie. Die Forschung geht ununterbrochen weiter. Aber es bleiben noch viele Fragen offen: Was ist die optimale Menge und Form eines jeden Allergens, um Schutz vor einer Allergie zu bieten? Bedeutet der Schutz vor Nahrungsmittelallergien auch Schutz vor Umweltallergien und Asthma? Welches ist das richtige Zeitfenster für jedes Allergen, und warum unterscheiden sich die Zeitfenster? Bedeutet der frühe Kontakt einen Schutz vor allen Nahrungsmittelallergenen, auch solchen, die noch nicht in ausreichendem Maße untersucht wurden, wie z. B. Kiwi, Soja und Zitrusfrüchte?

Hat der frühe Kontakt mit Allergenen gesundheitsschädliche Folgen?

EINLEITUNG

> *Besonders wenn Ihr Baby an trockener Haut und Ekzemen leidet oder wenn die Familiengeschichte Lebensmittelallergien aufweist oder es bereits andere Anzeichen für Nahrungsmittelallergien gibt, sollten Sie Ihr Kind vor der Einführung von Nahrungsmittelallergenen untersuchen und testen lassen.*

(Vor allem wurde befürchtet, dass der frühe Kontakt zu einem vorzeitigen Abstillen führen würde, aber die Forschungsergebnisse zeigen, dass dadurch die Stillzeit nicht verkürzt wird.)

Wir wissen zwar jetzt einiges darüber, wie man Nahrungsmittelallergien vermeidet, aber bestehende Allergien zu überwinden ist nach wie vor sehr knifflig.

Desensibilisierungsprotokolle für die meisten Allergene müssen derzeit für jeden Patienten individuell festgelegt und von einem Arzt überwacht werden. Und leider funktionieren sie nicht bei jedem Allergiker.

Anders ausgedrückt, wir haben noch nicht alle Antworten parat.

Unsere Empfehlungen werden ständig an den Erkenntnisfortschritt angepasst. (Den neuesten Stand finden Sie auf meiner Website RobinNixonPompa.com – auf Englisch.)

Die Spitze des Eisbergs der Erkenntnis haben wir zumindest gefunden.

Im Laufe der kommenden Jahre werden wir mehr und mehr über die Vorteile des frühen Kontakts des Immunsystems von Säuglingen mit potenziellen Allergenen erfahren.

Vielleicht hätte ich mit dem Buch warten sollen, bis alles bis ins Detail ausgearbeitet ist. Darüber habe ich auch nachgedacht, denn ich bin Vollzeitmutter mit drei Kindern unter fünf Jahren und ich leide an Schlafentzug. Dieses Buch erst einmal zurückzustellen hätte schon einen gewissen Reiz gehabt …!

Aber dann dachte ich an Oliver und Trishas ungeborene Tochter und all die anderen Hunderttausende Kinder, bei denen die Zeit vorüber wäre, in der ihre Allergien hätten verhindert werden können. Ich dachte an all den Stress und die Angst, mit der viele Familien leben mussten und wie sehr ihr Leben davon beeinträchtigt und eingeschränkt wird und dass sie nicht an so ganz einfachen Freuden des Lebens wie Auswärtsessen oder Reisen teilhaben konnten, da alle Mahlzeiten von Fremden zubereitet werden; Besuche bei anderen Kindern, wenn die Ernährungsregeln erst erklärt werden müssen, von Geburtstagspartys und Übernachtungen ganz zu schweigen, bei denen eventuell selbst Essen mitgebracht werden musste. Ich dachte an die Angst des Kindes zu wissen, dass Essen, das eigentlich etwas Angenehmes sein sollte, es umbringen konnte, plötzlich und schmerzhaft. Und natürlich dachte ich auch an die wenigen Kinder, die nie das Erwachsenenalter erreichen, obwohl ihre Eltern über jeden Bissen, den sie zu sich nahmen, mit Argusaugen wachten. Ich dachte an den Schmerz der Eltern, die ihre Kinder aufgrund eines anaphylaktischen Schocks verloren haben. Aufgrund all dessen konnte ich einfach nicht schweigen bzw. die Finger von meiner Computertastatur nehmen.

Eltern müssen wissen, dass die neuen wissenschaftlichen Erkenntnisse gerade zu neuen Empfehlungen führen, von einem Vermeiden der Allergene zum Kontakt mit ihnen.

* * *

Die bisherige Logik war: Wir warten ab, bis das Immunsystem reif genug oder bis das Kind alt genug ist, seinem Unbehagen Ausdruck zu verleihen, bevor wir es potenziell gefährlichen Allergenen aussetzen. *Aber jetzt zeigen Studien, dass Allergene für die meisten Babys sicher sind. Und dass das Vermeiden von Allergenen die Wahrscheinlichkeit von Lebensmittelallergien erhöht.*

Viele Wissenschaftler behaupten, dass das Immunsystem ein kritisches Zeitfenster besitzt, in dem es lernen kann, dass Allergene nicht gefährlich sind.

Wahrscheinlich beginnt das Fenster sich im Alter von vier bis sechs Monaten langsam zu schließen und ist in den meisten Fällen in der späteren Kindheit fast ganz geschlossen, möglicherweise bereits im Alter von fünf Jahren. Aber einige Wissenschaftler stellen die Hypothese auf, dass es bei den meisten Kindern permanent geöffnet bleiben kann, indem sie während der ersten fünf Lebensjahre Nahrungsmittelallergenen ausgesetzt werden.

Wenn man es schafft, dass die Kinder sie essen.

EINLEITUNG

Und hier ist die Herausforderung: Viele Kinder mögen den Geschmack von verbreiteten Allergenen nicht – wie also bringen wir unsere Kinder dazu, sie herunterzuschlucken, ganz ohne Würgen, Tränen oder Zwang?

Mit einiger Ausdauer können wir beides haben, den (allergenhaltigen) Kuchen und ihn essen.

Ich habe es selbst erlebt. Jedes meiner drei Kinder litt an Nahrungsmittelallergien, wobei die Reaktionen von Reizungen bis lebensbedrohlich schwankten – aber wir sind heute, wahrscheinlich dank der Ratschläge und Rezepte in diesem Buch – ein allergiefreier Haushalt. Ich kann Ihnen nicht sagen, was für eine Erleichterung es für uns bedeutet, dass wir uns keine Sorgen darüber machen müssen, was die Kinder außerhalb der eigenen vier Wände essen. Aber, wenn Sie selbst ein Kind mit einer Nahrungsmittelallergie haben, dann wissen Sie, wovon ich spreche. Sie wissen es ganz genau. Es ist mehr als nervig. Es ist die nagende Angst, die das ganze Leben überschattet.

Manchmal fällt es mir schwer, unsere neu gewonnene Freiheit zu behalten. Um zu verhindern, dass Allergien zurückkehren oder sich neue entwickeln, wurde mir angeraten, dass alle Kinder die wichtigsten Allergene zweimal wöchentlich zu sich nehmen. Das ist harte Arbeit, denn ich musste oft den Widerstand meiner Kinder überwinden. Ich habe verschiedene Taktiken angewandt und sowohl psychologische Tricks als auch leckere Rezepte ausprobiert, damit meine Kinder alle ihre Allergene aufnehmen und so ohne Allergien leben können. In diesem Buch habe ich meine wirksamsten Strategien zusammengefasst, die auch darauf abzielen, Stress zu vermeiden, nicht nur den durch Allergien verursachten, sondern auch den durch die Prävention hervorgerufenen, sodass gemeinsame Mahlzeiten wieder Spaß und Freude bereiten.

Um das immer größer werdende Problem der Nahrungsmittelallergien in einen übergeordneten Zusammenhang zu stellen, befasst sich Kapitel 1 mit den führenden Theorien und den wissenschaftlichen Ansätzen zur Erklärung des weltweit starken Anstiegs der Allergien.

Kapitel 2 beschreibt die Forschung zur Vorbeugung gegen Allergien und zur Desensibilisierung gegen Stoffe, die allergische Reaktionen ausgelöst haben.

Im dritten Kapitel werden allgemeine Ratschläge gegeben, wie man die Allergieentstehung bei Kindern und Babys verhindern kann. Es werden die verschiedenen Probleme bei der Kinderernährung vom Säuglingsalter bis zum 5. Lebensjahr erörtert sowie die Komplikationen, die entstehen können, wenn man mehr als ein Kind zu versorgen hat und jedes Kind seine eigenen Bedürfnisse und Vorlieben hat. Die in diesem Kapitel gegebenen Ratschläge wurden durch die Arbeit von Ernährungswissenschaftlern, Psychologen, Kinderärzten und Ernährungsberatern beeinflusst, aber *sie stellen keineswegs einen umfassenden Ratgeber zur Fütterung und Ernährung dar*. Es werden vielmehr Tipps gegeben und Strategien angeboten, wie Ihr Kind die richtige und gesunde Dosis an Allergenen zu sich nehmen kann.

Ich habe diese Strategien nach Alter zusammengefasst. Die Ernährung eines Säuglings unterscheidet sich grundlegend von der eines Schulkinds, aber auch die Veränderungen, die zwischen dem 4. und 7. Monat auftreten, oder zwischen dem 15. und dem 24. Monat, können wichtig sein. Unsere Eltern und deren Eltern wussten bereits: Kinder wachsen so schnell.

Das trifft besonders auf die ersten fünf Lebensjahre zu, in denen das Gehirn seine Größe vervierfacht und sich die körperlichen und geistigen Fähigkeiten so schnell entwickeln wie in keiner anderen Lebensphase.

Und diese ersten fünf Jahre sind wahrscheinlich die wichtigste Zeit, um dem Immunsystem beizubringen, dass alle Nahrungsmittel ungefährlich sind.

Die Alterseinteilungen in diesem Buch sind nicht in Stein gemeißelt. Machen Sie sich keine Sorgen, wenn Ihr Kind, sagen wir mal, noch nicht nach dem Löffel greift. Die Alterskategorien sind als Stufen zu verstehen, die sich überlappen und bei denen sich die Grenzen verwischen; jedes Kind ist anders, und falls etwas bei ihrem Kind nicht wie beschrieben vonstattengeht, dann ist das kein Zeichen von Versagen, sondern von Individualität. Und es gilt auch: Wenn Tricks, die bei Ihrem sechs Monate alten Baby funktioniert haben, auch mit 18 Monaten noch wirken – super! *Wenn es funktioniert...* In Kapitel 3 werden auch die Schwierigkeiten beschrieben, die auftreten können, wenn ein allergisches Kind ein Geschwister bekommt:

EINLEITUNG

Man will der Entwicklung von Allergien entgegenwirken, indem man das Baby Allergenen aussetzt, aber gleichzeitig das ältere, allergische Kind nicht gefährden.

In Kapitel 4 werden detailliert die Strategien der Allergieprävention beschrieben, wobei für jedes Allergen die nach dem aktuellen Erkenntnisstand schützende Dosis angegeben wird. Für noch nicht explizit untersuchte Allergene wie Soja und Kiwi wird der Umgang mit möglichen Problemen erörtert.

In Kapitel 5 werden Rezepte vorgestellt, die helfen können, häufig auftretende Nahrungsmittelallergien zu verhindern. Diese wurden nach Allergenen eingeteilt. Es gibt jeweils einen Abschnitt für Eier, Nüsse, Samen, Milcheiweiß, Weizen und Fisch. Da Rezepte mehrere Zutaten enthalten, zu denen auch Allergene gehören können, kommen in vielen Rezepten mehrere Allergene gleichzeitig vor. Auf Seite 89 finden Sie eine Liste dieser Rezepte und Ideen für Mahlzeiten.

Bevor Sie mit dem Kochen anfangen, sollten Sie sich mit Kapitel 4, in dem jedes Allergen beschrieben wird, vertraut machen. Jedes Allergen hat seine speziellen Eigenheiten und potenziellen Komplikationen, wenn es an ein Baby oder ein Kleinkind verfüttert wird.

Ein wichtiger Hinweis zur Verwendung dieses Buchs:

Jedes einzelne Jahr, in dem Eltern Allergene vermeiden und das Zeitfenster zur Prävention sich schließt, bedeutet für Tausende von Menschen, dass sie mit der Angst leben müssen, irgendetwas auf ihrem Teller könnte sie töten.

Auch wenn wir noch nicht alles erforscht haben – die Studien dauern Jahre –, fühle ich die Verpflichtung und die Notwendigkeit, das bis jetzt gesicherte Wissen weiterzugeben und die nach dem heutigen Stand bestmöglichen Ratschläge zu erteilen.

Bitte verwenden Sie dieses Buch in Zusammenhang mit dem Rat eines Kinderarztes oder Allergologen – besonders wenn bei Ihrem Kind ein erhöhtes Risiko für Allergien besteht.

Säuglinge und Kleinkinder tragen ein hohes Risiko Allergien zu entwickeln, wenn sie Ekzeme haben, wenn Geschwister allergisch sind, wenn die Eltern Ekzeme haben oder an irgendeiner Allergie leiden.

Obwohl der Mehrheit der Kinder durch dieses Buch geholfen werden kann, können die Probleme bei einigen auch schwerwiegender sein. *Wenn Sie besorgt sind oder beunruhigende Symptome bemerken wie raue Haut oder Ausschlag, suchen Sie bitte einen Arzt auf.* Ich wünschte, ich hätte dies gewusst. Alle meine drei Kinder hatten als Babys leicht trockene Haut, aber ich habe mir dabei nichts gedacht. Wir haben mein ältestes Kind erst nach einem besorgniserregenden allergischen Anfall auf Allergien testen lassen. Später erklärte mir ein Arzt, dass Babys weiche, glatte Haut haben sollten. Wenn dies nicht der Fall ist, ist dies ein Grund zur Sorge.

Die Rezepte sollen nahrhaft, geeignet für Kinder und allergiebekämpfend sein. Die meisten sind schnell zuzubereiten, einfach zu füttern und man kann sie sogar gut einfrieren. Sie sind in allererster Linie für Eltern von sehr kleinen Kindern und Babys gedacht – also Menschen, die zu wenig Zeit und zu wenig Hände haben. Ich finde, die beste Taktik ist es, ein Rezept auszusuchen, das Ihrem Kind gut gefällt, an einem Sonntag eine große Portion davon zuzubereiten und den Rest in kleinen Portionen, die für einen Monat reichen, einzufrieren. Oder vielleicht ist es einfacher für Sie, zwei Tage in der Woche zu »Allergiebekämpfungstagen« zu erklären und den Kindern die erforderlichen Mengen an diesen Tagen zu verabreichen. Beide Arten sind gut, solange die Allergene in den empfohlenen wöchentlichen Dosen über einen Zeitraum von mindestens zwei Tagen aufgenommen werden.

Als ich dieses Buch schrieb, hatte ich drei Kinder unter fünf Jahren, und so wurden die Rezepte entwickelt, mit einem Kind unter den Arm geklemmt, die anderen an den Füßen, manchmal auch zwei unter dem Arm und eins an den Füßen – sie waren dabei. Ich verlieh den Kindern offizielle Bezeichnungen, je nachdem welche Aufgabe sie an dem Tag übernahmen: Sous-Chef, Geschmacksprüfer, Sortierer oder auch Illustrator. Die beiden älteren beteiligten sich oft am Abmessen und Umrühren, aber die Lieblingsaufgaben waren bei Weitem das Drücken der Knöpfe an der Küchenmaschine oder das Auspacken und Zerbrechen von Schokolade (warum nur?) und das Probieren des fertigen Gerichts. Die letzte Aufgabe wurde jedes Mal feierlich ausgeführt und brachte mich immer wieder zum Lachen,

EINLEITUNG

auch wenn das Urteil vernichtend war. Entweder hieß es »Lecker, Mama!« oder »Das mag ich nicht.« Wenn alle drei das Letztere sagten, dann überdachte ich mein Rezept und fing wieder von vorne an. Wenn aber mindestens zwei sagten »Lecker, mehr bitte«, dann bereitete ich es noch einmal zu und schrieb es für Sie und Ihre Kinder auf. Ich hoffe, das Zubereiten dieser Gerichte macht Ihnen genauso viel Spaß wie meinen Kindern und mir.

Neunzehn dieser Rezepte entstammen direkt der Enquiring About Tolerance (EAT)-Studie, die in Kapitel 2 näher beschrieben wird.

In Kürze: In der Per-Protokoll-Analyse dieser 3-Jahres-Studie an 1.300 gesunden Neugeborenen zeigte sich, dass für Babys, die schon früh regelmäßig Allergenen ausgesetzt waren, die Wahrscheinlichkeit, bis zum Kleinkindalter eine Nahrungsmittelallergie zu entwickeln, um 67 % niedriger war als in der Vergleichsgruppe.

Es wurde auch gezeigt, dass der frühe Kontakt sicher ist; es gab keine einzige anaphylaktische Reaktion in der gesamten Studie.

Zur Unterstützung der Eltern, die ihre Kinder Allergenen aussetzen wollten, gaben ihnen die Wissenschaftler der EAT-Studie ein Handbuch mit Rezepten, in denen oft mehrere Allergene gemeinsam verarbeitet werden, sodass das frühe Verabreichen von Allergenen an Kinder kurz und schmerzlos geschieht. Die an dieser Studie beteiligten Forscher erlaubten mir, die Rezepte in diesem Buch zu verwenden.

Die anderen Rezepte stammen von Blogs, Produkt-Websites und Kochbüchern. Ich habe oft mehrere Ideen kombiniert und versucht, Techniken zu vereinfachen und alltagstauglich zu machen. Einer meiner Lieblingstricks ist es, etwas im Ofen zuzubereiten, was normalerweise auf dem Herd gekocht wird. Bei mir zu Hause sind die 15 Minuten vor dem Abendessen oft hektisch, der Blutzucker ist niedrig und die Laune auf dem Tiefpunkt. Wenn möglich bereite ich unser Essen im Ofen zu, sodass ich meine Hände zum Trösten eines hungrigen Kindes frei habe oder eine Geschichte vorlesen kann. Ich habe die Rezepte auch danach priorisiert, ob sie mit einer Hand zuzubereiten sind und ob man sie in großen Mengen zubereiten und einfrieren kann.

Noch ein Hinweis für die gesundheitsbewussten Leser: Ich bin keine Ernährungswissenschaftlerin, und kein Ratschlag in diesem Buch darf als medizinischer Ratschlag zur Kinderernährung verstanden werden. Im Allgemeinen bin ich der Überzeugung, dass die Ernährung von Kindern gar nicht genug Nährstoffe enthalten kann. Ich habe festgestellt, dass wenn ich selbst Gemüse esse, dies die beste Strategie ist, um Kinder auch dazu zu bringen, welches zu essen und es ihnen nicht in einem Rote Bete-Brownie unterzuschummeln. (Ich habe zwar noch nie erlebt, dass Kinder einen Brownie zurückweisen, aber Grünkohl-Chips sind bei uns immer ein Festessen.)

Aber in Bezug auf Allergene habe ich eine andere Philosophie. Hier geht es nicht darum, eine gesunde Essweise vorzuleben – z. B. dass Gemüse ein substantieller Bestandteil jeder Mahlzeit sein sollte – sondern das Immunsystem meiner Kinder zu trainieren, dessen Entwicklung zu fördern, sodass die Nahrungsmittelallergien meiner Kinder nicht zurückkehren, eine gesunde Beziehung zum Essen aufbauen und *ohne Furcht* eine Vielfalt an Nahrungsmitteln essen können. Daher habe ich keine Probleme damit, bei der Verabreichung der Allergene etwas mehr Zucker, Butter oder Stärke zu verwenden, um deren Geschmack zu verbessern: Kekse, Hamburger und lustige Tierformen.

Ich beruhige mein Gewissen mit der Tatsache, dass meine Kinder im Grunde gesunde Esser sind: Grant, mein zweijähriger Sohn, hat seine Leidenschaft für rote Paprika entdeckt, Arthur, 10 Monate alt, liebt gerösteten Brokkoli und die vier Jahre alte Clara isst am liebsten Hüttenkäse oder Erdbeeren.

Für die tägliche Allergen-Verabreichung gilt »Mit ´nem Teelöffel Zucker nimmst du jede Medizin« (aber wirklich nur ein Teelöffel).

Ganz einfach, weil ich zum Stress wegen Allergien nicht auch noch den zusätzlichen Stress wegen des Essens brauche. Ich möchte, dass die gemeinsamen Mahlzeiten ein Fest sind (»Schaut mal, all das leckere Essen! Haben wir es nicht gut?«) und nicht gekennzeichnet sind durch Verweigerung, Kampf und Bestechung (»Wenn du dein Ei isst, dann gibt es ein Eis«). Allerdings mache ich bei Allergien in Bezug auf Verhandlungen und Bestechungen manchmal eine Ausnahme ... Der Zweck heiligt die Mittel.

Aber meine Hoffnung ist, dass nicht jede Familie diesem Stress ausgesetzt ist. Und aus diesem Grund habe ich dieses Buch geschrieben.

WICHTIGE FAKTEN ZU ALLERGIEN

1. Das Vermeiden von Allergenen könnte Nahrungsmittelallergien wahrscheinlicher machen.

2. Eventuell gibt es für das Immunsystem ein kritisches Fenster, innerhalb dessen ihm sehr leicht beigebracht werden kann, dass alle Nahrungsmittel sicher sind.

3. Dieses Zeitfenster wird am besten im Lebensalter von 3–5 Monaten ausgenutzt.

4. Eventuell besteht auch die Möglichkeit, Nahrungsmittelallergien in einem späteren Lebensalter zu behandeln; die Forschung dazu ist noch nicht abgeschlossen.

5. Heutzutage werden die meisten Allergene für die meisten Säuglinge als unbedenklich angesehen, wenn aber Ihr Kind trockene Haut hat oder es in Ihrer Familie Nahrungsmittelallergien gibt, verwenden Sie dieses Buch nur nach Rücksprache mit einem Kinderarzt oder Allergologen.

6. Damit Allergene den größtmöglichen schützenden Effekt haben, müssen sie früh und oft verabreicht werden. Der periodische Kontakt ist nicht ausreichend.

7. Einige Kinder entwickeln Nahrungsmittelallergien, wie sehr man sie auch zu schützen versucht.

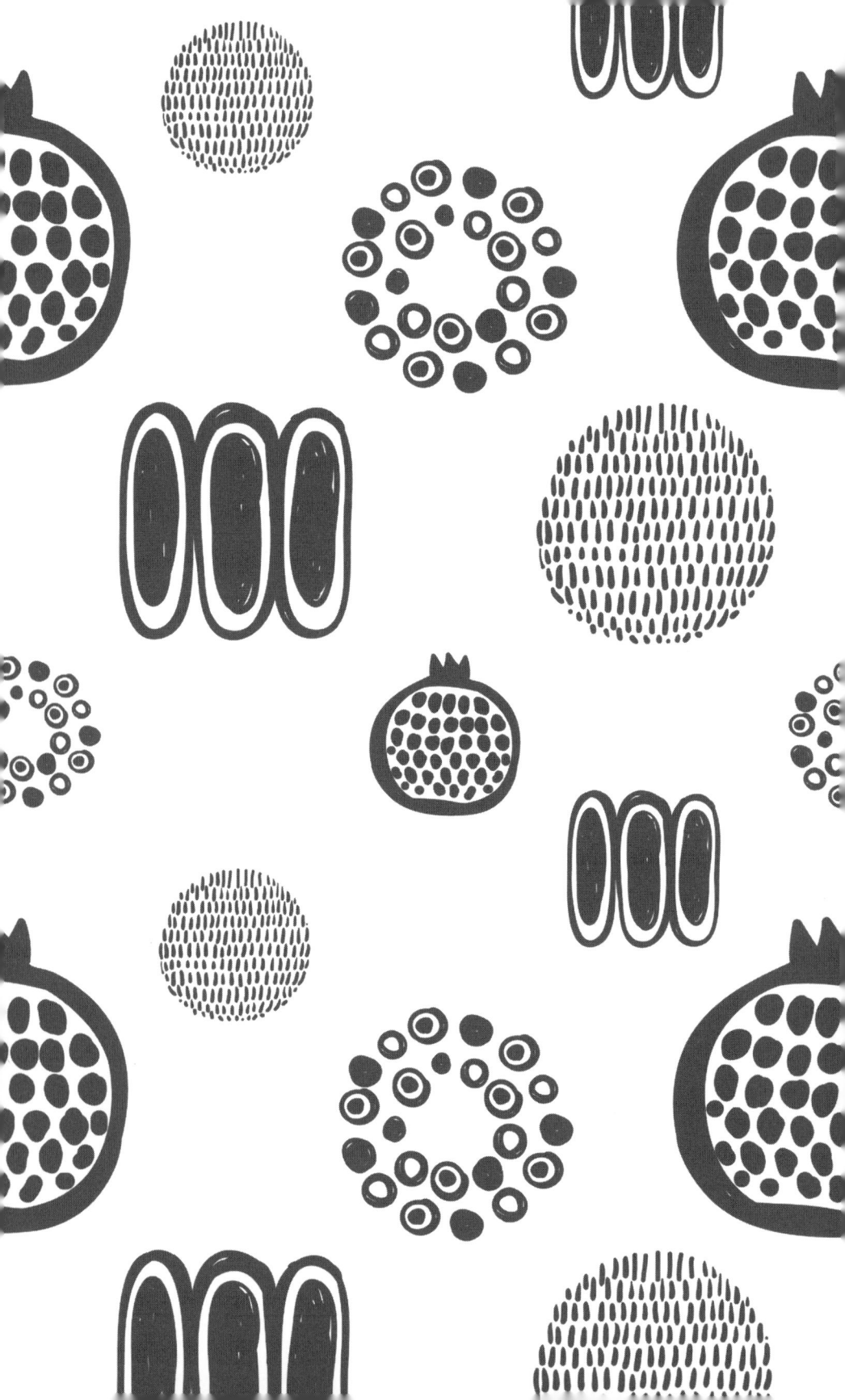

Kapitel 1

DAS PROBLEM

Ich gebe es unumwunden zu: Ein Kind zu haben, das Nahrungsmittelallergien hat, ist gelinde gesagt schwierig. Deshalb wollen wir uns möglichst davor schützen (vor der Allergie, nicht vor dem Kind).

Aktuelle Forschungsergebnisse beginnen darauf hinzudeuten, dass es einen einfachen Weg gibt, um auf EpiPen, genaues Studieren der Etiketten und eingehendes Befragen des Kellners zu verzichten. (Allerdings gibt es Fälle, in denen Kinder trotz aller Schutzmaßnahmen eine Nahrungsmittelallergie bekommen.)

Geben Sie Ihren Kindern Allergene frühzeitig, bewusst und häufig. Diese Strategie stellt alles auf den Kopf, was uns bisher empfohlen wurde. Um die Jahrtausendwende wurde Eltern geraten, die häufigsten Nahrungsmittelallergene wie Weizen, Nüsse, Ei, Soja, Milcheiweiß, Fisch und Meerestiere während der ersten Lebensjahre ihres Kindes zu vermeiden. Aber jetzt zeigen Studien, dass wahrscheinlich genau das zur epidemischen Verbreitung der Allergien beigetragen hat.

Statt Allergene zu vermeiden, sollten wir versuchen, sie in die Snacks, Schulbrote und sogar Trinkflaschen einzuschleusen. Der

Kontakt mit Allergenen könnte der Schlüssel sein, potenzielle Feinde in Freunde zu verwandeln.

Geschätzte 6–8 % aller Kinder und 10 % der Vorschulkinder in den Industrieländern wie den USA, Großbritannien und Australien leben mit der Diagnose »Nahrungsmittelallergie«, sodass Millionen von Eltern einen EpiPen mit sich herumschleppen, die Etiketten von Lebensmitteln bei Geburtstagsfeiern studieren und sich davor fürchten, dass jemand ihrem Kind etwas zu essen anbietet. Alle drei Minuten wird laut dem *Journal of Allergy and Clinical Immunology* jemand aufgrund einer Nahrungsmittelallergie in die Notaufnahme eingeliefert – das sind jährlich ca. 200.000 Patienten. Bis zu einem Drittel sind Anaphylaxie-Fälle, wo das Immunsystem den Körper so stark angreift, dass es tödlich enden kann, wenn der Angriff nicht in den ersten 10–20 Minuten durch eine Adrenalininjektion mithilfe eines EpiPens gestoppt wird.

Frühere Generationen kannten dieses Phänomen nicht. Nahrungsmittelallergien bei Kindern nehmen in erschreckendem Maße zu, gemäß den Centers for Disease Control and Prevention zwischen 1997 und 2011 um 50 %. Und diese Rate könnte sich noch erhöhen. Eine Studie der European Academy of Allergy and Clinical Immunology aus dem Jahr 2015 stellte fest, dass die Prävalenz von Nahrungsmittelallergien sich in den letzten zehn Jahren verdoppelt hat und die Zahl der Krankenhauseinweisungen aufgrund von schweren allergischen Reaktionen um das Siebenfache angestiegen ist.

Anaphylaxie ist nicht das einzige Problem. Nahrungsmittelallergien stehen in Zusammenhang mit Fehlernährung und vermehrten psychischen Problemen aufgrund von Stress und einer möglichen sozialen Isolierung. Sie werden auch als erste Stufe des sogenannten »atopischen Marsches« angesehen. Zuerst treten im Säuglingsalter Ekzeme auf, dann Allergien im Kleinkindalter, gefolgt von Asthma im Kindergarten.

Als ich meiner Tochter Clara zum ersten Mal im Säuglingsalter Rührei fütterte, verwandelte sie sich in eine schreiende Tomate. In der Sorge, dass auch ihre Luftröhre anschwellen würde, riefen wir den Notarzt. Es war furchtbar, und ich höre auf dem Spielplatz und vor der Schule schockierend oft von solchen Erlebnissen. Heute leiden sechs Millionen Kinder in den USA und eine Million in Großbritannien an Nahrungsmittelallergien.

KAPITEL 1 *Das Problem*

Pricktest und Blutuntersuchung zeigten, dass Clara neben einer Eiallergie auch an einer lebensbedrohlichen Nussallergie litt. (Eine Eiallergie ist ein Risikofaktor für eine Nussallergie.) Uns wurde gesagt, dass sie für den Rest ihres Lebens äußerst vorsichtig sein müsse. Wir steckten in jeden Beutel und in jede Tasche einen EpiPen, studierten die Lebensmittel-Etiketten, hielten unser Haus nussfrei und informierten Freunde, Angehörige, Babysitter und Lehrer, und das andauernd und noch einmal, wenn unser Kind zu ihnen ins Haus kam; wir sahen unser Kind schon auf deren Fußboden elend verrecken, wenn sie nicht Nüsse und sämtliche nusshaltigen Produkte wie Nutella, Marzipan, Müsli, Pesto, viele Kuchen, Schokolade und Kekse vor ihr verstecken würden. Das machte uns nicht unbedingt beliebter, und außerdem fürchtete ich, dass all der Stress zu Essstörungen führen könnte. Aber die Sicherheit von Clara war uns das wert.

Zu unserem Glück beließen wir es nicht dabei, Allergene einfach nur zu vermeiden. Unser Allergologe, der Wissenschaftler Dr. Gideon Lack, verschrieb uns nicht nur Antihistamine und den EpiPen, sondern er hatte auch einen ungewöhnlichen Ratschlag, wie wir Clara füttern sollten.

Sie werden es nicht glauben, aber er riet uns, ihr täglich eine bestimmte Dosis an Nüssen und Eiern zu verabreichen. Okay, nicht die Nüsse, gegen die sie allergisch war (Mandeln, Cashew, Pistazien, Macadamia-, Para- und Haselnüsse), aber diejenigen Nüsse, die sich beim Pricktest als unbedenklich erwiesen hatten (Pinienkerne, Erd-, Pecan- und Walnüsse). Und wir sollten ihr ein Zwanzigstel von einem Ei geben.

Ich muss ihn verwundert angestarrt haben, als er dies sagte, da ich mir vorstellte, wie ich ein Omelett vermaß, sezierte und dann meiner Tochter einen kleinen Fitzel füttern würde. Er schüttelte den Kopf, so, als ob er genau diesen Ausdruck schon oft bei anderen Müttern gesehen hatte. Nein, wir sollten einen Kuchen mit nur einem Ei backen und ihr ein Zwanzigstel davon geben. Jeden Tag. Nach ungefähr einem Monat sollten wir zwei Eier verwenden und irgendwann drei. Täglich ein Stück Kuchen auf Anweisung des Arztes? Das war das Paradies für Clara.

Wir befolgten die Anweisungen genau. Heute ist Clara vier Jahre alt und leidet nicht mehr an Allergien. Ja, vielleicht hätte sich ihre Eiallergie von allein gegeben, da viele Kinder diese ablegen, aber der eihaltige Kuchen hat sicherlich diese Entwicklung gefördert. Zu den Nussallergien wurde uns gesagt, dass sie daran wahrscheinlich ein Leben lang leiden würde, da diese nicht so einfach verschwinden. Es kann nicht abschließend beurteilt werden, aber die tägliche Verabreichung der für sie sicheren vier Nussarten trug wahrscheinlich dazu bei, dass ihr Immunsystem gelernt hat, dass Nüsse nicht unbedingt schädlich sind. Als ihre beiden Brüder im Säuglingsalter Anzeichen einer Eiallergie zeigten, wandten wir wieder das an, was Dr. Lack uns geraten hatte. Auch mein jüngstes Kind litt regelmäßig nach dem Verzehr von Sesam, ganz oder gemahlen wie in Hummus, an Nesselsucht, aber die Reaktionen sind seitdem abgeklungen. (Eine Sesamallergie ist potenziell gefährlich; sprechen Sie mit Ihrem Arzt, wenn Sie bei Ihrem Kind eine Sesamallergie oder eine andere Samen- oder Nussallergie vermuten.) Heute sind meine drei kleinen Kinder allergiefrei.

BISHERIGE HERANGEHENSWEISE?

Obwohl die Strategie der Verabreichung regelmäßiger geringer Dosen die Prävention und Behandlung von Nahrungsmittelallergien revolutioniert hat, ist dies ein in der Medizin und Biologie bereits bekanntes Konzept. König Mithridates VI, geboren 135 v. Chr., wird nachgesagt, eine ähnliche Herangehensweise praktiziert zu haben, um einer Vergiftung durch seine Mutter vorzubeugen. Er war nicht in der Lage sich äußerlich vor ihr zu schützen (sie vergiftete wahrscheinlich seinen Vater) und wurde immun gegen das Gift, indem er eine stetig ansteigende Dosis Gift einnahm.

Eine so erworbene Immunität nennt man nach ihm Mithridatismus. Der Mithridatismus wurde auch künstlerisch verarbeitet, besonders einprägsam im Film *Die Braut des Prinzen*, wo Held Westley den ihm vorgesetzten Giftbecher überlebt.

Den legendären Arsenessern aus der Steiermark wird ebenfalls Mithridatismus nachgesagt.

Nach einem Bericht im *Scientific American* von 1869 begannen sie mit einer winzigen Dosis und steigerten die Arsenmenge in mehreren Wochen so weit, bis sie eine normalerweise tödliche Menge unbeschadet zu sich nehmen konnten. Anscheinend diente der Verlauf der Mondphasen zur Dosierung – mehr bei zunehmendem Mond, weniger bei abnehmendem Mond.

Arsenesser, die in diesem Bericht als »leistungsfähig, gesund und mutig sowie streitlustig und sexuell aktiv« beschrieben wurden, gaben als Hauptgrund für die Arseneinnahme an, dass sie ihre Leistungsfähigkeit und Ausdauer steigern wollten!

Diese Beispiele sind besonders interessant in Bezug auf Nahrungsmittelallergien, da der allergische Körper, wenn auch irrtümlich, auf die Allergene so reagiert, als *seien* sie Gift. Und es ist letztendlich diese Reaktion und nicht das Nahrungsmittel selbst, die tötet. Das Immunsystem reagiert über, attackiert den angeblichen Angreifer, und im schlimmsten Fall wird eine Reihe von chemischen Fehlkommunikationen und Feedbackschleifen ausgelöst, Anaphylaxie genannt, welche die Luftwege zuschwellen lassen und dafür sorgen, dass Lunge und Herz kollabieren. Der Allergiker wird zum unschuldigen Opfer eines Krieges, den sich das Immunsystem nur einbildet.

Unsere Aufgabe ist es, dem Immunsystem beizubringen, dass Nahrungsmittel sicher sind.

Der Krieg kann vermieden werden, wenn wir dem Immunsystem beibringen, unschädliche Substanzen richtig zu erkennen. Ein solches Training beginnt mit winzigen Mengen des Allergens oder eben des Gifts, und durch eine allmähliche Steigerung über einen bestimmten Zeitraum kann eine Immunität gegen fast alle Allergene (aber nicht alle Gifte!) erreicht werden. Die Immunität ist in vielen Fällen allerdings oft nur temporär. Wenn der Kontakt zum Allergen ausgesetzt wird und das Immunsystem ausreichend Zeit zum Vergessen erhält, kann eine tödliche Reaktion auf eine ehemals unschädliche Dosis auftreten. Der medizinische Begriff für diese Therapie ist die orale Immuntherapie (OIT), und der Begriff passt auch deswegen gut, weil eigentlich das Immunsystem therapiert wird: Irrtümliche zerstörerische Aktivitäten werden, langsam und vorsichtig, auf das richtige Maß gestutzt, indem die Allergen-Dosis schrittweise erhöht wird, bis das Immunsystem Freund von Feind unterscheiden kann.

Die Immuntherapie wird seit Langem erfolgreich bei der Behandlung vieler Allergien angewendet, wie z. B. Heuschnupfen und Allergien gegen Bienen- und Wespenstiche. Die Allergen-Dosis kann als Injektion oder sublingual als Tablette, die unter die Zunge gelegt wird, verabreicht werden. Oder eben oral, besser bekannt als »essen«.

Klinisch gesprochen wird die Immuntherapie als erfolgreich angesehen, wenn das Immunsystem beginnt bestimmte regulatorische Zellen zu produzieren, die die Produktion von Immunglobulin E (IgE) stoppen.

IgE wird manchmal zum Bösewicht, der hauptsächlich dafür verantwortlich ist, dass harmlose Stoffe als Allergene erkannt und bekämpft werden, was widrige allergische Reaktionen auslöst. Die Immuntherapie ruft das IgE zur Ordnung.

Neben der Behandlung von Allergien wird in den USA und Deutschland die orale Immuntherapie derzeit als möglich für die Prävention von Diabetes Typ 1 getestet. Diabetes ist zwar keine Allergie, aber es gibt eine Gemeinsamkeit: In beiden Fällen dreht das Immunsystem durch. Einmal hält das Immunsystem eine versprengte Erdnuss für feindlich (bei einer Erdnussallergie) und bei einem Diabetiker denkt das Immunsystem, dass die insulinproduzierenden Pankreaszellen Gift sind. Bei beiden wird durch einen Fehlalarm vom Immunsystem eine Reaktion ausgelöst, an deren Ende bei einer Erdnussallergie ein anaphylaktischer Schock und bei Diabetes die Zerstörung der Pankreaszellen steht. Es ist sehr interessant, dass beides durch dieselbe Behandlung behoben werden könnte: die orale Aufnahme der auslösenden Substanz zu einem Zeitpunkt vor dem Ausbruch der Krankheit. Die Forschung zur Prävention von Diabetes Typ 1 ist noch lange nicht abgeschlossen, wohingegen die Forschung zur Prävention von Nahrungsmittelallergien relativ weit fortgeschritten ist.

KAPITEL 1 *Das Problem*

Die Strategie basiert auf derselben Logik, die auch dem Impfen zugrunde liegt – eine Methode, die im Allgemeinen als die lebensrettendste Erfindung in der Medizingeschichte angesehen wird. Impfungen richten sich in der Regel gegen Infektionskrankheiten und erfordern selten mehr als eine oder zwei Dosen; sie wirken durch eine »Erziehung« des Immunsystems mithilfe winziger Mengen der schädlichen Substanz.

In zunehmendem Maße werden Impfungen auch gegen respiratorische Allergien (Pollen, Hausstaub) eingesetzt. Und in der Zukunft gibt es vielleicht auch Impfungen gegen Nahrungsmittelallergien. Eine Prüfstudie in Europa, in der ein Impfstoff gegen Fischallergien untersucht wird, ist laut den wissenschaftlichen Artikeln in der Zeitschrift *Gastroenterology* vielversprechend.

Aber ein Löffel Allergenbrei im Alter von drei Monaten ist vielleicht genauso wirksam.

HINWEISE AUF DIE URSACHEN

Claras Schule hat, wie bei uns auch, etwas gegen Erdnussbutter-Marmelade-Sandwiches, die bei unseren Kindern sehr beliebt sind. Das war meine größte Hürde auf dem Weg, Clara für die Schule zu begeistern. (In Großbritannien werden Kinder mit vier Jahren eingeschult.) Clara *liebt* Nussbutter-Marmeladen-Brote; und ihre Logik war folgendermaßen: Wenn der Schulbesuch bedeutet, dass sie ihr Schulbrot nicht mitnehmen kann, *dann ist Schule vielleicht gar keine gute Idee, Mama?* Ich machte mir auch aus einem anderen Grund Sorgen, denn ich musste sicherstellen, dass Clara genug nusshaltigen Produkten ausgesetzt war, um die Allergien in Schach zu halten.

Es dauerte nicht lange, bis ich eine der Mütter kennenlernte, deren Kind für unseren Erdnussbutter-Marmelade-Stress verantwortlich war. Harsha, eine fröhliche und warmherzige Südafrikanerin mit ansteckendem Lachen. Wir unterhielten uns oft, während wir beim Abholen auf die Kinder warteten; sie hat ein kleines Mädchen, einige

Monate jünger als Arthur, und den siebenjährigen Deelan, allergisch gegen Nüsse, Schalentiere, Kokosnuss, Gras, Katzen und Pollen.

Harsha und ihre Schwester wuchsen mit Allergien auf, was aber ungewöhnlich sei. »Allergien sind in Südafrika eher selten; meine Schwester und ich waren Ausnahmen«, sagte sie und machte mit der Hand eine wegwerfende Bewegung, so als wenn ihre Familiengeschichte unwichtig wäre. »Die Kinder scheinen dort größer und robuster als hier [in England]«, sagte sie und spannte ihre Muskeln an, um zu zeigen wie stark die Kinder in Südafrika sind.

Aufgrund ihrer eigenen Erfahrungen mit Allergien und der Sorge um Deelans Ekzem befolgte Harsha genau die staatlichen Empfehlungen, wie der Kinderarzt sie ihr weitergab, und vermied alle Allergene im Säuglings- und Kleinkindalter. Während der ersten vier Monate stillte sie ausschließlich und begann dann mithilfe von Babynahrung abzustillen. Sie führte feste Nahrung nur sehr langsam ein und gab ihrem Kind nur einige Löffel voll, bis Deelan acht Monate alt war.

Dann, mit achtzehn Monaten, probierte Deelan Garnelen und bekam Nesselsucht am ganzen Körper. Einige Monate später aß er in einem Restaurant eine Sauce, die Cashewkerne enthielt. Wieder brach Nesselsucht aus. In beiden Fällen gab Harsha ihm eine halbe Dosis Antihistamine. Harsha hat heute Antihistamine und einen EpiPen stets griffbereit.

Nach diesen Erfahrungen sorgte Harsha dafür, dass Deelan nicht in Kontakt mit Nüssen und Schalentieren kam. Als er vier Jahre alt wurde und eingeschult werden sollte, ließ sie ihn testen.

Der Pricktest war ein traumatisierendes Erlebnis für Deelan. Sein ganzer Arm schwoll an und juckte. Er will *nie wieder* in ein Krankenhaus, geschweige sich noch einmal testen lassen. Und damit Deelan nicht gefährdet wird, sorgt Harsha weiterhin dafür, dass Deelan strengstens auf Nüsse und Schalentiere verzichtet.

Deelan leidet auch an einer Weizenintoleranz, von der sie hofft, dass sie sich mit der Zeit gibt, da dies das Problem ist, unter dem er sozial am stärksten leidet. »Bei Geburtstagen werden selten Schalentiere und Nüsse angeboten«, sagt Harsha. »Aber Kuchen.« Ihre Stimme verlor sich bei der Vorstellung an seinen tagtäglichen Verzicht.

Wenn er eingeladen ist, nimmt er immer sein eigenes Essen mit. Wenn in der Schule ein Kuchenbasar veranstaltet wird und die anderen Kinder ihre Mütter um Geld anbetteln, um sich Schokoladenkuchen zu kaufen, geht er seufzend nach Hause.

Obwohl ihr die dadurch entstehenden sozialen Probleme bewusst sind, macht Harsha sich kaum Sorgen um seine körperliche Gesundheit. »Er hat von klein auf gelernt, immer zu fragen, was in den Sachen drin ist, die ihm zu essen gegeben werden.«

Sie ist viel besorgter wegen ihrer Tochter, deren Allergien noch nicht bekannt sind. Nachdem sie Liana den ersten Babybrei gefüttert hat und sie mit ansehen musste, wie Liana um den Mund Ausschlag bekam, macht Harsha sich jetzt Sorgen wegen Milch und Soja. Bei dem Versuch, Milchnahrung zu füttern, bekam Liana wieder Hautausschlag. Und Ekzeme waren seit ihrer Geburt ein großes Problem.

Ich erzählte Harsha von meinen Erfahrungen und gab ihr die Telefonnummer von Dr. Lack. Sie hörte sich alles höflich an, wie ich bei Arthur allergene Nahrungsmittel eingeführt habe, aber ich spürte, dass die Erfahrungen mit Deelan tiefe Narben hinterlassen hatten und sie zu viel Angst hatte, um ihrem kleinen Baby andere häufige Allergene zu verabreichen.

Deelan und Liana sind in guter Gesellschaft. In jeder Klasse mit 20–24 Kindern gibt es an Claras Schule mindestens zwei Kinder, die eine auffällige Nahrungsmittelallergie oder -intoleranz haben. Ich konnte nie Fragen zu meinem Buch beantworten, ohne selbst eine Leidensgeschichte zu hören, entweder aus der eigenen Familie oder von Freunden oder Bekannten. Statistiken besagen, dass fast 8 % der Kinder an irgendeiner Form von Nahrungsmittelallergie leiden – dies überrascht niemanden wirklich, besonders nicht Lehrer und Erzieher.

DER ANSTIEG

Das seit einigen Jahrzehnten vermehrte Auftreten von Allergien und Asthma hat die Forscher überrascht und irritiert. Die Neigung zu diesen Krankheiten wird als überwiegend genetisch bedingt angesehen, was aber den starken Anstieg nicht erklären kann. In einem Gespräch mit Dr. James Baker, Chief Medical Officer bei *Food Allergy Research and Education*, äußerte er die Überzeugung, dass er glaubt, die Ursache für die weite Verbreitung von Allergien sei »eine fundamentale Veränderung des menschlichen Immunsystems«.

So muss es sein. Weil Nahrungsmittelallergien aus Sicht der Evolution keinen Sinn machen. Jäger und Sammler, die beim Probieren eines Samens, einer Nuss oder eines Vogeleis tot umfielen, hätten nicht lange genug gelebt, um sich fortpflanzen zu können. Das heißt, die natürliche Selektion muss gegen Nahrungsmittelallergien gewesen sein. Daher muss der derzeitige Anstieg das Ergebnis von jüngsten Veränderungen unserer Umwelt und/oder unseres Lebensstils sein. Wissenschaftler sagen, dass wahrscheinlich ein epigenetischer Prozess die daraus resultierenden Veränderungen in unserem Körper beschleunigt hätte. Epigenetik ist ein aufstrebender Wissenschaftsbereich, der untersucht, wie unsere Umwelt und unser Lebensstil unsere Gene, auch in der Keimbahn, verändern können. Eine Bevölkerung kann auf diese Weise schneller verändert werden als durch die klassische natürliche Selektion.

Aber welche Veränderungen in der Umwelt oder des Lebensstils verantwortlich für die Zunahme an Nahrungsmittelallergien sind, weiß niemand ganz genau.

Am besten untersucht ist die Erdnussallergie, vielleicht weil sie als eine der schlimmsten angesehen wird. Laut der American Academy of Allergy, Asthma & Immunology, gelten Erdnuss- und Nussallergien als die tödlichsten Allergien, denen jedes Jahr allein in den USA 150–200 Menschen zum Opfer fallen. Und obwohl Kinder oft Ei- und Milcheiweißallergien ablegen (allerdings heutzutage langsamer), bleiben Nussallergien meist ein Leben lang. Dadurch sind Nussallergien besser zu untersuchen, weil mehr Beobachtungen möglich sind.

Weltweit wurde festgestellt, dass Erdnussallergien in Industrieländern wie Großbritannien oder den USA wesentlich häufiger sind als in den Entwicklungsländern. Wegen unterschiedlicher Standards bei der Berichterstattung lassen sich die Zahlen nicht mit letzter Genauigkeit vergleichen, aber man kann von einem zehnmal häufigeren Vorkommen von Erdnussallergien in Industrieländern ausgehen.

(Allerdings holen Entwicklungsländer laut der *World Allergy Organization* diesen Rückstand in dem Maße auf, in dem sie sich westlichen Standards anpassen.)

Es gibt zahlreiche Hypothesen, warum dies der Fall sein könnte: Umweltverschmutzung, Fast Food, Nahrungsergänzungsmittel während der Schwangerschaft, unzureichendes Stillen, vermehrte Durchführung von Kaiserschnitten, verbesserte Hygiene, Sonnenmangel, Tabakrauch und anderes werden als Gründe genannt. Im Folgenden werden diejenigen Theorien vorgestellt, die am besten durch Beweise gestützt werden.

DU BIST MEIN SONNENSCHEIN

Gemäß einer populären Theorie ist die Zunahme von Nahrungsmittelallergien durch einen Mangel an Vitamin D zu erklären; ein wachsendes Problem in den Industrieländern; die Menschen halten sich mehr drinnen als draußen auf und bekommen deshalb zu wenig Sonnenlicht. Einige Wissenschaftler postulieren, dass die Verringerung des Vitamin-D-Niveaus mit der Zunahme der Nahrungsmittelallergien korreliert.

Weitere korrelierende Daten stützen diese Theorie. Allergien nehmen an Häufigkeit zu, je weiter man sich vom Äquator entfernt, auch nach Anpassung der Korrelation an die Ärztedichte und an den sozioökonomischen Status. (Diese Abhängigkeit vom Breitengrad wird auch bei Multipler Sklerose, Schizophrenie und Parkinson, drei weiteren Krankheiten, bei denen die Rolle von Vitamin D derzeit untersucht wird, beobachtet.) Eine Studie, die in Boston durchgeführt wird und die sich stark nach Astrologie anhört, aber dennoch harte Wissenschaft ist, hat festgestellt, dass Patienten, die aufgrund von Nahrungsmittelallergien ein Krankenhaus aufsuchen, öfter im Herbst oder Winter geboren wurden. Es scheint, dass Babys, die im Herbst oder Winter geboren werden, wenn die Gelegenheit, mit dem Sonnenschein in Kontakt zu gelangen, eher gering ist, häufiger schwere Allergien entwickeln als Kinder, die im Sommer zur Welt kommen. (Meine Babys passen nicht in dieses Schema, da alle im Sommer geboren wurden – aber sie haben ihre ersten Jahre in England verbracht, und ich bin mir nicht sicher, ob die Sonne in England jemals scheint …)

Eine Studie, die in den USA durchgeführt wurde, hat herausgefunden, dass in den nördlichen Staaten pro 1.000 Haushalte jeweils 8–12 EpiPens verschrieben wurden, wohingegen in den südlichen Staaten nur drei EpiPens pro 1.000 Haushalte verschrieben wurden. Verschiedene Variable, wie die Ärztedichte und der sozioökonomische Status wurden zur Analyse der Daten verwendet, aber es wurde keine andere Erklärung für den Unterschied gefunden als der Breitengrad. Es wurde auch festgestellt, dass in Bevölkerungen, in denen häufig Hautkrebs auftritt, seltener Rezepte für EpiPens ausgestellt wurden und umgekehrt; dies stützt weiterhin die Hypothese, dass der Nord/Süd-Unterschied in Bezug auf die Allergiehäufigkeit in den USA auf den Kontakt mit Sonnenlicht zurückzuführen ist.

In ähnlicher Weise zeigte eine Studie, die in Australien durchgeführt wurde, dass Kinder, die im Süden aufwachsen, wo die Sonne weniger oft scheint, sechsmal häufiger an einer Erdnussallergie litten und zweimal so oft an einer Eiallergie im Vergleich zu Kindern eines vergleichbaren sozioökonomischen Status, die im nördlichen Teil des Landes aufwuchsen. Im Jahr 2013 veröffentlichte das *Journal of Allergy and Clinical Immunology* die Ergebnisse einer Studie, in der mehr als 5.000 Babys Blutproben entnommen wurden. Wissenschaftler stellten fest, dass diejenigen Babys mit niedrigen Vitamin-D-Spiegeln dreimal häufiger an Nahrungsmittelallergien litten.

Da Vitamin-D-Mangel zu Nahrungsmittelallergien führen kann, ist Sonnenlicht das beste Gegenmittel, besser als die zusätzliche Einnahme von Vitamin D.

Die Funktionsweise von Vitamin D im Immunsystem ist grundsätzlich bekannt. Das Immunsystem weist zahlreiche Vitamin-D-Rezeptoren auf, und Vitamin D könnte den Beginn und das Ende von Nahrungsmittelallergien auf verschiedene Weise beeinflussen, so der Tenor des Buchs *Food Allergy – Adverse Reaction to Foods and Food Additives*.

Vitamin D hat besonders großen Einfluss auf das korrekte Funktionieren von T-Zellen – die als die Infanterie des Immunsystems angesehen werden. Ein Mangel an Vitamin D aufgrund von mangelnden Sonnenlichts während der ersten Lebensjahre und sogar während der Schwangerschaft könnte Fehler in den Befehlsketten zur Folge haben und zu willkürlichen Angriffen und zum Beschuss eigener Truppen (»friendly« fire) führen und den Weg für Ekzeme, Allergien und verschiedene andere Autoimmunkrankheiten bereiten könnte.

Leider ist das Problem nicht ganz so einfach und die Einnahme von Vitaminergänzungsmitteln nicht unbedingt die richtige Antwort. Bei bereits allergischen Kindern hat sich das Immunsystem zu früh in die falsche Richtung entwickelt, als dass dies durch eine Dosis Vitamin D korrigiert werden könnte. Und bei gesunden Säuglingen haben mehrere Studien gezeigt, dass die Supplementierung mit Vitamin D das Risiko für Nahrungsmittelallergien erhöhen kann. Darüber hinaus kann eine zu hohe Dosis Vitamin D zu anderen Problemen wie Übelkeit, Verwirrung, unregelmäßigem Herzschlag und Nierensteinen führen. Die Forschung ist noch nicht abgeschlossen, aber es könnte besser sein, einem Vitamin-D-Mangel durch vermehrten Sonnenschein und nicht durch Nahrungsergänzungsmittel zu begegnen.

SCHÖNE SAUBERE WELT

Die sogenannte Hygiene-Hypothese besagt, dass die übertriebene Sauberkeit der Industrieländer den Weg für das vermehrte Auftreten von Allergien und Autoimmunerkrankungen bereitet hat.

Ich bin versucht, diese Theorie zu stützen, denn sie rechtfertigt meine Abneigung gegen Hausarbeit – *meine* Kinder können unmöglich Opfer einer zu sauberen Umgebung geworden sein, da es bei uns eher aussieht wie in einem Schweinestall.

Die verführerische Bezeichnung der Hypothese (»Vom Fußboden essen: Wieso Sauberkeit ungesund ist«, so eine Schlagzeile des *American Scientific*) ist kein Freibrief, nicht mehr abzuwaschen und nicht mehr sauber zu machen (schade eigentlich).

Die Theorie meint allgemein bessere sanitäre Verhältnisse, sauberes Wasser, geringere Schadstoffbelastung von Nahrungsmitteln usw., was zu einem drastischen Rückgang von Infektionskrankheiten und zu einer höheren Lebenserwartung geführt hat.

Dies sind die offensichtlichen Vorteile, aber vielleicht gibt es auch Nachteile. Wissenschaftler haben herausgefunden, dass Mäuse, die in einer sterilen Umgebung aufgezogen werden, dazu neigen, ein dysfunktionales Immunsystem und Allergien zu entwickeln, so Jerome Groopman im *New Yorker*. »Es ist möglich, dass bei uns dasselbe geschieht«, sagt er.

Das Immunsystem, so glauben Wissenschaftler, muss früh provoziert werden, um sich richtig zu entwickeln. In einer sauberen Welt mit nur wenigen pathogenen Provokationen wird das ungenutzte Immunsystem paranoid, sorgt für Probleme und hält jeden unbekannten Partikel oder jede Erdnuss für Gift.

Der Grundgedanke dieser Theorie wurde abgeleitet aus der Entwicklung der Sehfähigkeit. Natürlich kann man das visuelle System nicht mit dem Immunsystem gleichsetzen, aber beide Systeme entwickeln sich erst nach der Geburt vollständig. Tierquälerische Experimente in den 60er- und 70er-Jahren, bei denen die Augen neugeborener Katzen für eine bestimmte Zeit künstlich geschlossen gehalten wurden, ergaben immerhin, dass die Entwicklung des visuellen Systems in den ersten Lebenswochen eine kritische Phase durchläuft. Wenn das visuelle System in dieser Zeit nicht ausreichend stimuliert wurde, konnte es sich nicht richtig entwickeln.

Die mit normaler Sehfähigkeit geborenen Kätzchen wurden durch den Lichtmangel blind.

Wissenschaftler glauben, dass es auch beim Immunsystem eine ähnlich kritische Phase gibt. Wenn das Immunsystem während dieser Phase nicht ausreichend stimuliert wird – durch Pathogene, verschiedene Nahrungsmittel usw. –, dann beginnt es zu straucheln und wird von Dingen umgeworfen, die es eigentlich klar hätte »sehen« müssen.

Unter den Oberbegriff der Hygiene-Hypothese fällt auch die Theorie der »freundlichen Bakterien«. Diese Theorie besagt, dass unser Kontakt mit »guten« Mikroben nicht mehr ausreichend ist, nicht nur aufgrund unserer notwendigen Anstrengungen, Infektionskrankheiten zu begegnen, sondern auch durch die Tendenz, immer weniger Kontakt zu Pflanzen, Tieren und der Natur allgemein zu haben. Wir Menschen sehen uns gerne als einsame Planeten an, die über allen Dingen schweben, aber es mehren sich die wissenschaftlichen Hinweise, dass »freundliche« Mikroben (denken Sie an Probiotika) nicht nur für eine gute Verdauung erforderlich sind, sondern auch für die richtige Entwicklung und das Funktionieren unseres Immunsystems.

Die Hypothese wird durch einige Studien gestützt, nach denen Kinder mit älteren Geschwistern, welche die Mikroben vermutlich schon eingebracht haben, mit geringerer Wahrscheinlichkeit an Allergien erkranken als Kinder ohne ältere Geschwister.

Hatten die Kinder Umgang mit einem Hund (nicht mit einer Katze), traten weniger Ekzeme auf und das Allergierisiko war vermutlich geringer.

Andererseits wurde auch festgestellt, dass Kinder, die auf Bauernhöfen aufwuchsen und dementsprechend Kontakt mit Tieren hatten, nicht in geringerem Umfang zu Nahrungsmittelallergien neigten. (Aber anscheinend haben Kinder, die auf einem Bauernhof aufgewachsen sind, eine geringere Inzidenz von Asthma und Heuschnupfen.)

Der Mangel an Sonnenlicht und der mangelnde Kontakt zu Pathogenen und/oder symbiotischen Mikroben werden als wichtigste Gründe für die Zunahme bei den sogenannten modernen Krankheiten angesehen. Dazu gehören Nahrungsmittel- und umweltbedingte Allergien, Asthma, Autoimmunerkrankungen und einige Krebsarten. Glücklicherweise deuten beide Gründe in eine Richtung und in diese Richtung schicke ich meine Kinder täglich: *Geht nach draußen und spielt!*

ERNÄHRUNG: UNSERER VORFAHREN, WÄHREND DER SCHWANGERSCHAFT UND IM SÄUGLINGSALTER

Als ich mit Clara schwanger war, habe ich nicht nur dreimal in der Woche Eier zum Frühstück gegessen, mein Mann und ich planten auch eine Dinnerparty, bei der es nur Eier und Eiergerichte geben sollte. Aus der Party wurde zwar nichts, aber wir haben das meiste trotzdem gekocht: Pisco Sours mit Eischnee, leckere Soufflés, Lachs und Spargel mit Sauce Hollandaise und Baisertorte. Ich verzichtete wegen des Alkohols auf Pisco Sours, hatte aber Appetit auf alle eierhaltigen Speisen, die ich finden konnte. Und Nüsse, besonders Cashewkerne und Mandeln, genau diejenigen, gegen die Clara später so allergisch war, waren meine Lieblingsknabberei. Hat mein Essverhalten Claras Allergien ausgelöst?

Vor 15 Jahren hätte die Antwort »Ja« gelautet. Damals wurde Frauen geraten, während der Schwangerschaft und Stillzeit Allergene zu vermeiden. Aber bis heute gibt es keine Belege dafür, dass Enthaltsamkeit während der Schwangerschaft hilft. Eher das Gegenteil ist der Fall. Einige Wissenschaftler behaupten, dass dieser Rat die Zunahme an Nahrungsmittelallergien beflügelt hätte. Es gibt derzeit keine Empfehlungen für Schwangere, die häufigsten Allergene zu meiden.

Das bedeutet nicht, dass werdende Mütter aus dem Schneider sind. Die Analyse von 42 Studien fand einen Zusammenhang zwischen dem Verzehr von gehärteten Fetten (Transfetten, wie z. B. in Fast Food) in der Schwangerschaft und einem erhöhten Risiko für das Entstehen von Allergien. Und Ernährungsweisen mit viel frischem Obst und Gemüse, Olivenöl, Fisch, Joghurt, Hülsenfrüchten und Vollkorn-Getreide hat vielleicht eine schützende Wirkung.

Und Rauchen ist nicht empfehlenswert. Rauchen während der Schwangerschaft und Passivrauchen sind mit höheren Allergieraten verbunden. Zigaretten und andere Umweltgifte könnten eine epigenetische Wirkung auf Gene besitzen, die mindestens zwei

Generationen weitergegeben wird, so ein Review-Artikel aus dem Jahr 2014, der in der Zeitschrift *Allergy, Asthma and Clinical Immunology* erschien. Das bedeutet, dass das Rauchen von Großeltern oder Urgroßeltern dafür verantwortlich sein könnte, dass ein Kind eher dazu neigt, Asthma oder Allergien zu entwickeln, selbst wenn die beiden sich niemals begegnet sind.

Auch was das Baby zu sich nimmt, ist entscheidend. Eine Stillzeit von mindestens sechs bis zu zwölf Monaten ist mit einer geringeren Häufigkeit von Allergien und Asthma assoziiert; wenn aber dadurch die Vielfalt der Nahrungsmittel begrenzt wird, besonders der Allergene, könnte dies kontraproduktiv sein.

Vor einem Jahrzehnt deuteten Studien darauf hin, dass das Vermeiden bestimmter Nahrungsmittel im Kleinkindalter das Allergierisiko senken würde, aber Nachfolgestudien konnten keine solche schützende Wirkung nachweisen.

Bei den ersten Studien könnten andere Faktoren als die untersuchten eine Rolle gespielt haben, so Katrina J. Allen and Jennifer J. Koplin in *Food Allergy: Adverse Reactions to Foods and Food Additives*.

Im Gegensatz zu den frühen Studien wurde nun ein Zusammenhang zwischen dem Vermeiden von Allergenen und der Prävalenz von Nahrungsmittelallergien gefunden.

Hier einige Beispiele: Die verzögerte Einführung von Eiern im Alter von einem Jahr war mit einem fünffachen Risiko einer Eierallergie verbunden, so eine Studie von Koplin und Allen, die im *Journal of Allergy and Clinical Immunology* veröffentlicht wurde. In ähnlicher Weise ist die späte Einführung von Zerealien nach dem sechsten Lebensmonat mit einem erhöhten Risiko für Körnerallergien verbunden. Und als positiver Beleg kann angesehen werden, dass der regelmäßige Konsum von Fisch vor dem ersten Lebensjahr das Risiko von Fischallergien senkt.

Wenn Allergene im Säuglingsalter vermieden werden, kann dies zu einer vermehrten Entwicklung von Allergien führen.

Die einfache Botschaft dieser und einer Reihe anderer Studien ist: Die meisten von uns sollten ihren Kindern früh, häufig und mit Bedacht Allergene füttern.

ENTKOPPELUNG VON HAUT UND DARM

Wohl eine der überzeugendsten Theorien, die Dr. Lack im Jahr 1998 präsentierte, ist die »Dual-Exposure-Hypothesis« (Doppelkontakt-Hypothese), die postuliert, dass Nahrungsmittelallergien entstehen, wenn die Haut eines Säuglings mit Allergenen in Kontakt kommt, z. B. durch Hausstaub oder über die Hände eines Erwachsenen, über Mund und Darm aber nicht. Haut und Darm senden dann widersprüchliche Informationen an das Immunsystem. Die Haut sagt *Ja, das kenne ich und mag es nicht*, und Mund und Darm sagen *Noch nie gesehen*. Diese Entkoppelung bringt in manchen Fällen das Kleinkind-Immunsystem zu der Entscheidung, dass die Substanz *nicht* essbar ist.

Aus evolutionärer Sicht ist das sinnvoll. In den Jäger-Sammler-Gesellschaften unserer Vorfahren wurde alles gegessen und den Kindern in vorgekauter Form verabreicht.

Wenn also ein Baby mit etwas in Kontakt geriet, das es nicht als Nahrung kannte, dann handelte es sich – für das Kind – wahrscheinlich auch nicht um Nahrung. Vielleicht war es sogar giftig.

Wie kommt die Haut eines Kleinkinds mit Allergenen in Kontakt? Spuren von Nahrungsmitteln, die im Haushalt des Babys gegessen werden, im Hort oder der Spielgruppe, befinden sich auch auf den Händen von Eltern und Pflegepersonen, auf Tischen oder sogar im Staub. Einige Studien untersuchten den Allergen-Gehalt des Staubs in Kinderbetten. Babys mit Ekzemen sind besonders anfällig, da ihre Haut durchlässiger ist.

Bisher dachte man, Ekzeme würden durch Nahrungsmittelallergien verursacht, aber der Zusammenhang ist komplizierter. Anscheinend fördern Ekzeme die Entwicklung von Allergien und auch von Asthma.

In vielen Fällen werden Ekzeme durch ein funktionsgestörtes oder mutiertes Gen verursacht, das die Verschlüsselung für Filaggrin enthält, ein für die äußere Haut wichtiges Protein. Filaggrin beeinflusst den pH-Wert, den Feuchtigkeitsgehalt und wahrscheinlich auch die antimikrobielle Aktivität der Haut. Wenn der Körper nicht ausreichend Filaggrin produziert, dann leidet ein Baby an einer »Dysfunktion der epithelialen Barrierefunktion«. Nahrungsmittelproteine können leichter die beschädigte Haut durchdringen und mithilfe von butterähnlichen, antigenproduzierenden Zellen ihren Weg in die T- oder B-Zellen des Immunsystems finden. Diese Zellen sagen richtigerweise: »Nahrungsmittelprotein, du solltest eigentlich nicht hier sein.« Dadurch wird eine Immunantwort ausgelöst, einschließlich der Produktion von IgE, um das Allergen loszuwerden. Man glaubt, dass diese Reaktion als Abwehrmechanismus gegen invasive Parasiten entwickelt wurde.

Bei einem gefährdeten Kleinkind kann ein Allergen wie der Neue in der Klasse sein, der auf Zustimmung des mächtigen Immunsystems wartet. Das Immunsystem fragt die Haut und den Darm um ihre Meinung: Ist die Erdnuss Freund oder Feind? Der Darm ist natürlich voreingestellt, dass er Nahrungsmittel mag. Und der Darm besitzt mehr Einfluss, außer natürlich, er kennt ein Allergen nicht und hat diesbezüglich keine Meinung. In diesem Fall hat die vorsichtige und paranoide Haut die Oberhand und das Immunsystem entscheidet sich gegen das Allergen.

Aber wenn der Darm das Protein aufgrund eines frühen und regelmäßigen Kontakts im Säuglingsalter kennt, dann beruhigt das Immunsystem die hysterische Haut und ignoriert deren Warnsignale durch eine Immunantwort, welche die IgE-Produktion stoppt. Das Nahrungsmittel erhält das Etikett »Freund« und bei einem weiteren Darmkontakt kann sich keine Allergie entwickeln.

Wenn andererseits der Darm nicht im Verlauf mehrerer Monate über bestimmte Proteine aufgeklärt wird (d. h. wenn das Baby nicht die Gelegenheit erhält, Substanzen zu essen, denen es über die Haut begegnet), dann hört das Immunsystem auf die hinsichtlich des Nahrungsmittelallergens misstrauische Haut und es reagiert paranoid. Wenn es zum ersten Mal dieser mysteriösen Substanz begegnet, die da durch den Mund hereinkommt, kann es sein, dass es in Verteidigungsstellung geht.

Studien an Mäusen und Menschen stützen diese Hypothese. Bei Mäusen wurde ein allergieähnliches Immunansprechen ausgelöst, wenn Eiklar oder Erdnussproteine auf verletzte Haut aufgebracht wurden. Bei Menschen wurden nahrungsmittelallergenspezifische T-Zellen auf der Haut von Menschen mit Ekzemen gefunden. Eine große Studie, die Säuglinge von der Geburt bis ins Kindesalter verfolgte, fand heraus, dass diejenigen, deren entzündete Haut als Babys mit Erdnussöl behandelt wurde, bis zum fünften Lebensjahr häufiger eine Erdnussallergie entwickelt hatten. Ich denke an das in meiner Lieblingshandcreme enthaltene Mandelöl und frage mich, ob es zu Claras schwerer Mandelallergie beigetragen hat.

Die Doppelkontakt-Hypothese erklärt auch viele der geografischen Unterschiede, die bei den Prävalenzraten der einzelnen Nahrungsmittelallergien gefunden wurden.

Es versteht sich zunächst von selbst, dass selten verwendete Nahrungsmittel nur selten Allergien auslösen können, häufig verwendete Nahrungsmittel dagegen häufig.

Vogelnestallergien sind zum Beispiel in Singapur weit verbreitet und in Hong Kong Allergien gegen Gelée royale. Kiwis und Kiwiallergien waren in Großbritannien bis in die 1970/80er-Jahre unbekannt und heute zählen diese zu den Hauptproblemen der Allergologen.

Die Doppelkontakt-Hypothese besagt nun, dass in Ländern, in denen ein bestimmtes Nahrungsmittel beliebt ist und auch regelmäßig Babys verabreicht wird, niedrige Prävalenzen für entsprechende Nahrungsmittelallergien zu erwarten sind. Wenn das spezielle Nahrungsmittel aber von Babys ferngehalten wird, werden die Allergieraten steigen.

Und das ist genau der Fall. In afrikanischen und asiatischen Ländern, in denen jeder Erdnüsse isst, einschließlich Babys (natürlich in vorgekauter oder anderer zerkleinerter Form), sind Erdnussallergien eine Seltenheit. Aber in Großbritannien, den USA, Kanada und Australien – Länder, in denen Empfehlungen die Einführung von Erdnüssen bis zum Kleinkindalter hinausgezögert haben, gibt es eine Epidemie von Erdnussallergien.

Die Geografie kann auch die Schwere von Allergien beeinflussen, wahrscheinlich durch die verschiedenen Arten, wie ein Allergen in den einzelnen Gebieten verarbeitet wird. In den USA reagieren Menschen mit Erdnussallergien auf andere Substanzen als Menschen mit Erdnussallergien in Spanien oder Schweden.

Man könnte vermuten, dass die Unterschiede genetisch bedingt sind, jedoch weisen weitere Studien darauf hin, dass die Umwelt einen größeren Einfluss hat als die Herkunft. Dies wird besonders gut belegt durch eine Studie an 10.000 jüdischen Kindern, die an verschiedenen Orten der Welt aufwuchsen. Diese Studie wird im folgenden Abschnitt näher besprochen.

Das heißt aber nicht, dass Gene eine untergeordnete Rolle bei der Entwicklung von Allergien spielen. Das ist nicht der Fall. Ganz und gar nicht. Eltern, die selbst an Ekzemen oder Allergien leiden, haben Kinder, bei denen ein bedeutendes Risiko für Nahrungsmittelallergien besteht. (Interessanterweise scheint ein anderer Risikofaktor für Ekzeme und möglicherweise auch Nahrungsmittelallergien ein gehobener Bildungsstand der Eltern zu sein. Vielleicht liegt es nicht allein daran, dass gebildete Eltern eher eine Diagnose erhalten. Wahrscheinlich ist es komplizierter, aber Wissenschaftler wissen noch nicht genau, warum dies so ist. Ich muss unwillkürlich an das Stereotyp des intelligenten, allergischen, asthmatischen Superhirns denken. Ich habe immer gedacht, dass Asthma und Heuschnupfen ein allergisches Kind vom Sport abgehalten haben und es daher lieber gelesen hat. Aber vielleicht ist es genau andersrum. Als Harsha erzählte, dass Deelan als Kleinkind beim Klavierspielen eine unglaubliche Frühreife gezeigt hat und Klassenbester ist, war ich nicht überrascht.)

Aber nicht alle Hochrisiko-Babys haben später Probleme. Die Gene öffnen das Tor, möglicherweise durch Ekzeme, aber nur bestimmte Umweltbedingungen schieben das Kind hindurch, vielleicht weil sie vorher nicht genügend Kontakt mit den Allergenen hatten. Die anderen genannten Faktoren könnten zusätzlich wirken. Ein Immunsystem ohne ausreichend Kontakt zu Sonnenschein, Infektionen oder Mikroben – also ein zeitgemäßes Immunsystem – ist wohl besonders anfällig für den internen Machtkampf.

Am anderen Ende des Schulhofs stand Zoe, die einen 8-jährigen Sohn in einer anderen Schule hatte, aber auch einen Sohn in Deelans und eine Tochter in Claras Klasse. Zoe hat kurze Haare, ein großes Herz, und auf ihrem Feengesicht sieht man oft einen besorgten Ausdruck. Ihre Kinder bringen jede Krankheit mit nach Hause und ich nahm an, dass sie auch an Allergien litten. »Nein, gar nicht«, sagte sie. »Aber ich bin allergisch gegen alles.«

Vor einigen Wochen musste Zoe mitten in der Nacht den Notarzt rufen, da ein Allergen in einem Fruchtsaft einen anaphylaktischen Schock bei ihr ausgelöst hatte. Einmal hatte sie eine allergische Reaktion im Flugzeug und ihr Gesicht schwoll an, als hätte sie »mehrere Runden mit Mike Tyson geboxt«. Beim Aussteigen wurde Ben, Vater der Kinder, eingehend befragt!

Ben leidet auch an Allergien und Ekzemen und trägt stets einen EpiPen bei sich, weil er eine schwere Paranussallergie hat. Aber ihre Kinder leiden nicht an Allergien.

Als ich meiner Überraschung Ausdruck verlieh, sagte sie mir, dass sie die staatlichen Ernährungsempfehlungen während ihrer Schwangerschaft und als die Kinder klein waren, nicht befolgt hatte. Ihre Schwester, Ernährungswissenschaftlerin in Glasgow und auch Allergikerin, hatte ihr geraten, Allergene nicht zu vermeiden. (Keins der drei Kinder von Zoes Schwester leidet an Allergien.) Dieser Rat hörte sich für Zoe vernünftiger an als die staatlichen Empfehlungen, sagte sie. Ihr war frühzeitig bewusst, dass sie ihre Kinder Allergenen aussetzen musste, damit sich der Körper daran gewöhnt.

Aufgrund der Nussallergie ihres Mannes war sie besonders besorgt, aber Zoe, die selbst gar keine Nüsse mag, konsumierte sie mit Todesverachtung während aller drei Schwangerschaften. Die einzige staatliche Empfehlung, die sie befolgte, war eine sechsmonatige, ausschließliche Stillzeit, aber sie achtete darauf, dass ihre Ernährung vielfältig war. Als die Kinder zwischen sechs und sieben Monate alt waren, führte sie alle häufigen Allergene, einschließlich Milch, Vollkornweizen und Nüssen ein. Als ihr ältester Sohn Raphael einen hellroten Ausschlag nach dem Verzehr von Rührei zeigte, gab sie ihm dennoch Eier in Form von Kuchen und Keksen, bis die Allergie im Alter von zwei Jahren verschwand.

Diesen Ernährungspraktiken im Säuglingsalter schreibt Zoe die Resistenz gegen Allergien vor. In Anbetracht der Ekzeme, an denen jedes Kind im Babyalter litt, ist diese Annahme wahrscheinlich richtig. »Es erschien mir einfach logisch, dass dies genau das ist, was der Körper braucht«, sagte sie über ihre Entscheidung.

Ihre Intuition von damals wird durch heutige Forschungsergebnisse bestätigt.

WICHTIGE FAKTEN ZU ALLERGIEN

1. Die zunehmende Prävalenz von schweren Nahrungsmittelallergien ist erschreckend und hat sich innerhalb der letzten zehn Jahre verdoppelt.

    - In ähnlicher Weise ist die Anzahl von Krankenhauseinweisungen aufgrund allergischer Reaktionen um das Siebenfache gestiegen.
    - 10 % der Kindergartenkindern in den Industrienationen sowie 6 bis 8 % aller Kinder weltweit leiden an einer klinisch dokumentierten Nahrungsmittelallergie.

2. Die wichtigsten Ansätze zur Erklärung dieses Anstiegs sind:

    - Zu wenig Sonne im Freien, zu viel Sonnenschutzmittel.
    - Zu wenig Kontakt mit Pathogenen sowie mit gutartigen Mikroben aufgrund der heutigen Hygienevorstellungen.
    - Verzögerte Einführung von Nahrungsmittelallergenen aufgrund veralteter Empfehlungen.

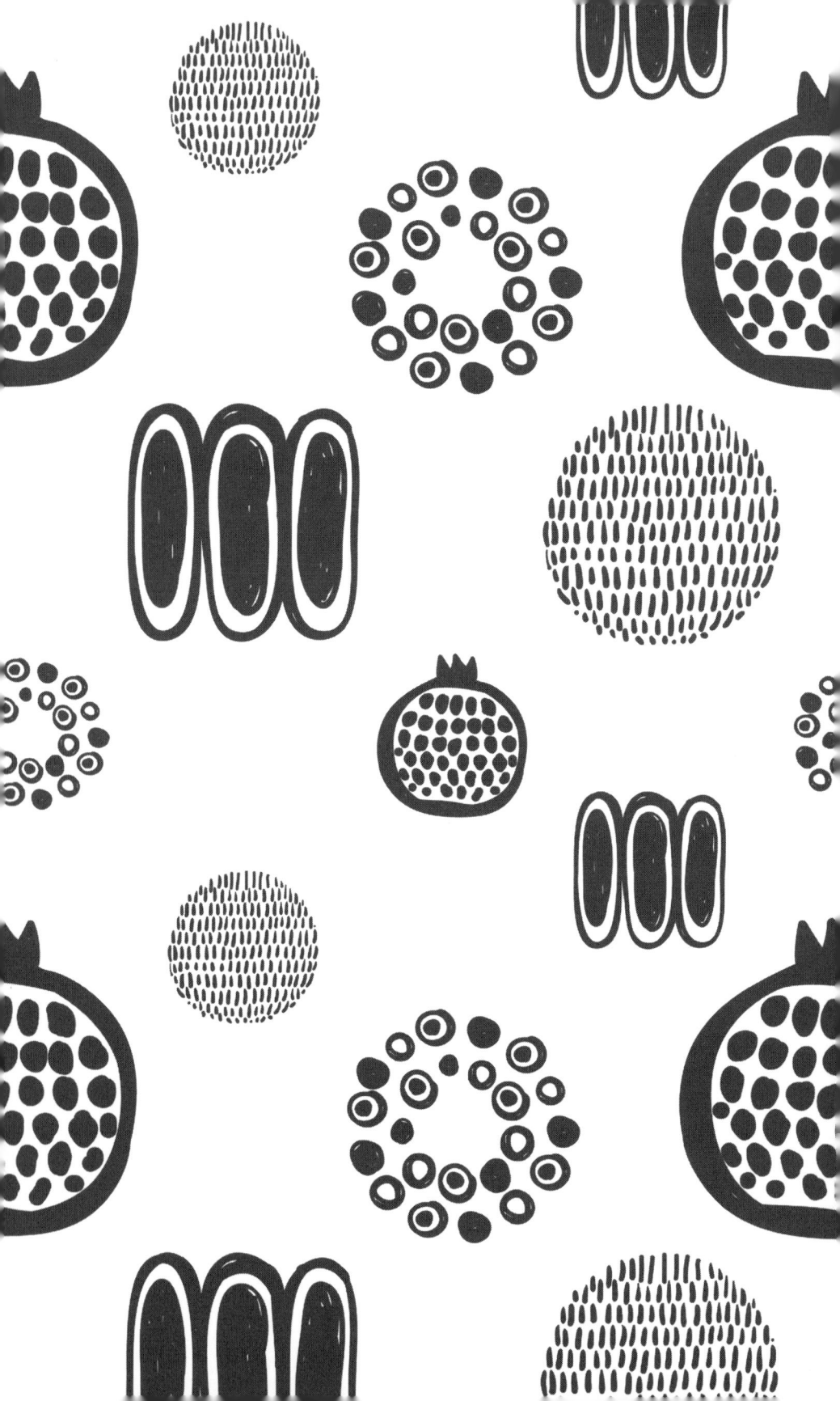

Kapitel 2

DIE LÖSUNG

HINWEISE AUF HEILUNG

Dr. Gideon Lack wurde sich im Jahr 2003 bewusst, dass etwas nicht stimmte, als er einen Vortrag in Israel vor einem großen Publikum, bestehend aus Kinderärzten und Allergologen, hielt. Er bat die Ärzte, die im letzten Jahr einen Patienten mit Erdnussallergie behandelt hatten, ihre Hand zu heben. In Großbritannien, wo Dr. Lack praktiziert, hätte fast jeder seine Hand gehoben. Aber hier »gingen nur drei Hände nach oben«, erzählte er Jerome Groopman von *The New Yorker*. Dies überraschte Dr. Lack und er wollte die Ursache dafür herausfinden.

Im Jahr 2008 führte er eine umfangreiche Beobachtungsstudie unter Teilnahme von 10.000 jüdischen Kindern durch, von denen die Hälfte in Großbritannien und die andere Hälfte in ethnisch und ökonomisch ähnlichen Bedingungen in Israel lebte. Er und seine Kollegen fanden heraus, dass Kinder in Großbritannien mehr als zehnmal so oft an einer Erdnussallergie litten wie in Israel. Auch andere Allergien traten bei den Kindern in London häufiger auf: Nussallergien traten vierzehnmal, Sesamallergien fünfmal, Milch- und Eiallergien zwei- bis dreimal so häufig auf.

Aufgrund des Studiendesigns war die Genetik keine Vergleichsvariable, sodass die Umwelt zwischen beiden Kohorten der wesentliche Unterschied war. Gab es etwas Allergieauslösendes in Großbritannien oder etwas Schützendes in Israel?

Die Antwort war das beliebte israelische Nahrungsmittel Bamba. Eltern in beiden Ländern wurden befragt, und die Wissenschaftler fanden heraus, dass der Hauptunterschied zwischen beiden Kohorten der Zeitpunkt war, an dem Erdnüsse eingeführt wurden. In Israel hatten Säuglinge Erdnussprotein in der Regel über Erdnussbutter und Bamba (gepufftes Mais) vor dem sechsten Lebensmonat aufgenommen, und in England wurden Erdnussprodukte erst nach dem ersten Lebensalter eingeführt.

Laut Lack sagt man in Israel: Die ersten drei Wörter, die ein Kind lernt, sind *abba* (Vater), *ima* (Mutter) und Bamba.

Wie bereits im vorangegangenen Kapitel erwähnt, werden in den Ländern in Asien und Afrika, in denen es eine geringe Prävalenz von Erdnussallergien gibt, Erdnüsse relativ früh eingeführt, oft in vorgekauter Form, d. h. die Mutter nimmt den Erdnussbrei aus ihrem Mund und gibt ihn in den Mund des Kindes. (Auch Speichel, eine gute Quelle von Enzymen und Antikörpern, kann günstig wirken.)

Aber in entwickelten Ländern findet genau das Gegenteil statt. Und Regierungen und Gesundheitsbehörden warnen ausdrücklich vor dem Konsum. Im Jahr 2000 folgte z. B. die *American Academy of Pediatrics* (AAP) dem Beispiel des britischen *Department of Health* und empfahl, dass Kinder vor dem ersten Lebensjahr keine Kuhmilch konsumieren sollten, ab zwei Jahren Eier und erst ab drei Jahren Erdnüsse, Schalentiere, Nüsse oder Fisch. Acht Jahre später nahm die AAP diese Empfehlungen wieder zurück und erklärte, es gebe kaum Belege, dass das Vermeiden dieser Nahrungsmittel die Entwicklung von Nahrungsmittelallergien verhindert. Aber es gab keine anderen Empfehlungen, sodass Eltern im Ungewissen blieben.

KAPITEL 2 *Die Lösung*

Viele hielten sich an die alten Richtlinien in dem Glauben, dass sie das Richtige taten.

Im Jahr 2013 war hinreichend nachgewiesen, dass Vermeidung eine Zunahme an Allergien förderte, sodass die *American Academy of Allergy, Asthma and Immunology* (AAAAI) neue Richtlinien herausgab. Kinderärzte ermutigten Eltern, mögliche Allergene bei Säuglingen im Alter zwischen vier und sechs Monaten einzuführen. Diese gegensätzlichen Empfehlungen wurden von der Medizin weitgehend ignoriert. Es wurde eingewandt, alles beruhe nur auf Beobachtungen, und sogar nur auf der Beobachtung von Einzelfällen. Es seien Belege aus großen Interventionsstudien notwendig, um sicher zu sein, dass ein früher Kontakt wirklich der beste Weg ist.

Die erste dieser Studien, Learning Early About Peanut (LEAP), brachte im Februar 2015 durchschlagende Ergebnisse. Mehr als 500 Säuglinge, deren Risiko für die Entwicklung einer Erdnussallergie als hoch eingeschätzt wurde – entweder aufgrund von Ekzemen, einer Eiallergie oder beidem, die aber noch keine klinischen Anzeichen einer Erdnussallergie zeigten, wurden nach dem Zufallsprinzip in zwei Gruppen eingeteilt. Eine Gruppe vermied Erdnussprotein und die andere konsumierte mindestens 6 g Erdnussprotein (das Äquivalent zu ca. 24 Erdnüssen, angeboten in Erdnussbutter) pro Woche im Verlauf von drei oder mehr Mahlzeiten. Die Studie, die von Dr. Lacks Forschungsteam durchgeführt wurde, begann im Alter von vier bis elf Monaten. Als die Kinder fünf Jahre alt waren, wurden sie auf Nahrungsmittelallergien getestet. Der frühe Konsum von Erdnüssen durch Babys, für die ein erhöhtes Risiko bestand, stoppte in 70–80 % die Entwicklung von Allergien! In der Nachfolgestudie LEAP-On konnte gezeigt werden, dass diese Toleranz auch weiterbestand, wenn die Kinder nicht länger regelmäßig Erdnüsse verzehrten.

In einem Leitartikel im *New England Journal of Medicine*, in dem die Erdnussstudie veröffentlicht wurde, wurden sofortige neue Richtlinien zu Erdnüssen gefordert. Als Zwischenlösung wurde den Eltern eine individuelle Beratung durch Kinderärzte und Allergologen angeboten, in der die Erdnussmenge entsprechend dem Kindesalter und dem Allergierisiko bestimmt wurde. Dr. Lack selbst glaubt, dass Babys, besonders solche, bei denen ein erhöhtes Risiko besteht, regelmäßig ab dem dritten Lebensmonat Erdnussbutter erhalten sollten, vorausgesetzt, sie sind gesund und vom Entwicklungsstand dazu in der Lage, feste Nahrung zu sich zu nehmen, so als ob sie gegen eine Allergie geimpft werden würden, aber die Einführung von Erdnussbutter nach dem dritten Lebensmonat könnte risikoreich sein.

Die zweite Studie, Enquiring About Tolerance (EAT), wurde im März 2016 veröffentlicht. Es wurde zwar eine ähnliche Methodik wie in der Erdnussstudie angewandt, aber sie hatte doppelt so viel Teilnehmer, und es wurden sechs Allergene untersucht: Kuhmilch, Erdnuss, Sesam, Fisch, Weizen und Ei. Aber statt Kinder mit einem hohen Risiko zu untersuchen, stammten die Studienteilnehmer aus der allgemeinen Bevölkerung. Die Babys durchliefen ein Screening, um festzustellen, ob sie *bereits* Nahrungsmittelallergien entwickelt hatten; falls dies der Fall war, wurden sie gebeten, dieses Allergen zu vermeiden, aber die Empfehlungen zu den anderern Allergenen zu befolgen.

Die 1.300 gesunden, drei Monate alten Stillbabys wurden in zwei Gruppen randomisiert. Eine Gruppe, die »Standard-Einführungsgruppe« oder Kontrollgruppe, befolgte die britischen Empfehlungen und führte feste Nahrung erst nach dem sechsten Lebensmonat ein. Die Eltern der anderen Gruppe, der »Früheinführungsgruppe«, wurden gebeten, ihre Babys früh, mit Bedacht und häufig den Allergenen auszusetzen und sie erhielten Anweisungen, wie dies erfolgen sollte.

Nach drei Jahren wurden die Kinder auf Allergien untersucht. Die Ergebnisse wurden in zweierlei Hinsicht analysiert: Intention-to-treat und Per-Protokoll. Die Intention-to-treat-Analyse verglich die beiden Gruppen und stellte fest, dass die Gruppe des frühzeitigen Kontakts eine nicht signifikant geringere Allergiehäufigkeit aufwies als die Standard-Gruppe. Die Per-Protokoll-Analyse untersuchte die Gruppe mit der frühzeitigen Einführung genauer und unterteilte sie in zwei Untergruppen: diejenigen, die die Empfehlungen eines frühen und regelmäßigen Kontakts befolgten (d. h. sie befolgten das Protokoll) und diejenigen, die dies nicht taten. Die Ergebnisse der das Protokoll befolgenden Gruppe wurden genau untersucht.

Die 208 Kinder, die systematisch – früh und häufig – Nahrungsmittelallergenen ausgesetzt wurden, entwickelten signifikant seltener Nahrungsmittelallergien. Im Vergleich zu der Kontrollgruppe war die Wahrscheinlichkeit einer Nahrungsmittelallergie im Alter von drei Jahren um 67 % geringer.

Die Wirkung war besonders ausgeprägt bei Ei- und Erdnussallergien. Nur 1,4 % der angemessen provozierten Kinder entwickelten eine Eiallergie im Vergleich zu 5,5 % der Kontrollgruppe, und kein Kind entwickelte eine Erdnussallergie im Vergleich zu 2,5 % der Kontrollgruppe. Darüber hinaus wurde eine Dosis-Wirkung-Beziehung zwischen der Menge der verzehrten Erdnüsse sowie der Eimenge und dem Risiko, eine Allergie zu entwickeln, hergestellt. Je mehr Eier und Erdnussbutter ein Baby konsumierte, desto geringer die Wahrscheinlichkeit, dass es eine Ei- oder Erdnussallergie entwickelte.

Es gab keinen einzigen Fall von anaphylaktischem Schock in der Studie, was bedeutet, dass es sicher ist, dreimonatigen Babys potenzielle Allergene zu verabreichen. Dies ist ein wichtiges Ergebnis, das zeigt, dass die meisten Eltern unnötigerweise diese Nahrungsmittel im Säuglingsalter vermieden haben, so Dr. James Baker, Leitender Arzt von FARE (Food Allergy Research & Education), der nicht in die Studie involviert war. Eine Reaktion ist in diesem frühen Alter eher unwahrscheinlich und falls eine auftritt, dann ist sie meistens nicht schwerwiegend. Allerdings ist es am besten, ein Baby, das an trockener Haut oder Ekzemen leidet oder aus einem anderen Grund zur Hochrisikogruppe zählt, von einem Allergologen untersuchen zu lassen, bevor man zu Hause potenzielle Allergene einführt. Die Studie fand auch heraus, dass die frühzeitige Einführung von fester Nahrung nicht die Dauer der Stillzeit beeinflusst.

Die mangelnde Einhaltung der Vorgaben war ein unerwartetes Ergebnis. Trotz regelmäßiger Nachfolgetermine, Anrufen des Erfahrungsberaters der Studie und der Vorgabe, ein wöchentliches Ernährungstagebuch zu führen, setzten weniger als die Hälfte der Eltern ihr Baby den Allergenen wie angewiesen früh und häufig aus.

Dosis-Ansprechen-Analyse der Beziehung zwischen wöchentlich verabreichter Dosis und resultierender Allergie

Diese Diagramme zeigen die Prävalenz von Erdnuss- und Eiallergie (Abb. A) oder eine Erdnuss- und Ei-Sensibilisierung gemäß einem Haut-Pricktest im Alter von 12 Monaten (Abb. B) und von 36 Monaten (Abb. C) im Vergleich zu einer wöchentlichen Aufnahme von Erdnuss- und Ei-Protein während der ersten sechs Lebensmonate. Die Prävalenz von Nahrungsmittelallergie und positivem Haut-Pricktest ist mit ansteigender wöchentlicher Allergen-Dosis rückläufig. Anders ausgedrückt: Je mehr Kontakt ein Baby hatte, desto unwahrscheinlicher sind Probleme mit diesem Nahrungsmittel in der Kindheit. Die Einblendungen zeigen dieselben Daten auf einer vergrößerten y-Achse.

Nachdruck mit Genehmigung von Michael R. Perkin, Kirsty Logan, Anna Tseng, Bunmi Raji, Salma Ayis, Janet Peacock, Helen Brough, et al., "Randomized Trial of Introduction of Allergenic Foods in Breast-Fed Infants", New England Journal of Medicine 374 (2016): 1733-43, doi:10.1056/NEJMoa1514210.

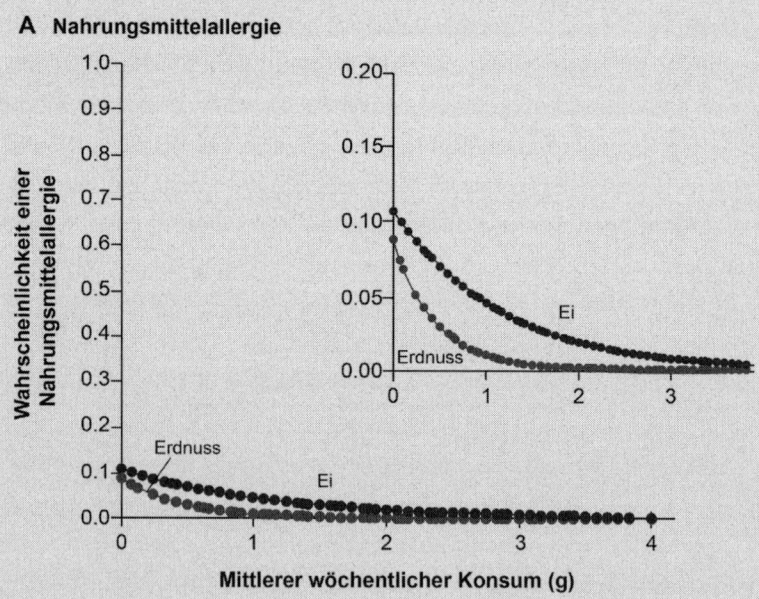

KAPITEL 2 *Die Lösung*

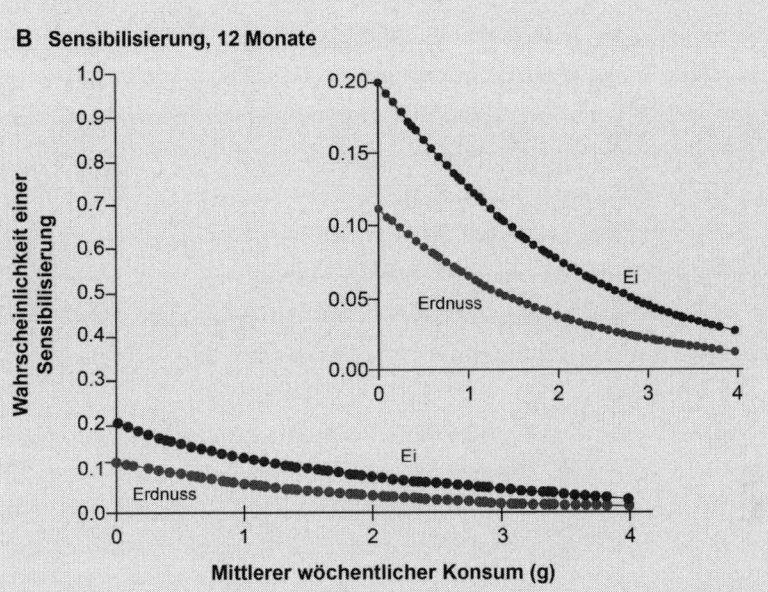

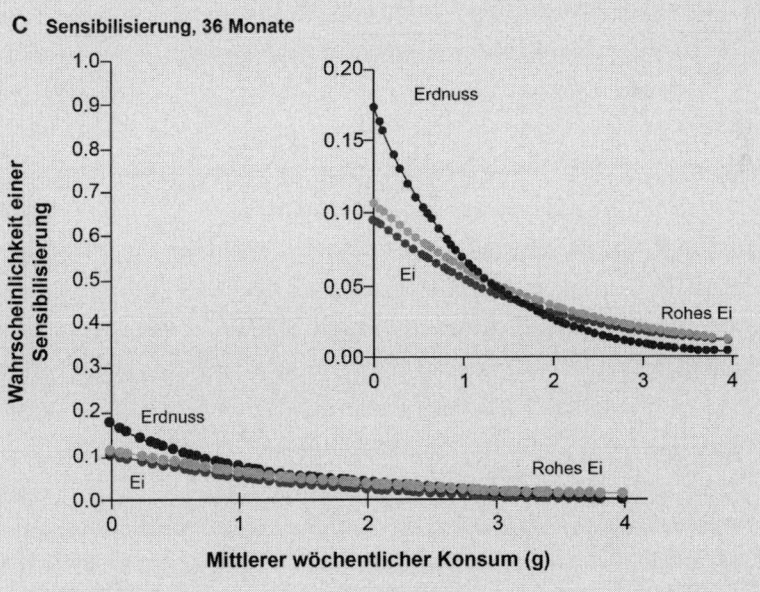

Warum? Kann es sein, dass Eltern, die die Richtlinien nicht befolgten, dies nicht taten, weil ihr Kind bereits Allergiker war? Die Forscher fragten sich dies auch und testeten diese Kinder im Alter von drei Jahren, um herauszufinden, ob sie eine überdurchschnittliche Prävalenz von Nahrungsmittelallergien hatten. Hatten sie nicht.

Es konnte auch nicht festgestellt werden, dass bei Kindern mit hohem Allergierisiko die Richtlinien in geringerem Umfang befolgt wurden.

Es gab allerdings einen Zusammenhang zwischen der *Wahrnehmung* einer Allergie durch die Eltern und dem Nichtbefolgen der Vorgaben.

Dies ist ein wichtiger Punkt. Eltern hatten eine derartige Angst vor einer schweren allergischen Reaktion, dass selbst der geringste Hinweis auf eine Reaktion (z. B. „Mason war so quengelig nach Rührei") sie dazu veranlasste, die Ernährung ihrer Kinder einzuschränken. Diese Furcht wird durch heute veraltete Empfehlungen, Allergene von Kindern und Kleinkindern fernzuhalten, verstärkt, die immer noch eine wichtige Rolle dabei spielen, welche Nahrungsmittel Eltern für ihre Kinder wählen.

Im Gespräch mit Dr. Baker trat ein anderer wichtiger Punkt zutage. Er sagte, dass seine Organisation *Food Allergy Research and Education (FARE)* entdeckt hätte, dass viele Eltern die LEAP- und EAT-Studien falsch interpretierten. Viele Eltern reagierten verärgert in dem Unwissen, dass die Studien die Säuglinge testeten und dann Anpassungen für diejenigen vornahmen, die *bereits* an Nahrungsmittelallergien litten und fühlten sich verantwortlich gemacht für die Allergie ihres Kindes. Aber, Dr. Baker sagte „Eltern müssen verstehen, dass es nicht ihre Schuld ist. Auch wenn man das [Präventionsprotokoll] befolgte, kann ein Kind immer noch Allergien entwickeln. Ein früher Kontakt ist ein Helm und ein Schutzanzug und kein Kraftfeld."

Sechs Monate nach der Veröffentlichung der LEAP-Studie einigten sich die AAP und zehn weitere bedeutende Gesundheitsorganisationen auf vorläufige Richtlinien zu Erdnuss-Allergien. Diese Einigung gibt Anlass zur Hoffnung, dass die Unterstützung für die umfangreichen Empfehlungen der AAAAI wächst, die alle wesentlichen Allergene betreffen.

Diese Empfehlungen, die im Wesentlichen besagen, dass Babys früh und oft mit Allergenen in Kontakt gebracht werden sollten, könnten Millionen von Kindern vor der Entwicklung von Nahrungsmittelallergien schützen.

ABER DIE ALLERGIE IST SCHON DA

Jetzt fangen wir langsam an zu verstehen, wie man Allergien verhindert, aber was, wenn mein Kind bereits an Allergien leidet? Kommen all diese neuen Erkenntnisse zu spät für mein Kind und mich?

Nein. Besonders dann nicht, wenn das Kind noch relativ klein ist.

Die neueste Behandlung, die von Fachleuten an der Northwestern University in Chicago angewendet wird, ist die »Erziehung« des Immunsystems zum Beispiel zur Sicherheit von Erdnüssen, indem Erdnussproteine an weiße Blutkörperchen angehängt werden. So lernt das Immunsystem auf sichere Weise Erdnüsse zu akzeptieren, ähnlich wie wir auch den Freund unseres besten Freundes akzeptieren würden. Bisher findet diese Forschung nur an Mäusen statt, aber die Wissenschaftler sind zuversichtlich, dass sich diese Technik auch auf den Menschen übertragen lässt.

Beim Menschen werden bereits die verschiedenen Versionen der oralen Immuntherapie angewendet, die kurz im vorangegangenen Kapitel beschrieben wurden, bei denen das Immunsystem über den Mund und Darm umprogrammiert wird, indem dem Patienten die problematische Substanz in geringen, ansteigenden Dosen verabreicht wird. Als ich für Clara den Kuchen mit nur einem Ei zubereitete und ihr jeden Tag ein Zwanzigstel davon fütterte, war das ein Beispiel für orale Immuntherapie.

Für die kleine Minderheit von Allergikern, die auf kleinste Mengen extrem reagieren, zum Beispiel auf in der Produktion entstandene Verunreinigungen, oder die einen anaphylaktischen Schock durch das bloße Berühren von Allergenen erleiden, hat Dr. Kari Nadeau von der Stanford University erfolgreich eine orale

Immuntherapie entwickelt, die im Grunde so funktioniert wie bei Clara, nur noch langsamer und vorsichtiger.

Nadeau hatte Mehle der häufigsten Allergene hergestellt, sodass sie in äußerst geringen Mengen täglich aufgenommen werden können. Die Menge wird langsam gesteigert, manchmal wird ein Schritt zurückgegangen, wenn Kinder eine Reaktion zeigen, aber es wird weitergemacht, bis das ehemals allergische Kind sicher die volle Dosis eines Allergens, wie z. B. eine kleine Handvoll Nüsse oder ein ganzes Ei, toleriert. Diese »Erhaltungsdosis« muss auch weiterhin jeden Tag eingenommen werden, eventuell bis an das Lebensende.

In den meisten Situationen braucht das Kind jedoch, besonders wenn es noch klein und allergisch gegen Milchprodukte oder Ei ist, keine kommerziell hergestellten Pulver, sondern kann mit dem eigentlichen Allergen in Nahrungsmittelform in winzigen Dosen beginnen, die langsam gesteigert werden, bis das Kind das Allergen toleriert. Sie müssen anschließend zwei- bis dreimal pro Woche mindestens fünf Jahre lang eine Erhaltungsdosis des ehemals problematischen Nahrungsmittels aufnehmen. Meine Kinder, genau wie die meisten anderen allergischen Kinder auch, gehören zu dieser Gruppe.

Momentan erfordert eine sichere Allergie-Desensibilisierung umfangreiche ärztliche Hilfe. Versuchen Sie es nicht allein, wenn Ihr Kind schwere Allergien hat. Suchen Sie sobald wie möglich einen Arzt zur Desensibilisierung mittels oraler Immuntherapie auf, besonders wenn das Kind allergisch gegen Milchprodukte oder Ei ist. Je jünger das Kind, desto besser schlägt die Behandlung an.

Leider stecken die Desensibilisierungsprotokolle für Nüsse, Samen, Fisch und Schalentiere noch in den Kinderschuhen und werden wahrscheinlich noch nicht in den meisten Arztpraxen angewendet. Es kann allerdings hilfreich sein, nicht alle Nüsse zu vermeiden, wenn ein Kind gegen Mandeln allergisch ist. Oder jede Fischart, wenn nur Heilbutt eine Reaktion verursacht. Lassen Sie Ihr Kind erneut testen, um herauszufinden, ob sich neue Allergien entwickelt haben. Jedes allergene Nahrungsmittel, das für Ihr Kind als sicher erachtet wird, sollte ihm regelmäßig verabreicht werden. Vielleicht möchten Sie sogar an der Forschung mitwirken. Informationen zur Teilnahme an klinischen Prüfungen werden im Abschnitt Ressourcen am Ende dieses Buchs gegeben.

Wenn Sie mit Ihrem Arzt sprechen, dann müssen Sie berücksichtigen, dass er vielleicht nicht gewohnt ist, über einen Sachverhalt von einem Patienten aufgeklärt zu werden. Und in manchen Praxen kann diese Herangehensweise als Konfrontation betrachtet werden. Es ist sicher hilfreich zu erwähnen, wie aktuell und neu die Informationen sind. Nehmen Sie dieses Buch mit oder laden Sie einige der hier erwähnten Studien herunter und drucken diese aus – Sie finden sie auf meiner Website RobinNixonPompa.com. Formulieren Sie respektvoll, tolerant und selbstsicher: »Wenn ich Arzt wäre, würde es mir nicht gefallen, wenn meine Patienten sich selbst Therapien verschreiben, aber diese Herangehensweise wird gerade in den Medien behandelt und ich frage mich, ob sie auch bei meinem Kind funktionieren würde.«

Wenn Ihnen Widerstand entgegengebracht wird, hören Sie sich genau die Gründe an. Beziehen sie sich nur auf Ihr Kind? Vielleicht liegen bei Ihrem Kind erschwerende Probleme vor oder das kritische Zeitfenster ist überschritten? Oder hört es sich eher so an, als ob Ihr Arzt diese neuen Forschungsergebnisse ablehnt oder es ihm unangenehm ist, darüber nichts zu wissen?

Wenn Ihr Arzt Bedenken hat, ob die Therapie für Ihr Kind geeignet ist, dann danken Sie dem Arzt und holen eine zweite Meinung ein. Wenn die Bedenken eher allgemein sind, dann versuchen Sie Folgendes: »Ich würde gern mehr über diesen Ansatz erfahren und einen sicheren Weg, wie man ihn bei meinem Kind anwenden kann. Können Sie mich dabei unterstützen? Falls nicht, kennen Sie jemanden, der Interesse daran hätte?« So haben Sie die Möglichkeit, mit einem Arzt zusammenzuarbeiten, mehr über die neuesten Forschungsergebnisse zu erfahren und hoffentlich die Allergien Ihres Kindes loszuwerden.

SCHLUCKEN DER MEDIZIN

Ob Sie ärztliche Unterstützung haben oder nicht, bei der Desensibilisierung oder Prävention von Allergien ist das Einhalten der Vorgaben von entscheidender Wichtigkeit. Allergische Kinder und solche, bei denen ein Risiko besteht, stellen oft die Verbindung zwischen Allergenen und Krankheit oder einem unangenehmen Geschmack her und lehnen automatisch den Verzehr ab. (Das kann ich gut nachvollziehen: Ich brauchte lange Zeit, bis ich das Restaurant, in dem ich mir eine Lebensmittelvergiftung zugezogen hatte, wieder betreten konnte.) Die älteren Kinder in Nadeaus Studien erfinden oft clevere Wege, wie man den Geschmack verstecken kann. Das Vermischen von Mehl mit Eiscreme ist zum Beispiel sehr beliebt.

Bei jüngeren Kindern müssen die Eltern eventuell etwas kreativer werden. Als mein Sohn Arthur noch ganz klein war, hatte er Hautausschlag, wenn er von jemandem geküsst wurde, der vorher ein Ei gegessen hatte. Als ich mit Dr. Lack sprach, ein netter und zurückhaltender Engländer, wurde er ungewohnt erregt, als er erfuhr, dass meine Versuche, Arthur Ei zu füttern, nicht ganz regelmäßig stattfanden. »Eiallergien müssen ernst genommen werden!«, sagte er und schlug sich auf den eigenen Handrücken, was ich als Gentleman-Version des Auf-den-Tisch-Hauens verstand.

Armer Arthur. Als wir Dr. Lacks Rat befolgten, nahmen die Hautausschläge ab, aber Arthur, eigentlich ein ruhiges Baby mit gutem Appetit, weinte und schob meinen Löffel weg, sodass das Essen überallhin spritzte, wenn ich ihm Ei gab. Diese und ähnliche Erfahrungen führten zu vielen Tricks und Rezepten, die Sie in diesem Buch finden, die uns beiden das Weitermachen erleichterten.

Und ich muss zugeben, es kann schwierig sein, weiterzumachen, Tag für Tag, Woche für Woche. Ich *will* einfach meine Kinder nicht zwingen, Nahrung aufzunehmen. Ich möchte kein Geschrei und vor allem eine ruhige Mahlzeit, dachte ich.

Aber ich wollte auch nicht wieder einen EpiPen mit mir herumtragen müssen. Melanie Thernstrom schrieb in einem Artikel in der *New York Times* »Nahrungsmittelallergien verstärken die Angst, die alle Eltern haben – dass das Kind auf die Straße läuft und dann einfach weg ist. Ihr Kind spielt immer nahe an einem Abgrund, der nur für Sie sichtbar ist: Sie können Ihr Kind vor dem Fall schützen, aber Sie können es niemals vom Abgrund wegbewegen.«

Allein dieser Stress ist meistens ausreichend, um mich zu motivieren. Die Vorstellung, dass mein Kind später mit Freunden in einem Restaurant bedenkenlos essen kann, ist ein weiterer Motivator. Und wenn ich wirklich am Ende meiner Kräfte bin, dann übertrage ich die aktuellen Forschungsergebnisse auf die Zukunft und stelle mir vor, wie die Behandlung der Allergien meiner Kinder – durch eine epigenetische Veränderung – meine Enkel und Urgroßenkel vor Allergien schützen kann. Wenn ich Nussbutter zubereite oder Eier in Pfannkuchen verstecke, dann ist es dieser Gedanke, der mich bei der Stange hält – die Hoffnung, dass die nachfolgenden Generationen meiner Familie allergiefrei sind.

WICHTIGE FAKTEN ZU ALLERGIEN

1. Babys, die frühzeitig und häufig Nahrungsmittelallergenen ausgesetzt sind, können vor Nahrungsmittelallergien geschützt werden.

2. Warum „frühzeitig"? Für die meisten Babys ist es sicher, wenn sie im Alter zwischen drei und sechs Monaten mit Allergenen in Kontakt kommen, da sich dann erst wenige Allergien entwickelt haben können. Konsultieren Sie Ihren Arzt, wenn Ihr Baby trockene Haut oder Ekzeme hat oder Allergien in der Familie vorkommen.

3. Warum „häufig"? Es wird angenommen dass, wenn das Immunsystem nicht regelmäßig potenziellen Nahrungsmittelallergenen ausgesetzt wird, sich eine Nahrungsmittelallergie entwickeln kann.

4. Bereits allergisch? Sprechen Sie mit einem Arzt über die Möglichkeit einer Desensibilisierung mittels ansteigender Dosierung, besonders bei Ei- und Milchallergie.

5. Je jünger das Kind, desto besser die Chancen auf eine Umkehr der Nahrungsmittelallergien.

6. Versuchen Sie für die Seelenruhe aller, Allergene lecker zu „verpacken".

7. Wenn Ihr Kind eine Allergie entwickelt, dann machen Sie sich keine Vorwürfe. In manchen Fällen kann man nichts dagegen tun.

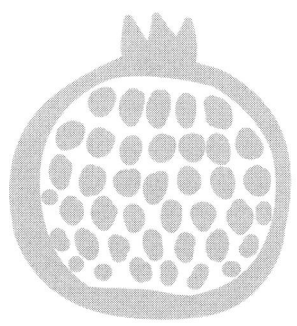

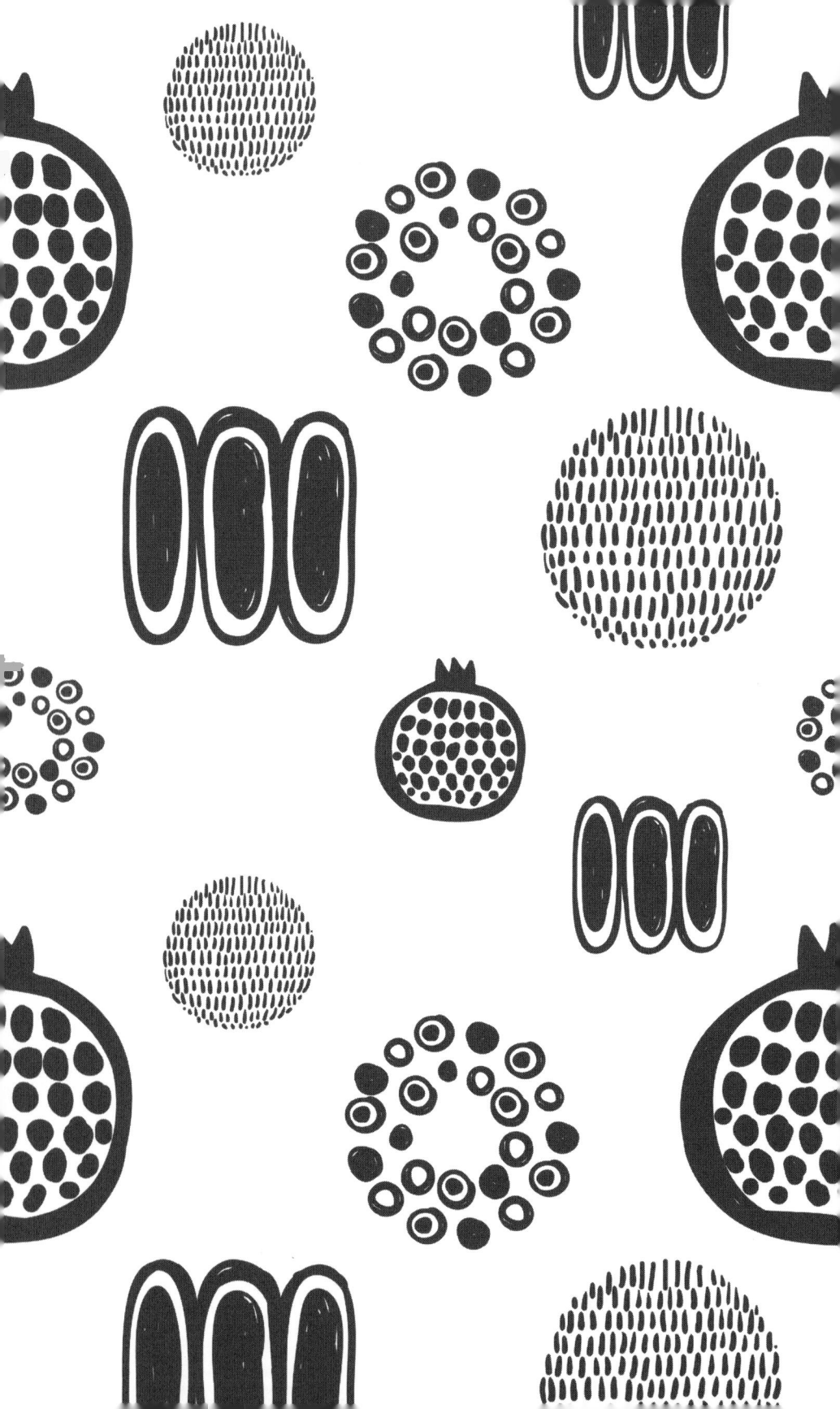

Kapitel 3

UMSETZUNG ZU HAUSE

Während Wissenschaftler die verschiedenen Gründe für den dramatischen Anstieg von Nahrungsmittelallergien diskutieren, können Eltern vielleicht bereits etwas dagegen tun. Egal, ob es die Hygienepraktiken der Industrieländer sind, unzureichender Kontakt mit dem Sonnenlicht oder ein anderes Phänomen – im Grunde ist es gleichgültig. Das Einzige, was zählt, ist, einen Weg zu finden, Ihre Kinder zu schützen. Und nach dem Abschluss mehrerer großer Studien (siehe Kapitel 2) nehmen Wissenschaftler und Ärzte ihre Empfehlungen zurück und beginnen sich langsam auf neue Methoden zur Allergieprävention zu einigen.

Wir können wahrscheinlich den weiteren Anstieg von Nahrungsmittelallergien eindämmen, einfach indem wir unseren Kindern früh und häufig Allergene füttern.

In den folgenden Abschnitten beschreibe ich detailliert, wie man dies während der einzelnen Entwicklungsstadien des Kindes machen kann. Aber sprechen Sie vor dem Einführen möglicher Allergene bitte erst mit einem Allergologen, sollte Ihre Kind unter trockener Haut und Ekzem leiden oder wenn es Allergien in der Familiengeschichte gibt. Es könnte sich zeigen, dass die Einführung bestimmter Allergene bei Ihrem Kind am sichersten in einem Krankenhaus vorgenommen wird. Aber sobald Sie für Ihr Kind die Zustimmung des Arzts haben, unter der Bedingung, dass es Allergene zwei- bis dreimal pro Woche isst, wenden Sie dieses Buch nach Herzenslust an.

Dieses Buch ist nicht dafür gedacht, der einzige Ratgeber bei der Fütterung zu sein. Obwohl viele Informationen über die Allergieprävention hinausgehen, liegt der eigentliche Schwerpunkt auf Nahrungsmittelallergien. Wenn Sie allgemeine Ernährungshinweise wünschen, besonders wenn Sie sich Sorgen über Ihre eigene Ernährung machen, sollten Sie auch andere Quellen verwenden.

Dieses Buch soll nicht den eventuellen Stress und mögliche Schuldgefühle verstärken, unter denen junge Eltern eventuell sowieso schon leiden. Dieses Buch soll alles leichter machen, nicht schwerer!

SCHWANGERSCHAFT BIS SÄUGLINGSALTER

Ein Ungeborenes ist im Prinzip steril. Sie fragen sich vielleicht, wie ich das Wort »steril« für dieses wunderbare kleine Geschöpf, das auf dem Ultraschall sichtbar ist, verwenden kann, aber es stimmt. Ihr Baby ist im Körper der Mutter so sauber, wie es nie wieder sein wird. Und ich meine nicht nur Schmutz und Krümel, die von meinen Kindern magisch angezogen werden, kurz nachdem sie die Badewanne verlassen haben. Ein Neugeborenes, bevor es den Mutterleib verlässt, ist ohne Bakterien. Wenn es geboren wird, wird es schnell von Mikroben besiedelt, meistens von denen der Mutter, besonders bei einer Vaginalgeburt. Wenn das Baby durch den Geburtskanal gedrückt wird, nimmt es hilfreiche Bakterien auf, die einem Kind, das per Kaiserschnitt auf die Welt gebracht wurde, fehlen. Wissenschaftlern wird erst jetzt klar, wie wichtig diese frühe Besiedelung mit Bakterien ist, sodass sie derzeit untersuchen, ob Kaiserschnittbabys davon profitieren könnten, wenn sie sofort nach der Geburt mit den natürlich im Geburtskanal vorkommenden Bakterien eingerieben werden, die der Mutter mit ein wenig Gaze entnommen werden.

Die meisten Ärzte, einschließlich Allergologen, empfehlen im frühen Säuglingsalter zu stillen.

Denn niemand will so »sauber« bleiben wie im Mutterleib. Wir brauchen unsere Mikroben – sie sind unsere »alten Freunde« (siehe Kapitel 1). Wir leben seit Tausenden von Jahren in einer Symbiose, wir ernähren sie und sorgen gegenseitig für uns.

Zu dem Zeitpunkt, an dem Mutter und Vater das erste Mal in das Gesicht des kleinen Wesens schauen, das sie gezeugt haben, hat der Säugling bereits Millionen von Mikroben kennengelernt und sich mit ihnen angefreundet. Diese winzigen Organismen besiedeln die Haut und das Verdauungssystem und werden der erste Lehrer des Immunsystems. Ab jetzt lernt das Immunsystem von allem, womit das Baby in Kontakt kommt, ob über die Haut, den Mund, sogar über die Augen.

Wie also sorgen wir dafür, dass diese Ausbildung in den richtigen Bahnen verläuft? Die richtige Antwort ist: Das weiß niemand so genau.

Was man zum ersten Mal erlebt, bleibt wichtig. Frühe Erfahrungen setzen die Maßstäbe für spätere Erfahrungen. Ich habe mir angewöhnt, Eltern zu fragen, ob ihre Kinder an Allergien leiden, und wenn die Antwort »nein« lautet, dann frage ich: »Warum nicht?« Darauf höre ich meistens Gelächter und eine Theorie: »Oh, ich habe mich während der Schwangerschaft gut ernährt« oder »Ich habe kaum gestillt«.

Die Forschungsergebnisse zum Stillen sind unterschiedlich. Einige Studien kommen zu dem Ergebnis, dass Stillen vor Allergien schützt, andere fanden einen Zusammenhang zwischen Stillen und Nahrungsmittelallergien, insbesondere wenn die Stillzeit verlängert wird.

Vermeiden Sie während der Schwangerschaft und Stillzeit nicht unbedingt Allergene.

Aber nicht nur Nahrungsmittelallergien bedrohen die Gesundheit Ihres Kindes. Stillen hat viele Vorteile, vom Schutz des Babys vor Infektionen, Adipositas und Diabetes bis zu einem möglicherweise höheren IQ, sodass die meisten Ärzte und Allergologen das Stillen empfehlen. Wenn Sie aus irgendeinem Grund nicht stillen können oder dies zu viel Stress für Sie ist, kann auch eine hochwertige Erstlingsnahrung gefüttert werden.

Das Wichtigste in dieser Phase ist, dass die Signale des Babys beantwortet werden. Ihr Kind sagt Ihnen, wann es essen möchte und wie viel. Einige Babys sind langsam, andere schnell. Manche saugen immer noch, auch wenn sie schon satt sind. Dies ist eine Zeit des Kennenlernens und Lernens.

In der Stillzeit lernen Sie viel über Ihr Baby. Und das Baby lernt, sich sicher zu fühlen. Wärme und Nahrung umgeben seinen verletzlichen Körper. Es wird beschützt.

Die ersten zwölf Lebenswochen werden oft das vierte Trimester genannt – aufgrund der Theorie, dass menschliche Säuglinge im Vergleich zu anderen Spezies unterentwickelt geboren werden. Wenn wir Frauen nicht aufrecht gehen würden, dann hätte unser Körper eine andere Form und wir könnten einen größeren Fötus tragen. Stattdessen kommt das Baby früh zur Welt und braucht in dieser Phase fast ununterbrochene Zuwendung und Pflege.

Wenn Sie schwanger sind oder stillen, sollten Sie keine Allergene vermeiden, es sei denn, Sie sind selbst dagegen allergisch. Es ist nicht eindeutig geklärt, ob die Ernährung der Mutter während Schwangerschaft und Stillzeit die Allergieentwicklung des Babys direkt beeinflusst oder nicht. Aber es ist klar, dass die Empfehlungen, Erdnüsse, Nüsse, Eier, Soja, Milchprodukte, Weizen oder andere mögliche Allergene wie Kiwi während Schwangerschaft und Stillzeit zu vermeiden, zwecklos sind. Und vielleicht sogar schädlich. Also, essen Sie drauflos!

DREI BIS FÜNF MONATE: DAS GOLDENE ZEITFENSTER

Ihr Baby verlässt das vierte Trimester und ist nun, gemäß der Einschätzung einer Mutter, mit der ich gesprochen habe, ein »richtiges Baby«. Es hat ein bisschen Babyspeck, aber das Schönste ist: Es kann lächeln. Das Baby zeigt ein gesteigertes Interesse an der Welt. Vielleicht gilt das auch für das Immunsystem.

Viele Organisationen, einschließlich der UNICEF und der Weltgesundheitsorganisation, empfehlen, mit der Einführung von fester Nahrung (d. h. pürierter Nahrung) bis zum sechsten Lebensmonat zu warten. In Ländern der Dritten Welt schützt das ausschließliche Stillen das anfällige Baby vor möglicherweise kontaminiertem Wasser und ebensolcher Nahrung. In den Industrieländern wird frühes Abstillen mit Adipositas assoziiert.

Der frühe Kontakt mit Allergenen schützt ein Baby wahrscheinlich vor Allergien im Kleinkindalter.

Wenn Sie aber Nahrungsmittelallergien vermeiden wollen, sagen die meisten Allergelogen, das ist die Zeit um zuzuschlagen, zumindest bei den Erdnüssen. Die Beweislage deutet darauf hin, dass dies ebenso das goldene Zeitfenster für die Einführung anderer wichtiger Allergene ist.

Aber es gilt wieder: Falls es in Ihrer Familiengeschichte Allergien gibt oder Ihr Baby an trockener Haut oder Ekzemen leidet, lassen Sie es am besten erst von einem Allergologen untersuchen. Wahrscheinlich wird der Arzt bei Ihrem Kind zunächst einem Haut-Pricktest durchführen wollen. Dies hört sich schlimmer an als es ist. Eine Krankenschwester hält den Arm Ihres Babys ruhig (dies ist meistens der schlimmste Teil) und schreibt mit einem ganz normalen Stift auf den Arm: Erdnuss, Ei, Milch, Latex usw. Dann wird ein winziger Tropfen des entsprechenden Allergens neben die jeweilige Beschriftung aufgebracht. Der Tropfen wird dann mit einer Nadel angestochen, sodass eine winzige Menge des Allergens in die Haut eindringen kann.

Ich habe es ausprobiert. Wenn Sie sich die Schmerzen von einer Nähnadel vorstellen, die beim Annähen eines Knopfes abrutscht, dann irren Sie. Das Gefühl ist viel dumpfer, mehr wie das Stechen eines steifen Schildes an einem neuen Hemd. Meine Babys, von denen zwei besonders sensibel sind und empfindlich auf die geringste Irritation reagieren, haben sich nie gegen diesen Test gewehrt. Clara fand ihn sogar faszinierend: »Schau mal, die ganzen kleinen Bläschen auf meinem Arm!« Als sie klein war, spielte sie gern mit ihren Puppen Krankenschwester und entnahm ihnen Blut. Meine beiden Jungen waren eher genervt, aber sie hielten still.

Erscheint nach 15 bis 20 Minuten um die Einstichstelle eine kreisförmige Hautrötung, ist der Pricktest für das Allergen positiv. Wenn Ihr Kind überhaupt keine Reaktion zeigt, dann wurde der Test nicht richtig durchgeführt.

WENN DER ALLERGOLOGE KEINE BEDENKEN HAT, KANN DAS FÜTTERN BEGINNEN!

Eine wichtige Nahrungsquelle wird weiterhin Muttermilch oder Babynahrung sein, aber beginnen Sie sofort mit der Einführung von Allergenen. Eventuell möchten Sie mit anderen konventionellen Nahrungsmitteln beginnen, die oft zuerst als feste Nahrung eingeführt werden, wie pürierte Haferflocken, Reis, Gemüse und Obst. Hierbei können Sie die Schlucktechnik Ihres Babys beurteilen und prüfen, ob es für den Konsum von fester Nahrung bereit ist. Besonders Frühchen sind eventuell in dieser Phase noch nicht bereit dafür.

Gehen Sie dann so bald wie möglich zu den wichtigsten Allergenen über: Eier, Weizen, Kuhmilch, Erdnüsse, Sesam und Fisch. (Siehe Kapitel 4 zu spezifischen Richtlinien für jedes Allergen.) Versuchen Sie, sämtliche Allergene vor dem 5. Lebensmonat eingeführt zu haben. Je früher, desto besser.

> *Es kann hilfreich sein, ein neues Nahrungsmittel mit Muttermilch oder Babynahrung zu vermischen.*

Sie möchten eventuell auch Schalentiere, Nüsse und Kiwi einführen. Es wird davon ausgegangen, dass das Prinzip der frühen und häufigen Gewöhnung des Immunsystems auch bei diesen Allergenen wirksam ist. Dies wurde allerdings noch nicht ausreichend getestet. Es ist möglich, dass ein Kind aus der Reihe tanzt und dass die frühe Einführung das Kind nicht vor einer Allergie gegen dieses Nahrungsmittel schützt. Aber bei den meisten Babys ist es vollkommen sicher, diese Nahrungsmittel im frühen Säuglingsalter einzuführen.

Führen Sie ein Allergen zurzeit ein und achten Sie auf Anzeichen einer möglichen Allergie. Nahrungsmittelallergien sind vor dem fünften Lebensmonat selten, aber nicht unmöglich. Im unwahrscheinlichen Fall, dass eine Reaktion auftritt, ist es auch unwahrscheinlich, dass sie in diesem Alter gefährlich ist. Achten Sie auf Nesselsucht, Ausschlag oder pfeifendes Atmen, die sofort nach dem Verzehr von oder dem direkten Kontakt mit einem bestimmten Nahrungsmittel auftreten. Wenn Ihr Baby eine Reaktion zeigt, dann konsultieren Sie einen Allergologen.

In dieser Phase kann Ihr Kind noch nicht kauen, daher muss jedes Nahrungsmittel zusammen mit viel Flüssigkeit püriert werden, bis die Konsistenz glatt und flüssig ist. Das Verdünnen von Püree mit Muttermilch oder Babynahrung ist eine gute Idee, da dies dem Baby die Aufnahme erleichtert. Das Vermischen von Allergenen mit beliebten Nahrungsmitteln wie pürierten gedämpften Karotten oder Kürbis ist auch erfolgversprechend.

Wenn Ihr Baby Kuhmilch verträgt, kann ein Allergen mit einem Naturjoghurt verrührt werden – dies schützt vor zwei Allergien gleichzeitig (Milch und dem zugesetzten Allergen). Meine drei Kinder liebten in dieser Phase Naturjoghurt und aßen alles, was ich hineinrührte – sogar Spinat. Ich empfehle, in den ersten Monaten nicht den stichfesten griechischen Joghurt zu verwenden, da er schwieriger zu schlucken ist als die eher flüssigen Arten.

Wenn Sie vorgeben, auch etwas Püree zu essen, steigert dies das Interesse Ihres Babys.

Verwenden Sie einen flachen Löffel, vorzugsweise aus einem Material wie Holz oder BPA-freiem Kunststoff, der ein bisschen nachgibt, sollte das Baby daraufbeißen. Sie können auch Ihren eigenen (sauberen) Finger zum Füttern verwenden und Ihr Baby den Brei davon absaugen lassen oder ein bisschen auf den Gaumen streichen. Wenn Sie selbst etwas davon essen oder auch nur vorgeben dies zu tun, kann dies das Interesse des Kindes an einem neuen Nahrungsmittel wecken.

Nach Einführung eines jeden Allergens versuchen Sie die unten stehenden wöchentlichen Dosen über einen Zeitraum von zwei Wochen zu erreichen. Diese Dosen werden eventuell mit fortschreitender Forschung angepasst, aber dies sind derzeit die besten Richtwerte, die wir haben. Weitere Milch-, Sesam- und Weizenoptionen finden Sie im Kapitel 4.

Wöchentliche Richtwerte zur Prävention von Nahrungsmittelallergien

2	Becher à 40 g Naturjoghurt oder Milchersatzprodukt (Vollfettstufe für Kinder unter zwei Jahren)
1	kleines Ei
3	gehäufte TL Erdnussbutter (bei Babys die feine Variante verwenden) oder 5 TL gemahlene Erdnüsse
3 TL	Tahini oder Sesamäquivalent
25 g	Fisch (ungefähr ¼ einer Erwachsenenportion)
1	Scheibe Weizenvollkornbrot oder Weizenäquivalent

Steigern Sie die Mengen so schnell oder so langsam, wie Ihr Baby dies zulässt. Einige Babys nehmen feste Nahrung sofort an und andere bevorzugen Muttermilch oder Babynahrung. Es kann einfacher sein, die wöchentlichen Mengen durch sieben zu teilen und sie täglich zu verabreichen. Hierdurch kann gut nachvollzogen werden, welche Mengen verabreicht wurden, und dieses Vorgehen entspricht auch besser der anfangs geringen Aufnahmefähigkeit von Säuglingen für feste Nahrung.

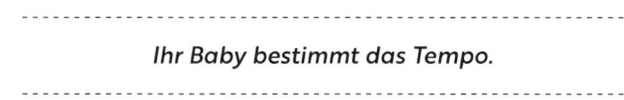
Ihr Baby bestimmt das Tempo.

Wenn Sie Probleme haben, den Appetit Ihres Babys auf feste Nahrung zu stimulieren, versuchen Sie ihm etwas davon vor dem Stillen zu geben. Wenn man zu lange wartet, dann ist das Baby eventuell zu aufgeregt, um zu essen. Wenn Sie Ihrem Kind aber etwas Nahrung geben, bevor es merkt, dass es eigentlich hungrig ist, dann isst es aus Neugier. Und dann können Sie es zur normalen Zeit stillen. Nach dem Stillen oder einem Fläschchen ist kein guter Zeitpunkt für feste Nahrung, da das Baby entweder satt ist oder schläft!

Machen Sie sich bitte keine Sorgen, dass sich durch die Einführung fester Nahrung zu diesem Zeitpunkt die von Ihrem Baby aufgenommene Menge Muttermilch drastisch reduziert oder dass sich dadurch das Abstillen beschleunigt. Es stimmt, das Baby ernährt sich nicht mehr ausschließlich nur von Muttermilch, sobald andere Nahrungsmittel eingeführt wurden, aber vielleicht ist das auch gar nicht so wichtig, da dies in den seltensten Fällen mehr als einige Monate durchgehalten wird; eine kürzlich durchgeführte Studie zeigte, dass nur 4 % aller Babys im sechsten Monat ausschließlich gestillt wurden. Es konnte in der EAT-Studie gezeigt werden, dass der frühe Kontakt mit allergenen Nahrungsmitteln keine Auswirkungen auf die Stillzeit hatte und 97 % der Mütter in der Frühkontakt-Gruppe auch noch stillten, als die Kinder sechs Monate alt waren, was erheblich den nationalen Durchschnitt in Großbritannien überschritt, wo die Studie durchgeführt wurde.

Es kann schwierig sein, die Mengen im Auge zu behalten, und Babys sind unberechenbar und wählerisch. Drei Viertel der pedantisch abgemessenen Menge endet in Babys Haar oder auf dem Boden. Kann man das messen? Leider nicht. Dies ist ein Beispiel dafür, dass man sich die Mühe macht, aber keine Belohnung erhält. Die Nahrung muss in den Bauch des Babys gelangen. Verlieren Sie nicht den

Mut. Jedes bisschen, das im Mund landet, ist besser als nichts. Also durchhalten und machen Sie sich in diesem Stadium nicht so viele Gedanken um die Mengen. Sie sind der Zielwert, der hoffentlich im fünften Lebensmonat erreicht sein wird.

Und wenn Sie nicht gerade eins der mythenumrankten Babys haben, die nachts durchschlafen, werden Ihre kognitiven Fähigkeiten durch den Stress ohnehin beeinträchtigt sein.

Als Grant in diesem Alter war, verließ ich das Haus manchmal in Hausschuhen und einmal mitten in der Nacht bestellte ich Katzenfutter für eine Katze, die nur in meiner Fantasie existierte. Ich konnte mich auf jeden Fall nicht mehr daran erinnern, ob ich meinem Baby am Montag Tahini gegeben hatte oder nicht.

Führen Sie eine wöchentliche Checkliste, bis das Füttern der empfohlenen Mengen zur Routine geworden ist.

Es kann sehr hilfreich sein, dies aufzuschreiben. Kenne ich alles. Man hat keine Zeit irgendetwas aufzuschreiben. Tun Sie es trotzdem, auch wenn es nur auf die Tafel in der Küche ist, eine Notiz auf dem Smartphone. Sie können auch die Checklisten am Ende des Buches verwenden.

Sobald alle Allergene eingeführt wurden, wird Ihr Leben einfacher, da Sie dann alle Allergene in einem einzigen Brei verstecken können, den Sie zweimal pro Woche verabreichen. Hat jemand vielleicht Appetit auf Tahini-Joghurt-Fisch-Brei? Viele der Rezepte in diesem Buch sind genau dafür gemacht. Meine Eierpfannkuchen schützen Kinder vor Eiern und Milchprodukten gleichzeitig. Wenn Sie Weizenvollkornmehl verwenden, dann haben Sie auch Weizen abgehakt. Meine Lachs-Bratlinge aus Weizenvollkornbrösel und mehreren Eiern wirken gegen alle drei Allergien. Eine Liste dieser Kraftpaket-Rezepte finden Sie auf Seite 89.

Wenn Sie nach dem einfachsten Weg suchen, Ihr Baby vor Nahrungsmittelallergien zu schützen, versuchen Sie einmal das Rezept Kiwi EAT Weizen-Allerlei aus drei Arten Nussbutter. Ein Gericht, das von den Wissenschaftlern der EAT-Studie kreiert und von mir abgewandelt wurde. Diese eine Babymahlzeit schützt vor den acht häufigsten Nahrungsmittelallergien, wenn Sie dieses Rezept wie auf Seite 196 angegeben verändern und Ihrem Baby die gesamte Menge an mindestens zwei Tagen füttern.

Neben den Püreerezepten, die besonders für diese Altersgruppe gedacht sind, können auch viele der anderen Rezepte in diesem Buch für jüngere Babys abgewandelt werden. Lassen Sie einfach Salz, Zucker oder Honig weg und pürieren Sie alle Zutaten gut. *(Hinweis: Honig kann Bakterien enthalten, mit denen das Verdauungssystem von Kindern erst ab dem ersten Lebensjahr fertig wird; daher dürfen Speisen, die Honig enthalten, nicht an Babys unter einem Jahr gefüttert werden.)* Dies kann besonders hilfreich sein, wenn Sie neben einem Baby auch Kleinkinder oder Schulkinder zu versorgen haben, sodass Sie nur ein Gericht für alle zubereiten müssen. Ich püriere oft die Reste der Mahlzeiten meiner größeren Kinder und füttere sie meinem Säugling am nächsten Tag. Deshalb wird erst auf dem Teller gesalzen und nicht beim Kochen oder in der Schüssel. Auf diese Weise stellen Sie sicher, dass die pürierten Reste nicht zu viel Salz für Ihr Baby enthalten.

FÜNF BIS NEUN MONATE

Okay. Jetzt macht es langsam Spaß.

Ihr Baby lernt das Sitzen, und wenn Sie bisher gedacht haben, was für ein süßes Baby, dann denken Sie jetzt, was für ein wirklich süßes Baby. Und das Leben wird ein ganz klein wenig leichter. Vielleicht fühlen Sie sich selbst nicht danach, weil Ihnen noch mehr Schlaf fehlt als bisher, aber in praktischer Hinsicht wird vieles doch etwas einfacher, wenn das Baby sitzen und auch seine Hände gebrauchen kann.

Ihr Baby spielt vielleicht bereits einige Minuten alleine auf dem Fußboden, während Sie das Mittagessen vorbereiten. Na ja.

KAPITEL 3 *Umsetzung zu Hause*

Die Breie sollten etwas grober werden, aber die Allergene nicht, damit sie gut herunterrutschen.

In diesem Alter wird hoffentlich die wöchentliche Dosis problemlos aufgenommen. Wenn Sie Probleme haben, die empfohlenen Mengen zu verabreichen, dann verzweifeln Sie nicht. Verwenden Sie die Checkliste einfach weiter und ermutigen Sie Ihr Kind, die Nahrung aufzunehmen, indem Sie sie eventuell noch einmal anbieten oder ein anderes Rezept ausprobieren. Achten Sie auch weiterhin auf Anzeichen von Allergien (Nesselsucht, sofortiges Erbrechen, Atemgeräusche) und kontaktieren Sie einen Kinderarzt oder Allergologen, wenn Sie sich Sorgen machen.

In diesem Alter folgt das Baby seinem inneren mantraartigen Befehl: Lerne deine Hände zu benutzen, lerne deine Hände zu benutzen. Wenn Sie Ihrem Baby jetzt Fingerfood anbieten, dann sorgt das für zusätzliches Interesse an den Mahlzeiten. Zerealien, gewürfeltes Obst und Gemüse (ohne Haut und Kerne) sowie kleine Stücke weichen Toastbrots mit etwas Aufstrich sind tolle Angebote. Sollte das Baby zahnen, dann bieten sich lange Sticks aus Gurke, Paprika und Karotten gut gekühlt aus dem Kühlschrank an, an denen das Baby kauen und lutschen kann. Sie sollten dem Baby nur gegeben werden, wenn es auf Ihrem Schoß sitzt, für den Fall, dass ein Stück abbricht und es in die Luftröhre gelangt. Zum Thema Erstickungsgefahr: rundes Obst und Gemüse sollte nicht in Scheiben geschnitten werden, wie Kirschtomaten, Weintrauben und Blaubeeren, da sie im Hals stecken bleiben können. Geben Sie einem Baby niemals eine ganze Nuss.

Wahrscheinlich versucht Ihr Baby, sich selbst zu füttern, öffnet den Mund ganz weit und die kleineren Stücke und Teile gelangen nicht in den Mund. Sehen Sie den weit geöffneten Mund als Gelegenheit zur Allergieprävention an. Halten Sie den Löffel bereit und nutzen Sie Ihre Chance.

(Bitte beachten: Im Allgemeinen ist es besser, die Signale, die Ihr Baby Ihnen gibt, zu beachten und nicht einfach einen Löffel mit Brei hineinzuschieben. Das sollten Sie nur machen, wenn Sie Schwierigkeiten beim Füttern eines bestimmten Allergens haben.)

Breie sollten in dieser Phase langsam etwas gröber werden, aber wenn Ihr Baby seine Allergene absolut nicht mag, dann kann ein eher flüssiger Brei bei der Aufnahme helfen. Wenn Ihr Baby Ihren Löffel haben möchte, geben Sie ihn ihm und holen Sie sich einen neuen. Baby kann versuchen sich selbst zu füttern und während es abgelenkt ist, können Sie ihm etwas Allergenbrei unterschieben.

Dies geht natürlich nicht ohne Riesensauerei! Wenn Sie an einem Punkt angelangt sind, an dem Sie einfach nicht mehr putzen und sauber machen möchten, sagen Sie sich: Diese Phase dauert nicht ewig. Ganz sicher nicht. Machen Sie Fotos!

Achten Sie darauf, Ihrem älteren Baby vielfältige Texturen und Konsistenzen anzubieten sowie verschiedene Nahrungsmittel, und gehen Sie dabei langsam vom Brei zum Mus über. Babys passen sich unterschiedlich schnell an diese Veränderungen an; erlauben Sie Ihrem Baby, das Tempo zu bestimmen.

Es kann hilfreich für Sie und Ihr Baby sein (ist aber nicht unbedingt notwendig), wenn Sie Ihrem Baby seinen Brei vor dem Abendessen geben und es dann am Tisch noch etwas Fingerfood erhält, wenn alle anderen auch essen. Auf diese Weise wissen Sie genau, dass Ihr Baby genug Nährstoffe erhält und vor Allergien geschützt wird *und* ihm werden auch die Nahrungsmittel angeboten, die der Rest der Familie isst. Und: Sie haben Ihre eigene Gabel in der Hand und nicht einen Babylöffel, sodass auch Sie etwas essen können.

NEUN BIS ZWÖLF MONATE

Vieles des oben Gesagten gilt auch für diese Phase. Die Konsistenz der Nahrung sollte gröber und gröber werden. Einige Babys haben bereits einen oder zwei Zähne, aber auch wenn Ihr Kind noch keine hat, dann ist der Gaumen hart genug, um Nahrung zu zerdrücken.

Wenn Sie weiche Nahrung in Sticks schneiden (ungefähr die Größe von Pommes Frites), dann kann sich ein älteres Baby bis zu einem gewissen Grad selbst füttern.

Bieten Sie aber auch weiterhin kleines Fingerfood an. So kann Ihr Baby das Greifen trainieren und Erfolge verbuchen. Bevorzugt werden wahrscheinlich Texturen, die im Mund zergehen, wie Hamburger und Fisch, Kartoffeln und hart gekochte Eier. Beim Bewegen der Zunge um diese Nahrungsmittel werden die Muskeln trainiert, was später beim Sprechen und Produzieren komplexer und unterschiedlicher Laute hilft. Sie haben richtig gelesen, Ihr Baby lernt zu essen und bereitet sich gleichzeitig schon auf den nächsten Schritt vor: Das Sprechen.

Führen Sie, bevor Ihr Baby krabbeln kann, sämtliche Hauptallergene und so viele verschiedene Nahrungsmittel wie möglich ein.

Alle wichtigen Allergene können in verschiedenen Formen neben Breien eingeführt werden. Dies ist besonders wichtig, weil Babys irgendwann im Alter zwischen sieben und 15 Monaten ganz plötzlich Breie und die Löffelfütterung ablehnen können. Weizenvollkorntoast mit etwas Erdnussbutter, Joghurt oder Tahini kann in mundgerechte Stücke oder handliche Sticks geschnitten werden. Omelettes können fast kross gebraten werden und entweder in kleine Stücke oder lange Streifen geschnitten werden. Einige Babys in diesem Alter mögen mittelfesten Schnittkäse wie Gouda in dünnen Scheiben. Reife Kiwis oder hart gekochte Eier, gepellt und der Länge nach geviertelt, sind auch beliebt. Zerealien aus Weizen (Weetabix) sind unterwegs sehr praktisch, da man keine Vorbereitung braucht. *Hier, schau mal, etwas zum Draufrumkauen.* In den nachfolgenden Kapiteln finden Sie weitere allergenspezifische Ideen.

Viele Babys sind am Ende dieser Phase mobil. Egal, ob sie krabbeln, auf dem Po rutschen oder sogar bereits gehen, die Kleinen finden einen Weg, von Punkt A nach Punkt B zu gelangen. Diese neu gewonnene Mobilität kann von dem Wunsch oder der Ablehnung begleitet werden, neue Nahrungsmittel auszuprobieren – und dies kann eine gute Sache sein.

Eine Theorie besagt, dass im Verlauf unserer Evolutionsgeschichte die Wahrscheinlichkeit, dass Babys, die noch nicht gehen oder krabbeln können, mit Gift in Kontakt geraten konnten, sehr gering ist. Alles in ihrer Umgebung ist wahrscheinlich durch einen liebevollen Erwachsenen geprüft und das Baby kann alles sicher in seinen Mund stecken. Aber sobald es mobil ist, kann es in Schwierigkeiten geraten. Vielleicht begegnet ihm eine giftige Spinne, eine giftige Pflanze oder etwas, an dem es ersticken kann. Daher muss der Instinkt, alles in den Mund zu stecken, zurückgeschraubt werden.

Dies ist einer der Gründe, warum es eine gute Idee ist, so viele Nahrungsmittel wie möglich vor dieser Phase einzuführen. Bevor Babys mobil sind, wollen sie fast alles ausprobieren. Und wenn das Nahrungsmittel bereits mit neun Monaten bekannt ist, dann ist die Wahrscheinlichkeit, dass sie es später ablehnen, geringer (bis zur nächsten Phase im nächsten Abschnitt). Auch sollte das Immunsystem in dieser Phase vor der Mobilität eher gewillt sein, diese neuen Nahrungsmittel zu akzeptieren. Ich habe es als sehr hilfreich empfunden, neben Allergenen auch bitter schmeckende Gemüsearten wie grünes Blattgemüse, Brokkoli und andere Mitglieder der Kohlfamilie einzuführen, bevor meine Kinder mobil wurden. Bitterer Geschmack kann ein Indikator für Gift sein, und wenn ein Baby seit frühester Kindheit daran gewöhnt wurde, dass dieser Geschmack sicher ist, wird der Konsum in späteren Jahren erheblich erleichtert.

Diese Theorie unterstreicht auch die Logik hinter einem frühen Kontakt mit Allergenen. Das Immunsystem ist bei älteren Babys und Kleinkindern misstrauisch oder sogar paranoid. Wenn in diesem Alter der erste Kontakt zu Erdnussbutter stattfindet, dann kann es überreagieren. Eventuell wird dann das Nahrungsmittel als Gift angesehen und es erfolgt eine gefährliche allergische Reaktion.

Wenn Ihr Kind nach dem Konsum eines Nahrungsmittels erste Anzeichen einer Nahrungsmittelallergie zeigt, wie z. B. Nesselsucht, eine laufende oder verstopfte Nase, juckende Augen, Hals oder Zunge, geschwollene Lippen, pfeifende Atemgeräusche, Durchfall oder Erbrechen, dann sollten Sie einen Termin bei Ihrem Arzt vereinbaren. (Wenn Ihr Kind Schwierigkeiten beim Atmen hat, rufen Sie den Notarzt.) Lesen Sie vor Ihrem Arzttermin »Aber mein Kind ist bereits allergisch« in Kapitel 2 (Seite 33) und drucken Sie eventuell Studien aus, wie diejenigen, die mit meiner Website verlinkt sind.

EIN BIS DREI JAHRE: DIE SCHWIERIGSTE PHASE

Jetzt werden die Dinge erst richtig kompliziert. Ihr Kind ist nun ein Kleinkind und mit der gesteigerten Mobilität gehen auch gesteigerte intellektuelle Fähigkeiten einher. Ja, Babys haben ihre Vorlieben, aber Kleinkinder sind eigensinnig. Kleinkinder – und das ist der Unterschied zu Babys – ändern ihre Meinung manchmal innerhalb nur eines Tages. Das Lieblingsgericht von letzter Woche wird heute abgelehnt; die Mahlzeit, von der es gestern gar nicht genug geben konnte, wird heute entschieden zurückgewiesen und wird im besten Fall mit einem »Nein, danke« quittiert. (Es gibt auch unhöflichere Varianten.) Das Nahrungsmittel, das wochenlang nicht angerührt wurde, ist plötzlich das neue Lieblingsessen.

Dies ist anstrengend und unvorhersehbar, aber es ist eine normale Entwicklungsstufe. Das Kleinkind probiert aus, wie es ist, eine Meinung zu haben und etwas Macht auszuüben. Man kann nur Angebote machen und darf keinen Zwang ausüben. Wenn man Kinder zum Essen zwingt, kann das alles noch schlimmer machen, da das Kind noch stärker darum kämpft, unabhängig zu sein.

Ellyn Satter, eine ausgebildete Ernährungsberaterin, die mehrere einflussreiche Bücher zum Essen und Füttern von Kindern geschrieben hat, sagt: »Wenn die Freude beim Essen leidet, leidet auch die Ernährung.« Kleinkinder haben eine angeborene Fähigkeit, sich selbst zu ernähren und nehmen alles zu sich, was sie brauchen, wenn es ihnen in geordneter Weise angeboten wird. Vielleicht essen sie den einen Tag nur Kohlenhydrate und am nächsten nur Proteine oder zu einer Mahlzeit eine große Portion und bei der nächsten nur ganz wenig. Forscher haben herausgefunden, dass kleine Kinder, wenn ihnen ein Buffet mit *gesunden* Optionen angeboten wird, sich im Laufe der Zeit gemäß den Richtlinien ernähren.

Daran wurde ich neulich nach einem kurzen Ausflug erinnert, auf dem ich meinen Kindern ungewollt ihr Lieblingsgemüse vorenthielt und ihnen solche Nahrungsmittel anbot, von denen ich *wusste*, dass sie widerspruchslos gegessen werden würden wie Pasta und Sandwiches. Sie hätten mal den Brokkolikonsum sehen sollen, als wir wieder zu Hause waren! Ich habe Grant sogar dabei erwischt, wie er Hände voll Rauke direkt aus dem Kühlschrank aß.

Eltern sollten entscheiden, wo und wann die Mahlzeiten stattfinden und welche Nahrungsmittel angeboten werden, sodass Kinder entscheiden können, wie viel und ob sie diese Dinge essen möchten. Satter nennt dies die Gewaltenteilung beim Füttern.

Dies ist alles gut und schön, aber was, wenn man sich aufgrund von lebensbedrohlichen Allergien Sorgen machen muss? Kann man einfach Nussbutter-Satay auf den Tisch stellen und beten, dass die Allergiegötter das eigene Kind verschonen? Ist das nicht etwas naiv, besonders bei solchen Kindern, die verständlicherweise eine Aversion gegen Nahrung haben, gegen die sie vielleicht allergisch sind?

Dies war ganz bestimmt bei mir der Fall. Und ein Kleinkind kann auch nicht mehr gefüttert werden. Also, wie bringt man sie dazu, ihre Allergen-Dosis zu nehmen? Wie mache ich das auf die nette Tour? Ohne dass ich mich selbst an den Rand eines Nervenzusammenbruchs manövriere und ohne mein Kind im wachsenden Bewusstsein seines Selbst zu beeinträchtigen, das sich durch die Beachtung seiner Wünsche und Vorlieben entwickelt.

Das ist schwierig. Das Wichtigste ist, dass das Essen richtig gut schmeckt. Achten Sie auf Geschmack und Texturen, die Ihr Kind mag und dann bieten Sie das Allergen in dieser Form an.

Knuspriges geht immer, und das ist sinnvoll: Wenn der Körper einem bestimmten Nahrungsmittel gegenüber misstrauisch ist, dann ist es am sichersten und damit genießbarer, wenn es gut gegart ist. Knusprigkeit ist eine Art, dem Mund und Körper

---
Kein Zwang. Verlockung ist Trumpf!

---

zu signalisieren, dass ein Nahrungsmittel gut durchgegart wurde. Selbst die wählerischsten Esser haben anscheinend einen gemeinsamen »knusprigen« Nenner in Form von gebratenem Frühstücksspeck, Crackern, Kartoffelchips und getoastetem Weißbrot. Wir braten Lachshaut, bis sie zischt und brät wie Frühstücksspeck, rösten Brokkoli, bis er leicht verkohlt und knusprig ist und braten Eier, dass sie richtig schön kross sind.

Die andere Textur, die anscheinend bei jedem beliebt ist, ist die eines anderen gut gegarten Nahrungsmittels: Brot. Im Brotteig kann man viele Allergene verstecken egal, ob es Weizenvollkornmehl, Nussmehl, Samenbutter oder zusätzliche Eier sind. Die Zugabe von Semmelbröseln zu Fisch kann den fischigen Geschmack mildern, falls ein Kind ihn nicht so gerne mag. Machen Sie Fischburger aus Semmelbröseln und zerkleinertem Fisch oder panieren Sie Fisch, sodass er wie Fischstäbchen aussieht und schmeckt.

Erkennen Sie die Vorlieben Ihres Kindes in Bezug auf Textur und Geschmack und bieten Sie die Allergene genau so an.

Auch die Form ist noch wichtig. Durch die gesamte Kleinkindphase aß Grant alles, was ich ihm in Form eines Stäbchens oder Sticks anbot, egal ob roher Brokkoli, Paprika oder ein Hamburger. Einige Kinder dieser Altersgruppe lieben es, wenn man verschiedene Dips anbietet.

Und der einfachste Weg sicherzustellen, dass ein Allergen aufgenommen wird, ist in einem Dessert. Mithilfe von Zucker kann man fast jeden unangenehmen Geschmack verstecken. Als Dr. Lack mir empfahl, Clara jeden Tag ein Stück Kuchen zu geben, hatten wir nach dem Abendessen immer eine spezielle »Dessert-Zeit«. Ich hätte ihr sonst bestimmt keine Süßigkeiten gegeben, aber dies war ein Segen, der über die reine Allergengewöhnung hinausging. Sie fragt nie nach Süßigkeiten. Wenn sie oder ihre Brüder über den Tag mal nach etwas Süßem fragen, dann wird dies mit Gelächter und dem Satz quittiert: »Oh, nein, es ist noch nicht ‚Dessert-Zeit'!« Und das akzeptieren sie, da ihnen gerade versichert wurde, dass es irgendwann am Tag »Dessert-Zeit« ist.

Besonders wenn Sie Desserts zur Allergentoleranz verwenden, sollten ansonsten keine Desserts oder Süßigkeiten angeboten werden. Süßigkeiten sollten etwas ganz Besonderes bleiben, etwas, das man nur einmal am Tag bekommt. Die Kinder sollen sich auf das Dessert/Allergen freuen. Viele Rezepte in diesem Buch verstecken die Allergene hinter etwas Zucker, Mehl und Butter. Probieren Sie es und Sie werden sehen, dass die Allergene verschlungen werden. Und das ist wichtig.

(Und wenn Ihnen vielleicht ein leckeres Fisch-Dessert einfällt, dann informieren Sie mich bitte!)

DREI BIS FÜNF JAHRE

In diesem Alter sind die Vorlieben etwas zuverlässiger, es kann aber immer noch schwierig sein, dem Kind Allergene zu geben. Wenn Ihr Kind die Allergene seit dem Babyalter isst, dann werden sie hoffentlich als leckeres, gutes Nahrungsmittel angesehen und es gibt keine Probleme. Bei einigen Kindern nimmt die Vielfalt an Nahrungsmitteln allerdings ab.

Aber es gilt wieder: Zwang ist kontraproduktiv. Mahlzeiten sollten angenehm sein. Keiner ist kooperativ und offen für neue Erfahrungen, wenn die Stimmung schlecht ist.

Viele der Strategien, die bisher funktioniert haben, sind immer noch erfolgreich. Knusprige und brotartige Texturen, lustige

Formen, kreative Dips und Desserts sind und bleiben beliebt. Clara ist zwar nicht mehr allergisch gegen Eier und Nüsse, aber sie isst sie nur, wenn sie versteckt sind. Und ich gebe mir größte Mühe, sie in Pfannkuchen, Sandwiches, Muffins, Keksen und anderen Desserts zu verbergen, damit ihre Nahrungsmittelallergien nicht wiederkommen. Es kann auch helfen, wenn Ihr Kind sieht, dass Sie selbst alle Nahrungsmittel auf dem Tisch essen, sodass es weiß, dass die Nahrungsmittel nicht nur lecker, sondern auch sicher sind.

Der Vorteil in diesem Alter ist, dass die Sprachentwicklung weit vorangeschritten ist und Kinder Interesse daran entwickeln, wie ihr Körper funktioniert. Es sei denn, die Kinder haben gelernt, dass gesunde Ernährung etwas Schlechtes ist. Aber die meisten besitzen von Natur aus ein Interesse daran, gesund zu sein. Sie waren schon einmal krank und sie wissen, dass das keinen Spaß macht. Sie sind vielleicht ungestüme Energiebündel, aber sie sind sich ihrer eigenen Zerbrechlichkeit bewusst (im Gegensatz zu Teenagern). Mit Kindern im Kindergartenalter kann man sich über Gesundheit und Ernährung unterhalten und wie die beiden zusammenhängen. Man kann ihnen auch in einfacher Sprache das Prinzip der Allergieprävention erklären und welches Maß an Freiheit ein Leben ohne Allergien bedeutet. Ich erinnere mich immer noch gut an Claras Gesicht, als ich ihr erklärte, dass, wenn ihre Eiallergie zurückkommen würde, sie nie wieder im Leben ein Eis essen könnte. (Viele Arten Eiscreme enthalten Eier.) Und schon verschwand einer meiner Eier-Muffins (Seite 104)!

Essen Sie selbst auch Allergene; wenn Ihr Kind sieht, dass es Ihnen schmeckt, dann steigt die Wahrscheinlichkeit, dass es neue Dinge ausprobiert.

Die Forschung ist noch in den Anfängen, aber führende Forscher in diesem Bereich glauben, dass der regelmäßige Verzehr von Allergenen in den ersten fünf Lebensjahren die meisten Kinder vor der

Entstehung von Allergien schützt. Die Regelmäßigkeit ist entscheidend; eine unregelmäßige Provokation kann zur Entwicklung von Allergien führen. In späterem Kindesalter, ab der ersten Klasse, ist Regelmäßigkeit vielleicht nicht mehr so wichtig. Die wegweisende LEAP-On-Studie, die bereits in den vorangegangenen Kapiteln erwähnt wurde, zeigt, dass bei Kindern, die während der ersten fünf Lebensjahre regelmäßig Erdnüsse konsumierten und dann keine mehr verzehrten, die Erdnusstoleranz mindestens ein Jahr lang bestehen blieb. Es wird vermutet, dass die Toleranz wahrscheinlich für immer bestehen bleibt. Das ist möglich, aber beim Schreiben dieses Buches gab ich der fünf Monate alten Clara nur noch einmal pro Woche Ei – und an einem Wochenende entwickelte sie nach dem Verzehr ihrer heißgeliebten Armen Ritter Nesselsucht. Was uns ganz schnell wieder zur Dosis von zweimal pro Woche brachte. Und ihre Reaktionen nahmen wieder ab. Um nichts zu riskieren, gebe ich meinen Kindern auch weiterhin zweimal pro Woche Allergene, bis mein jüngstes Kind die Grundschule abgeschlossen hat.

SCHWIERIGKEITEN BEIM ZWEITEN (ODER DRITTEN ODER ...) KIND

Nachdem bei Clara Allergien diagnostiziert worden waren, verbannte ich sämtliche Nüsse aus dem Haus, gegen die sie allergisch war. Ehrlich gesagt hätte ich liebend gerne sämtliche Mandeln, Cashewkerne, Pistazien, Haselnüsse, Para- und Macadamianüsse und daraus hergestellte Produkte aus der Stadt verbannt. Wie bei anderen Eltern auch ist mir das Leben meiner Tochter mehr wert als meine eigene Beliebtheit oder die Genussfreude anderer Menschen. Ich wollte Sicherheit, um jeden Preis. Im gesamten Haushalt waren nur die vier Nussarten erlaubt, die sie essen konnte, diejenigen, die ich ihr jeden Tag gemäß den Anweisungen von Dr. Lack gab.

> Geben Sie Ihrem Baby Allergene, wenn sein
> allergisches Geschwister nicht in der Nähe ist.

Kurz nach Claras zweitem Geburtstag wurde ihr Bruder Grant geboren. Als er vier Monate alt war, stellte ich ihn bei Dr. Lack vor, weil ich wusste, dass bei ihm aufgrund von Claras Krankengeschichte ein erhöhtes Risiko bestand. Zum Glück ergab der Pricktest, dass trotz seines Ekzems bei ihm keine schweren Allergien vorlagen. Am Anfang fühlte ich mich erleichtert. Aber dann erklärte mir Dr. Lack, dass bei Grant das Risiko bestand, dass er im Laufe der nächsten Jahre schwere Nahrungsmittelallergien entwickelt, wenn ich nichts unternähme. Er kritzelte auf seinem Notizblock und empfahl mir, bei Grant sofort und systematisch alle wichtigen Allergene einzuführen, einschließlich sämtlicher Nussarten.

Er erklärte mir, ein Kind mit einem allergischen Geschwister wie Grant trage ein hohes Allergierisiko, und dann sei es angezeigt, wenn auch noch nicht mit letzter Sicherheit, das Kind frühzeitig Allergenen auszusetzen.

Ich war perplex. Ich wusste, dass sogar die kleinste Menge der meisten Nüsse das Potenzial besaßen, Clara zu töten, und ihr Doktor sagte mir, dass ich ihren kleinen Bruder damit füttern sollte. Wusste er nicht, dass Geschwister miteinander spielen? War ihm nicht klar, dass das, was man dem einen gab, auch sofort vom anderen verlangt wurde oder zumindest auf die eine Art und Weise überall hingelangte?

Ich verlieh meinen Sorgen Ausdruck. Aber Dr. Lack blieb unerbittlich. Es musste sein. »Versuchen Sie Grant zu füttern, wenn Clara nicht in der Nähe ist«, schlug er vor. Aber abgesehen von den sechs Stunden pro Woche, an denen sie im Hort war, war Clara immer in der Nähe!

Mir gelang vieles, während sie schlief, und abends machte ich im Stillen Nussbutter und beschriftete sie eindeutig. Es gab Grants Nussbutter, bestehend aus allen Nüssen, einschließlich der sechs, gegen die seine Schwester lebensbedrohlich allergisch war, und Claras Nussbutter aus den vier für sie harmlosen Nüssen. Mit

Herzklopfen bereitete ich Grants Nussbutter zu, dann reinigte ich die Küchenmaschine und sämtliche Oberflächen in der Küche zweimal hintereinander. Die Schwämme landeten umgehend im Müll, und die Lappen wurden sofort in der Waschmaschine gewaschen, da ich verhindern wollte, dass Clara irgendwie mit ihnen in Kontakt geriet. (Sie »half« gern bei der Wäsche.)

Nach einer Allergen-Dosis müssen kleine Mengen, die aufgestoßen werden und auf dem Gesicht, Haar und den Händen vorhanden sein könnten, sorgfältig entfernt werden.

Zusätzlich zu den verschiedenen Etiketten, einschließlich solchen, auf denen stand »Nicht für Clara!«, wurden die verschiedenen Nussbutterarten auch in unterschiedlich aussehenden Behältern aufbewahrt und Grants steckte zusätzlich auch noch in einem Plastikbeutel, sodass man selbst schlaftrunken (Grant war erst einige Monate alt) und in Eile niemand das falsche Glas ergreifen konnte.

Grant erhielt *seine* Nussbutter irgendwann im Laufe des Tages, wenn Clara im Hort war oder ein Schläfchen machte, und sofort im Anschluss daran putzte ich die gesamte Küche und den Hochstuhl (eine ziemliche Herausforderung mit einem Baby auf der Hüfte). Dann achtete ich akribisch auf eventuell Aufgestoßenes. Oft gelangte Nussbutter in seine Haare oder er spuckte etwas davon auf meine Brust, sodass es oft Vollbäder und frische Klamotten für einen oder beide gab. Dies war eine stressreiche und durch Erschöpfung gekennzeichnete Zeit.

Zum Glück bot unser Besuch bei Dr. Lack einige Monate später Grund zur Freude. Erneut bei Clara durchgeführte Pricktests zeigten einen massiven Rückgang ihrer allergischen Reaktion. Auf Mandeln reagierte sie immer noch heftig, aber alle anderen Reaktionen waren deutlich zurückgegangen. Einige Wochen später in Dr. Lacks Praxis gaben wir Clara zum ersten Mal gemahlene und mit Joghurt vermischte Cashewkerne. Wir warteten einige Stunden und gingen nach Hause, verwundert über das erstaunliche Ergebnis. Sie konnte nun problemlos Cashewkerne und Pistazien essen (Pistazien haben ähnliche allergieauslösende Eigenschaften wie Cashewkerne), und ich fügte beides ihrer Nussbutter hinzu. Eine Woche später gab ich ihr in ähnlicher Zubereitung Haselnüsse und dann Para- und Macadamianüsse.

Bei Mandeln bestand aufgrund der anhaltenden Reaktion im Rahmen des Pricktests ein weitaus größerer Grund zur Sorge wegen eines anaphylaktischen Schocks. Daher begaben wir uns für die erste Gabe von Mandeln in eine Spezialklinik, wo sie sich in Gesellschaft anderer Kinder befand, bei denen ähnliche Nahrungsmittelprovokationen durchgeführt wurden. Dort gab es Bücher, Spielzeuge und versiegelte Plastiktüten mit Allergenen. Jedem Kind stand eine Krankenschwester zur Seite, die es genau überwachte, und Mutter oder Vater oder beide und eventuelle Geschwister waren auch anwesend. Der Raum war laut, hell und durchdrungen von einer ganz besonderen Art der Langeweile. Überall gab es EpiPens und Defibrillatoren. Jeder dort war angespannt und wartete auf eine plötzliche Nebenwirkung. Alle warteten.

Clara, jetzt zweieinhalb, saß in einem großen medizinischen Stuhl, ähnlich wie beim Zahnarzt und genoss die Aufmerksamkeit. Ich gab ihr etwas Mandelbutter mit Joghurt. Und wir warteten ca. 45 Minuten. Als nichts passierte, gaben wir ihr mehr – bis sie das Äquivalent von sieben Mandeln gegessen hatte. Wir warteten mehrere Stunden, beobachteten sie genau und versuchten gegen die Langeweile anzukämpfen. Und als wir nach Hause gingen, kannte unsere Erleichterung keine Grenzen. Clara war frei von Allergien!

Auf Dr. Lacks Anweisung führten wir bei Grant im Alter von vier Monaten langsam Eier ein, und obwohl er sie nicht mochte, versteckte ich sie im Brei, sodass er sie trotzdem aß. Er hatte als Baby mehrere leichte Ausbrüche von Nesselsucht nach dem Genuss von Ei, aber im Kleinkindalter hielt ich ihn für allergiefrei und machte mir keine Gedanken, wenn er die Nase rümpfte wegen der Nüsse und Eier, die ich Clara gewissenhaft fütterte.

Als er zwei wurde, nahm sein Ekzem auf der Kopfhaut zu und die Haut an anderen Körperstellen wurde so rau wie Schmirgelpapier.

Meine Aufmerksamkeit war geweckt. Seit Kurzem hatte er sich geweigert, Nussbutterbrote zu essen. Wann hatte er zuletzt Ei gegessen? Er weigerte sich, die Eierpfannkuchen, die Clara so liebte, auch nur anzurühren, egal, wie viel Ahornsirup ich darübergab. (Ich weiß genau, wer keine Pfannkuchen mag!) Er wollte auch keine Nudeln, Pizza und Käsebrote essen. Seit dem Babyalter hatte er keinen Fisch mehr gegessen (nicht dass ich es nicht probiert hätte). Anscheinend ernährte er sich von Obst, Brokkoli, Karotten, Haferflocken und hier und da mal einem Würstchen – nicht schlecht für ein Kleinkind, aber nicht wirklich reich an Allergenen.

Es ist vollkommen normal für Zweijährige, eigensinnig zu sein, besonders wenn es ums Essen geht. Grants natürliche Vorliebe für Obst und Gemüse war und ist wunderbar, aber aß er auch eine ausreichende Vielfalt an Allergenen, um geschützt zu sein? *Die Ernährung mehrerer kleiner Kinder stellt besonders hohe Anforderungen: Jeder mag etwas anderes.* In der Regel bin ich froh und dankbar, wenn wenigstens eine Sache auf dem Tisch steht, die jedem schmeckt – und wenn es nur ein großes Glas Joghurt ist. Aber für Allergene reicht das nicht.

Ich machte mir um Weizen nicht zu viele Sorgen, da Grant immer noch gern Cracker aß. Sehr gerne. (Dies war, bevor ich wusste, dass Cracker eigentlich gar keinen Schutz bieten; siehe »Schutz vor Weizenallergie« in Kapitel 4 [Seite 81]). Zum Glück mochte er Weizenvollkorntoast immer noch. Eine Zeit lang nahm er seine Milchprodukte-, Ei- und Fisch-Dosis nur über »Käsecracker«, »Lachscracker« und »Eicracker«, was lediglich bedeutete, dass ich das Allergen in einer Bratpfanne briet, bis es knusprig war.

Ich setzte ihn weiterhin dem Anblick von Allergenen aus, in gewöhnlicher essbarer Form natürlich, weil mir einfiel, dass Kinder manche Nahrungsmittel mindestens ein Dutzend Mal sehen müssen, bevor sie bereit sind sie zu probieren. Mit »Aussetzen« meine ich einfach, dass ich das jeweilige Allergen auf den Tisch stellte, etwas davon aß und ihm auch etwas anbot. Ich verlangte nie, dass er etwas probieren sollte und steckte ihm niemals etwas ohne seine Zustimmung in den Mund. Am besten war es, wenn ich ihm etwas direkt gab. Irgendwie hatte Grant Schwierigkeiten, sich für das Essen auf seinem Teller zu interessieren. Aber wenn ich ihm etwas in die Hand gab, wanderte es meist sofort in den Mund. Heute, als »erwachsener« Dreijähriger, mag Grant immer noch Obst und Gemüse am liebsten, aber er isst auch (kalten) Käse, Nüsse in jeder Form, hart gekochte Eier, Fisch und – aber nur manchmal und wenn ich Nutella darauf streiche – etwas Pfannkuchen.

WICHTIGE FAKTEN ZU ALLERGIEN

1. *Während der Schwangerschaft und Stillzeit besteht kein Grund, auf allergene Nahrungsmittel zu verzichten.*

2. *Führen Sie die bekanntesten Allergene im Alter von drei bis fünf Monaten ein, wenn der Entwicklungsstand Ihres Babys dies erlaubt. Konsultieren Sie einen Arzt, sollte Ihr Baby an trockener Haut oder Ekzemen leiden oder wenn Allergien in der Familie verbreitet sind.*

3. *Versuchen Sie die empfohlene Dosierung bis zum sechsten Lebensmonat zu erreichen.*

4. *Verwenden Sie ein Tagebuch, bis das Verabreichen dieser Mengen zur Routine geworden ist. Das Einfachste, zumindest am Anfang, ist es, sämtliche Allergene einmal täglich in einem Brei zu füttern.*

5. *Zwingen Sie Ihr Kind nicht.*

6. *Eine frühe und regelmäßige Allergenprovokation ist wahrscheinlich sicherer als eine späte oder unregelmäßige.*

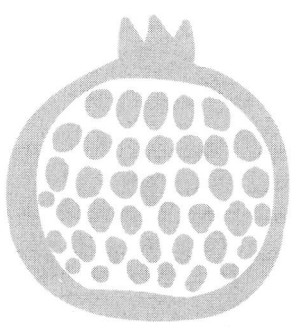

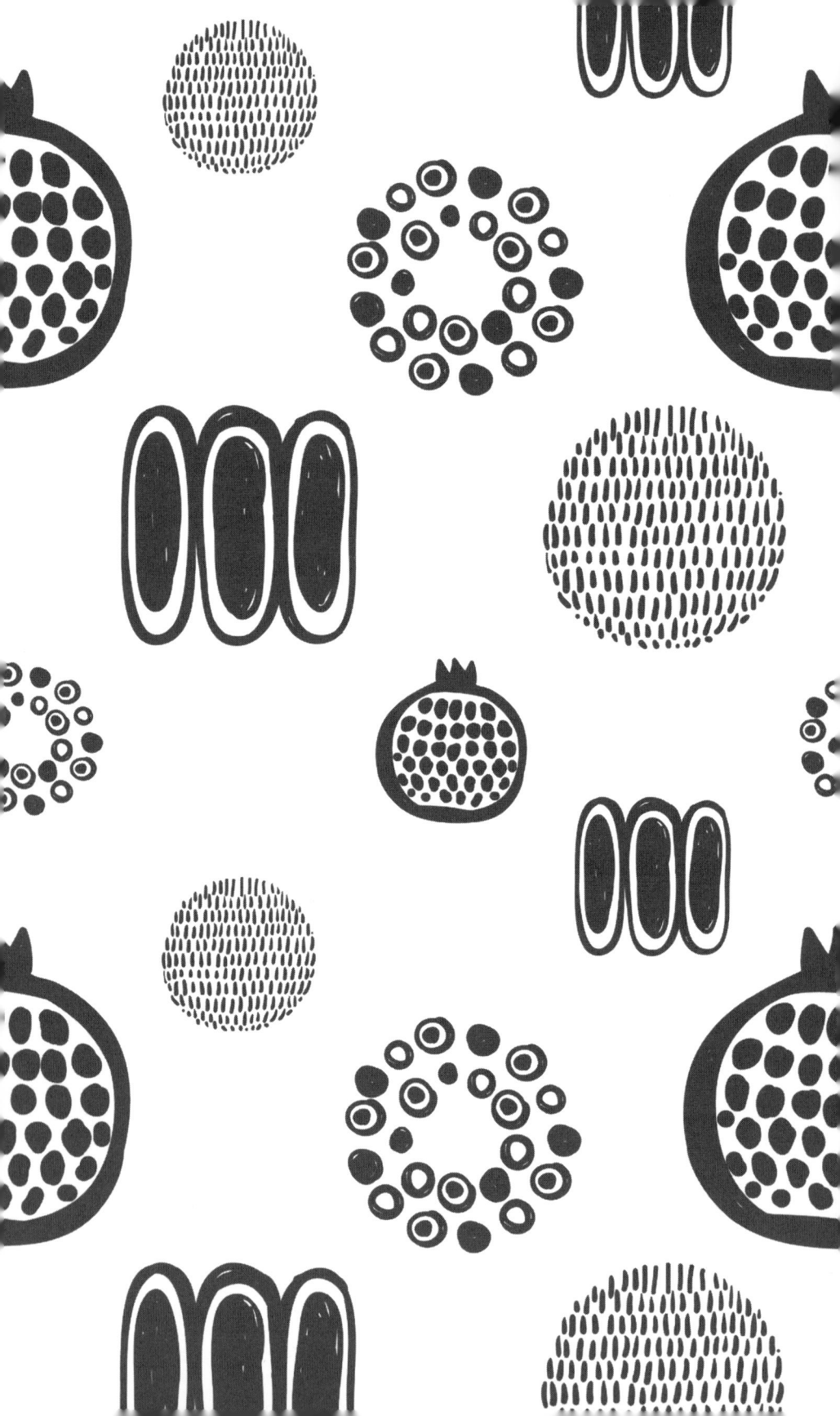

Kapitel 4

PRÄVENTION

Neueste Forschungsergebnisse zeigen: Am besten schützen Sie Ihr Baby vor Allergien, wenn die Allergene früh eingeführt und auf Dauer zwei- bis dreimal pro Woche gegeben werden, bis das Kind mindestens fünf Jahre alt ist.

Im Idealfall sollte dies für alle wichtigen Allergene durchgeführt werden, auch wenn Sie sich nur Sorgen um eine mögliche Nuss- oder Eiallergie machen. *Nur genetisch bedingte Allergien sind vorhersagbar, viele andere nicht. Während Sie Ihr Kind sorgsam vor einer möglichen Erdnussallergie schützen, kann sich plötzlich eine Weizenallergie manifestieren, und umgekehrt.*

Obwohl viele, aber nicht alle Familien, mit denen ich gesprochen habe, umweltbedingte Allergien (z. B. Heuschnupfen) oder andere Nahrungsmittelallergien in ihrer Familie erwähnten, hatte kaum jemand direkte Erfahrung mit der speziellen Nahrungsmittelallergie, an der das Kind litt. »Wir sind alle gesund. Ich habe keine Ahnung, woher Bens Nussallergie stammt«, sagte Pippa, und ich merkte bald, dass dies die typische Antwort war, die allerdings bei der Prävalenz von Nahrungsmittelallergien nicht überrascht.

An der Bestimmung der richtigen Dosis wird noch gearbeitet, aber es sieht ganz danach aus, dass gilt »je mehr, desto besser«. Zumindest als Anhaltspunkt waren in der EAT-Studie für Säuglinge ab drei bis vier Monaten, für Kleinkinder und für Vorschulkinder mindestens 2 g von jedem Allergenprotein vorgesehen. Die Proteinmenge in jedem Nahrungsmittel variiert und die folgende Tabelle erleichtert das Dosieren:

Wöchentliche Richtwerte zur Prävention von Nahrungsmittelallergien

2	Becher à 40 g Naturjoghurt oder Milchersatzprodukt (Vollfettstufe für Kinder unter zwei Jahren)
1	kleines Ei
3	gehäufte TL Erdnussbutter (bei Babys die feine Variante verwenden) oder 5 TL gemahlene Erdnüsse
3 TL	Tahini oder ein entsprechendes Sesamprodukt
25 g	Fisch (ungefähr ¼ einer Erwachsenenportion)
1	Scheibe Weizenvollkornbrot oder Weizenäquivalent

Lassen Sie sich nicht von den Mengenangaben abschrecken. Die Form der verschiedenen Nahrungsmittel spielt keine Rolle, sie können püriert, in einen Kuchen eingebacken, in einen Smoothie gegeben werden – das Wichtigste ist, dass sie aufgenommen werden. Noch eins – dies ist die *wöchentliche* Dosis. Besonders am Anfang, wenn man mit dem geringen Appetit eines Säuglings konfrontiert wird, kann es hilfreich sein, die Menge in fünf – oder sogar sieben – Portionen aufzuteilen. Wenn der Säugling sich zum Kleinkind entwickelt hat, erscheinen die Mengen passender.

PRÄVENTION VON KUHMILCHALLERGIEN

Kuhmilchallergien sind bei kleinen Kindern die am häufigsten auftretenden Nahrungsmittelallergien, von denen geschätzte 2 %

aller Kinder unter vier Jahren betroffen sind. Obwohl einige der Symptome ähnlich sind, sollten Kuhmilchallergien nicht mit der Laktoseintoleranz, von der nur ganz wenige kleine Kinder betroffen sind, verwechselt werden.

Bei einer Kuhmilchallergie identifiziert das Immunsystem irrtümlicherweise Milchproteine wie Casein und Molke als schädliche Substanzen. Dadurch wird mithilfe von IgE, Histamin und anderen Wirkstoffen eine Abwehr gestartet, die eine allergische Reaktion auslöst. Zu den Symptomen einer Kuhmilchallergie können Blähungen, Durchfall und andere Verdauungsprobleme zählen, aber auch immunspezifische Reaktionen wie Hautausschlag, laufende Nase, Husten oder pfeifende Atemgeräusche.

Eine Kuhmilchallergie darf nicht mit einer Laktoseintoleranz verwechselt werden.

Eine Laktoseintoleranz besteht, wenn das Verdauungssystem den Milchzucker, Laktose genannt, nicht verdauen kann. Der Zucker bleibt erhalten und dient den Darmbakterien als Nahrung, was zu ähnlichen Verdauungsproblemen wie bei einer Kuhmilchallergie führt, allerdings ohne das immunspezifische Ansprechen. Laktoseintoleranzen kommen in bestimmten ethnischen Gruppen häufiger vor, einschließlich Asiaten, Hispanos und Menschen afrikanisch-karibischer Herkunft. Die Laktoseintoleranz hat eine starke genetische Komponente, und es ist unwahrscheinlich, dass der frühe Kontakt zu Milch sie verhindert.

Eine Kuhmilchallergie hingegen ist zu vermeiden. Milchprodukte können vorzugsweise bei drei bis vier Monate alten Babys in Form von Vollfettjoghurt als Allergieprävention eingeführt werden. Nachdem Joghurt eingeführt wurde, können dem Baby auch Käse und Hüttenkäse gefüttert werden. Kuhmilch der Vollfettstufe kann auch verwendet werden, aber nicht als Getränk, da sie einen geringeren Nährwert als Muttermilch oder Babynahrung besitzt. Verwenden Sie sie zum Kochen. Zum Beispiel:

- *Statt Wasser, wenn Sie Haferbrei zubereiten.*
- *Weizenflocken können in warmer Milch eingeweicht werden, wenn Sie Weizenbrei machen möchten.*
- *Vor dem Pürieren zu Kartoffeln oder anderem Gemüse geben.*
- *Fisch in Milch dünsten.*
- *Zur Herstellung von Käsesauce (siehe Seite 158) für Nudeln verwenden.*

In der Tabelle unten finden Sie verschiedene Lebensmittel für die Milch-Dosis. Sie können nur ein Lebensmittel verwenden oder die wöchentliche Dosis aus mehreren zusammensetzen, Sie können zum Beispiel zwei Joghurts über die Woche oder einen Joghurt und 80 ml Vollmilch verwenden. Oder bereiten Sie eine Pizza mit der empfohlenen Menge Mozzarella zu und servieren Sie die eine Hälfte an einem und den Rest am nächsten Tag. Wenn Ihr Kind weder Milch, Joghurt noch Käse mag, probieren Sie die Pfannkuchenrezepte oder andere Rezepte mit Milch aus.

Versuchen Sie die wöchentliche Dosis bis zum fünften Lebensmonat zu erreichen, egal in welcher Kombination von Nahrungsmitteln. Das Übersteigen der Dosis ist unproblematisch, falls Ihr Kind die erforderliche Menge aufgenommen hat und noch mehr möchte.

Bitte beachten Sie, dass sämtliche Milchprodukte für Kinder unter zwei Jahren die Vollfettstufe besitzen müssen, da sie sonst keinen ausreichenden Nährwert aufweisen.

MILCHPRODUKT	WÖCHENTLICHE MENGE
Naturjoghurt*	2 Becher à 40 g
Griech. Joghurt (Natur)**	4 EL, ca. 60 g
Hüttenkäse (Vollfettstufe)	2 EL, ca. 30 g
Vollmilch	150 ml
Mini-Babybel	2 Stück, Gesamtgewicht 40 g
Hartkäse	2 Würfel, Gesamtgewicht 16 g
Scheibenkäse	Standardscheibe, Gewicht 16 g
Mozzarellaball	24 g

*Falls Sie eine Familienpackung Naturjoghurt der Vollfettstufe verwenden, sollten pro Woche ca. 7 bis 8 gehäufte EL gefüttert werden.

**Abgeseihter, stichfester griechischer Joghurt sollte pro 100 g ca. 9 Gramm Protein haben. Flüssiger, nicht abgeseihter Joghurt hat nur die halbe Menge und ist vergleichbar mit regulärem Joghurt. Wenn Sie eine Familienpackung nicht abgeseihten griechischen Joghurt verwenden, mit ca. 4,5 g Protein pro 100 g, sollten pro Woche ca. 7 bis 8 gehäufte EL gefüttert werden.

PRÄVENTION VON EIALLERGIEN

Für die Vorbeugung einer Eiallergie wird ein Ei pro Woche empfohlen, aufgeteilt auf zwei oder mehr Mahlzeiten.

Kleine Kinder brauchen besonderen Schutz vor Krankheiten wie z. B. Salmonellenvergiftung. Stellen Sie sicher, dass Sie hochwertige, frische Eier verwenden oder pasteurisierte Eier. Garen Sie Eier stets ganz durch. Auch Reste müssen vor dem Füttern gut durchgewärmt werden, auch wenn das Ei nur bei Raumtemperatur gegessen wird. Das Abtöten sämtlicher Bakterien, die sich während der Lagerung vermehrt haben könnten, ist äußerst wichtig.

Für viele Erwachsene sind Spiegeleier, Toast und Bacon der Inbegriff eines leckeren Frühstücks. Aber für viele Babys und Kinder haben Eier einen unangenehmen Geschmack.

Stellen Sie sicher, dass Ihr Kind ab Mitte des 3. Lebensmonats mindestens einmal pro Woche ein kleines Ei isst.

Am Anfang ist es am einfachsten, hart gekochte Eier zu pürieren. Dadurch kann sichergestellt werden, dass die Eier gar sind und der Eigeschmack ist relativ gut in einem leckeren Brei oder Mus zu verstecken (Erbsen, Avocado, Kartoffeln oder Obst). Stellen Sie größere Mengen Brei her und frieren Sie ihn portionsweise ein; stellen Sie sicher, dass Ihr Baby am Ende der Woche das Äquivalent eines ganzen Eis aufgenommen hat.

Rührei, besonders mit kleinen weichen Flöckchen (siehe Seite 97) ist eine gute Alternative, besonders wenn Ihrem Baby Eier gut schmecken.

Manche Kinder zeigen nach einem Rührei Symptome der Nesselsucht oder ähnliche Symptome, aber keine Reaktion bei hart gekochten Eiern oder Eiern in Backwaren. Möglicherweise wird durch die höhere Temperatur beim Garen das Protein verändert und die allergieauslösenden Eigenschaften verlieren sich.

Im Allgemeinen gilt: Kleine Kinder und Babys sollten rohe oder halbgare Eier vermeiden, wie sie z. B. in Sauce Hollandaise, selbst gemachter Mayonnaise, weichen Baisers oder in nicht vollständig durchgebackenem Kuchen vorkommen.

RICHTLINIEN ZUR PRÄVENTION VON NUSSALLERGIEN

Für die meisten Babys gilt, dass Nüsse zwischen dem 3. und 4. Lebensmonat eingeführt werden sollten. Verwenden Sie feine Vollfett-Erdnussbutter mit einem Erdnussgehalt von mindestens 95 % oder bereiten Sie Ihre eigene Nussbutter zu (siehe Seite 124).

KAPITEL 4 *Prävention*

Erdnussbutter kann gut unter Joghurt gerührt werden oder mit Muttermilch oder Babynahrung verdünnt werden. Im Säuglingsalter ist es meist am besten, jeden Tag ganz geringe Mengen zu füttern, sodass am Ende der Woche die erforderliche Menge von 3 Teelöffeln erreicht wird.

Führen Sie Erdnussbutter im Alter von drei Monaten ein; ein Allergologe sollte vorher abklären, ob für Ihr Baby ein erhöhtes Allergierisiko besteht.

Ab dem späteren Säuglingsalter können Sie fein gemahlene unbehandelte Erdnüsse in den Brei rühren oder beim Backen verwenden. Beides hilft, um den Erdnussgeschmack zu überdecken, sollte Ihr Kind diesen nicht mögen. Weitere Rezepte, wie Sie Erdnüsse in kinderfreundlicher Form verstecken, finden Sie im Kapitel mit den Nussrezepten.

Zur Reduzierung der Erstickungsgefahr sollte grobe Erdnussbutter erst nach dem 12. Lebensmonat eingeführt werden. Im Kleinkindalter kann stückige Erdnussbutter der Vollfettstufe verwendet werden. Der Erdnussgehalt sollte mindestens 95 % betragen, damit pro 100 g mindestens 25 g Proteine enthalten sind. Diese Angaben finden sich meist auf dem Etikett. Die meisten Arten natürlicher Erdnussbutter bieten den erforderlichen Erdnuss- und Proteingehalt, aber falls Ihr Kind stärker industriell verarbeitete Produkte bevorzugt, dann wählen Sie Marken wie Skippy oder Jif. Feine Skippy Erdnussbutter besitzt 25,3 g Protein pro 100 g Erdnussbutter, Jif nur 21,9 g. Aber der Erdnussgehalt von Skippy beträgt aufgrund des Zusatzes von Zucker und Palmöl nur 90 %; wenn Sie also zu einer natürlichen Erdnussbutter wechseln können, die Ihr Kind isst, dann sollten Sie dies tun.

ERDNUSS	WÖCHENTLICHE MENGE
Feine Erdnussbutter	3 gehäufte Teelöffel (mind. 16 g)
Fein gemahlene Erdnüsse	5 gestrichene Teelöffel (16 g)
Grobe Erdnussbutter (ab dem 1. Lebensjahr)	3 gehäufte Teelöffel (mind. 16 g)

Zum Druckzeitpunkt dieses Buches werden wichtige Studien zu anderen Nüssen durchgeführt. Es wird erwartet, dass das, was bei Erdnüssen und anderen Allergenen funktioniert, auch für Nüsse gilt. Um Kinder vor einer Nussallergie zu schützen, sollten sie als Baby früh, vorsichtig und häufig diesen Allergenen ausgesetzt werden. Wenn bei Ihrem Baby ein erhöhtes Risiko besteht, sollten Sie es vorher auf bestehende Nussallergien testen lassen. Die Theorie der frühzeitigen Provokation besagt, dass diese so früh wie möglich stattfindet, im Idealfall zwischen drei und sechs Monaten, vorausgesetzt, dass das Baby gesund und vom Entwicklungsstand her in der Lage ist, feste Nahrung zu essen (d. h. das Baby kann den Kopf selbst halten und zeigt Interesse an Nahrung).

Jede Nussart sollte in gemahlener Form angeboten werden, wie Nussbutter oder Nussmehl. Zu deren Verdünnung eignen sich Wasser, Muttermilch oder halbfester Naturjoghurt. Nach der Einführung ist wahrscheinlich eine Dosis zweimal in der Woche für mindestens die ersten fünf Lebensjahre erforderlich. Dies erfordert einen erheblichen Arbeitsaufwand und viel Organisation. Um mein eigenes Leben zu vereinfachen und meine Kinder trotzdem vor Nussallergien zu schützen, bereite ich eine Nussbutter aus allen Nüssen zu (siehe Seite 124). In der Regel stelle ich eine größere Menge davon her, sechs oder sieben Behälter, die ich dann einfriere. Die Kinder bekommen jeden Tag nach der Schule Cracker mit Erdnussbutter. Das gibt mir die Sicherheit, dass meine Kinder genug Nussallergene aufnehmen, ohne dass ich mir Gedanken darüber machen und mich erinnern muss, wer wann Macadamia- oder Pecannüsse gegessen hat.

Leider ist derzeit die genaue Menge, die ein Baby oder Kind von jeder Nuss aufnehmen muss, noch unbekannt und variiert wahrscheinlich von Nuss zu Nuss. Die geschätzte wöchentliche Dosis ist derzeit so berechnet, dass ca. 2 g Protein aufgenommen wird. Erdnüsse haben pro Portion mehr Protein als andere Nüsse (in einigen Fällen sogar erheblich mehr; siehe Tabelle unten). Daher wird erwartet, dass für andere Nüsse die Dosis wahrscheinlich höher sein muss, um vor Allergien zu schützen. Es besteht allerdings auch die Möglichkeit von Querverbindungen, zum Beispiel dass der Konsum von Pistazien sowohl vor einer Pistazien- als auch einer Cashew-Al-lergie schützt. Wir müssen die Forschungsergebnisse abwarten. Bis dahin ist meine Devise »Ein bisschen ist besser als nichts« und ich verabreiche meinen Kindern täglich meinen Nussbuttermix.

GESCHÄLTE NÜSSE	PROTEINGEHALT PRO 100 G NÜSSE	PROTEINGEHALT PRO PORTION (25 G)
Erdnüsse	26,2 g	6,6 g
Mandeln	21,2 g	5,3 g
Cashewkerne	18,2 g	4,6 g
Pistazien	17,9 g	4,5 g
Walnüsse	15,2 g	3,8 g
Haselnüsse	15,0 g	3,7 g
Paranüsse	14,3 g	3,6 g
Pinienkerne	13,7 g	3,4 g
Pecannüsse	10,9 g	2,7 g
Macadamianüsse	7,9 g	2,0 g

PRÄVENTION VON SESAMALLERGIEN

Sesamallergien nehmen zu, und was das Leben von Allergikern erschwert, ist die Tatsache, dass sich Sesamsamen oder Spuren von Sesamsamen in den »unmöglichsten« Lebensmitteln verstecken können wie Pizzateig, Margarine oder sogar Lippenpflegestiften. Um Ihr Baby vor dieser Allergie zu schützen, ist es wahrscheinlich am einfachsten, mit Tahini zu beginnen, einem im Mittleren Osten weitverbreiteten Lebensmittel, das in der Regel nur aus gemahlenen Sesamsamen in Öl besteht. Oft trennt sich in Gläsern das Öl von der Nusspaste, aber es kann ganz einfach untergerührt werden. Tahini schmeckt leicht bittter und manchmal hilft es, die Paste unter glatte, leckere Nahrungsmittel zu rühren. Zum Beispiel unter Muttermilch, Naturjoghurt der Vollfettstufe, Kartoffelmus, Bananen oder Reisflocken. Kalorienreduzierte Tahini kann verwendet werden, sollte aber pro 100 g Tahini mindestens 26 g Protein enthalten.

Gemahlene Sesamsamen sind von Natur aus bitter. Das Vermischen mit Bananen, Kartoffeln oder anderen beliebten Nahrungsmitteln erleichtert das Füttern.

Man kann auch Hummus der Vollfettstufe verwenden, da Hummus im Grunde Tahini mit Kichererbsenpüree ist. Ein zahnendes Baby hat vielleicht Freude an einem gekühlten Gurkenstick mit etwas Hummus. Hummus ist auch bei Kleinkindern und Schulkindern sehr beliebt als Aufstrich auf Reiswaffeln, Toast oder sogar Apfelschnitzen. Probieren Sie Regenbogenhummus (Seite 150) und lassen Sie Ihre Kinder Reiswaffeln, Gurkenscheiben oder meine leckeren Falafel-Kekse (Seite 145) mit verschiedenen Arten Hummus dekorieren.

Sesamsamen können auch in Selbstgebackenem verwendet oder unter Joghurt, Haferflocken und Reis gemischt werden. Einige Teelöffel über Nudeln oder Hühnerkeulen können lecker sein und Spaß machen. (Lassen Sie Ihr Kind den Hummus darübergeben!) Stellen Sie aber sicher, dass Sie die Hummusmenge vorher genau abgemessen haben, sodass die wöchentliche Dosis erreicht wird.

Fertigprodukte wie Brötchen und Cracker mit Sesamsamen sind bei Kindern oft beliebt, aber sie dürfen nicht auf die übliche

Sesam-Dosis angerechnet werden, weil es wahrscheinlich zu wenig Sesam ist und man die verwendete Menge sowieso nicht kennt. Zur Sesam-Dosis gehört, was Sie selbst abgemessen und verwendet haben und was auch gegessen worden ist.

SESAM	WÖCHENTLICHE MENGE
Tahini	3 Teelöffel (15 g)
Hummus*	Ca. 8 leicht gehäufte Esslöffel (120 g)
Sesamsamen	Ca. 8 gehäufte Teelöffel (22 g)

*Stellen Sie sicher, dass die Zutatenliste des Hummus Tahini oder Sesamsamen aufführt.

PRÄVENTION VON FISCHALLERGIEN

Im Alter von vier Monaten kann bei einem Säugling Fisch eingeführt werden. Beginnen Sie mit Weißfisch wie Dorsch oder Schellfisch und erhöhen Sie die Menge langsam auf 25 g wöchentlich. Auch hier gilt wieder: Vermischen Sie den Fisch mit Muttermilch, Avocados oder Kartoffeln, da dies sicherstellen kann, dass der Fisch gegessen wird. Achten Sie darauf, sämtliche Gräten zu entfernen.

Nach dem 5. Monat kann Ihr Baby auch fetthaltigeren Fisch wie Lachs und Forelle vertragen. Vielfalt ist ein Zeichen für eine gesunde Ernährung, auch bei einem Baby. Vermieden werden sollten Fischarten, von denen bekannt ist, dass sie eine hohe Belastung mit Quecksilber aufweisen. Quecksilber kann zu schweren gesundheitlichen Problemen führen, und für junge, sich entwickelnde Gehirne besteht eine besonders große Gefahr. Auf den Listen auf Seite 80 finden Sie akzeptable und unakzeptable Fischarten.

Ein Hinweis: Thunfisch, beliebt bei vielen Kindern, ist in Bezug auf Quecksilber besonders heikel. Im Allgemeinen sind größere Fische weiter oben in der Nahrungskette und tragen das Quecksilber anderer Meeresbewohner in sich. Daher gilt als Faustregel:

Vermeiden Sie große Fische, wenn Sie Quecksilber vermeiden möchten. Thunfisch gibt es in verschiedenen Größen. Thunfisch in Dosen ist entweder (großer) Weißer Thunfisch oder (kleiner) Echter Bonito. Laut dem Environmental Defense Fund sollten Kinder unter sechs Jahren nicht mehr als 85 g Weißen Thunfisch und nicht mehr als 3 Portionen zu je 85 g Bonito pro Monat verzehren.

Ein weiterer Hinweis zu Fisch in Dosen: Fisch in Dosen hat einen höheren Salzgehalt als tiefgekühlter oder frischer Fisch. Fisch in Öl oder Wasser abgepackt enthält weniger Salz als Fisch in Lake oder Tomatensauce.

Bei beschichteten Konservendosen kann es Probleme mit BPA geben, ein Plastikbestandteil, der mit den verschiedensten gesundheitlichen Problemen in Verbindung gebracht wird, vermutlich wegen seiner hormon-ähnlichen Eigenschaften.

Das Zubereiten von Fisch ist oft viel einfacher, als wir denken. Legen Sie ein Fischfilet auf ein eingeöltes Backblech und geben Sie es bei ca. 190 °C in den Ofen. Herausnehmen, wenn der Fisch gut durchgegart ist, in der Regel nach 10–15 Minuten. Fertig.

FISCH	WÖCHENTLICHE MENGE
Frischer/Tiefgefrorener Fisch	ca. 25 g
Fischstäbchen	2 mittelgroße Fischstäbchen
Fisch in Dosen	ca. 25 g, abgetropft

UNBEDENKLICHE FISCHE		BEDENKLICHE FISCHE
Weißfisch	Fettfisch	Hai
Dorsch	Lachs	Marlin
Flunder	Makrele	Schwertfisch
Seezunge	Hering	Weißer Thunfisch (nur einmal pro Monat)
Seelachs	Pilchard	
Schellfisch	Sardine	
Goldbutt	Forelle	

UND WAS IST MIT SCHALENTIEREN?

Vermutlich schützt eine frühe Exposition zu Schalentieren vor der späteren Entwicklung einer Schalentier-Allergie. Es gibt allerdings noch keine Studien, die dies belegen.

In der großen Mehrzahl der Fälle tritt eine Schalentier-Allergie erst im Erwachsenenalter auf; eine Schalentier-Allergie im Säuglingsalter ist sehr unwahrscheinlich, und das Verabreichen von Schalentieren an Babys kann einen langfristigen Schutz bedeuten.

Kalte Riesenshrimps waren eins von Arthurs Lieblingsessen, als er zu zahnen begann. Krebsfleisch in Dosen, mit etwas Tomatenmark verrührt, ergibt eine leckere Nudelsauce. Ich habe oft auch zerriebene Shrimps in meinen Lachs-Shrimp-Bratlingen (siehe Seite 200) verwendet, um meine Kinder gleichzeitig vor einer Fisch- und Schalentier-Allergie zu schützen.

PRÄVENTION VON WEIZENALLERGIEN

Von denjenigen Eltern, mit denen ich gesprochen habe, leiden diejenigen am stärksten, deren Kinder gegen Weizen allergisch waren. Weizen ist überall, und für die meisten Kinder unglaublich lecker. (Als Kind, als bei mir Zöliakie noch nicht festgestellt worden war, mochte ich weder Brot noch Zerealien.) Ich kenne nicht viele Erwachsene oder Kinder, die leichten Herzens auf ein Stück Kuchen verzichten, schon gar nicht auf einer Geburtstagsparty. Von anderen Kinderfavoriten wie Crackern, Sandwiches, Salzbrezeln, Keksen und Pizza ganz zu schweigen. Und dann versteckt sich Weizen auch noch in vielen anderen Lebensmitteln! In Eiscreme, Joghurt, Saucen, Würstchen und sogar in Schokolade, und das ist erst die Spitze des Eisbergs. Eltern von Kindern mit Weizenallergie müssen ihre Kinder nicht nur vor diesen Verlockungen schützen, sondern auch die emotionale Seite der Isolation und des Mangels berücksichtigen.

KAPITEL 4 *Prävention*

Eine Weizenallergie darf nicht mit Zöliakie oder einer Weizenintoleranz verwechselt werden.

Daher ist es nicht überraschend, dass Eltern der Entstehung einer solchen Allergie vorbeugen wollen. Um Ihr Kind zu schützen, kann es hilfreich sein, bei Ihrem Kind im Alter von 4 bis 5 Monaten Weizen einzuführen und Weizen dann die ersten fünf Jahre alle zwei Wochen zu geben. Das Einführen von Weizen vor dem 4. Lebensmonat wird nicht empfohlen, weil Bedenken bestehen, dass dies die Entstehung von Zöliakie eher fördert. Einige Forscher halten diese Bedenken allerdings für überzogen.

Es ist wichtig, dass Weizen in Form von Vollkornweizen verzehrt wird und nicht in Form von industriell verarbeiteten Produkten aus Weißmehl wie die meisten Cracker, Kuchen, Kekse und Weißbrot. Das Letztere kann auch gegessen werden, bietet aber wahrscheinlich keinen Schutz. Weizenvollkornprodukte enthalten eine hinreichende Menge an Protein, weshalb davon ausgegangen wird, dass diese Produkte geeignet sind, das Immunsystem über die Sicherheit von Weizen zu belehren. Gleiches gilt für Nudeln oder Couscous zum Erreichen der erforderlichen Dosis (siehe Tabelle auf Seite 83) – stellen Sie sicher, dass sie aus 100 % Vollkornweizen hergestellt sind. Wenn das nicht der Fall ist, dürfen Nudeln und Couscous nicht auf die Weizen-Dosis angerechnet werden, das heißt sie zählen nicht mit.

In Großbritannien, wo die EAT-Studie durchgeführt wurde, ist Weetabix eine bei Kindern und Erwachsenen gleichermaßen beliebte Zerealie, die in der Studie vielfach verwendet wurde. Sie ist auch in Deutschland erhältlich. Viele große Supermärkte führen Weetabix, aber eventuell müssen Sie etwas danach suchen oder auf Amazon oder bei anderen Anbietern bestellen. Decken Sie sich damit ein; Kinder und Babys lieben es und man kann sie in verschiedenen leckeren Backwaren verwenden (siehe „Rezepte zur Prävention von Weizenallergien" auf Seite 176). Denken Sie daran, dass die Dosis am besten im Verlauf einer Woche auf mindestens zwei Fütterungen verteilt wird. Der Konsum einer größeren, auch einer weitaus

KAPITEL 4 *Prävention*

WEIZEN	WÖCHENTLICHE MENGE
Weetabix, groß	2 Stück
Weetabix, kleinere Größe	47 g
Einfaches Weizenvollkornbrot, dünne Scheiben	2 Scheiben
Einfaches Weizenvollkornbrot, dicke Scheiben	Eine Scheibe
Einfache Weizenvollkorn-Pitas	1 große Pita (15 cm), 50 g
Nudeln oder Couscous (100 % Weizen)	40 g, ungekocht (siehe unten)
NUDELN	**WÖCHENTLICHE MENGE (40 G, UNGEKOCHT)**
Makkaroni	50 g
Spaghetti	44 einzelne Nudeln
Fusilli	50 g
Couscous	45 g

größeren, ist kein Problem. Vom Standpunkt der Allergievermeidung gilt: je mehr, desto besser.

Es ist wichtig festzuhalten, dass eine Weizenallergie etwas anderes als Zöliakie oder Weizenintoleranz ist. Bei einer wahren Weizenallergie treten alle Symptome einer Allergie auf: Juckende oder laufende Nase, Hautausschlag oder Nesselsucht, Schwellungen, pfeifende Atemgeräusche oder Asthma und in manchen Fällen ein anaphylaktischer Schock. Magenschmerzen und dünner Stuhl können auch auftreten.

Einige Symptome einer Weizenallergie können verspätet, d. h. 24 bis 48 Stunden später auftreten, aber in der Regel zeigen sich die Symptome sofort oder kurz nach dem Kontakt mit Weizen.

Auch Zöliakie ist gekennzeichnet durch eine fehlerhafte Immunantwort auf das in Weizen, Roggen und Gerste vorkommende Protein Gluten. Aber bei Zöliakie findet eine andere Kette von Reaktionen statt, unabhängig von den IgE-Reaktionen, die typisch sind für eine klassische Nahrungsmittelallergie. Die Symptome bei Zöliakie treten meist verspätet auf und sind hauptsächlich gastrointestinaler Natur. Bleibt sie unbehandelt, kann Zöliakie zu Fehlernährung führen, zu verringertem Wachstum.

Weizenintoleranz führt zu Magen- und Darmproblemen, auf welche Weise ist noch nicht genau bekannt, aber die Weizenintoleranz ist wahrscheinlich nicht lebensbedrohlich.

Es wird davon ausgegangen, dass das Immunsystem nicht direkt beteiligt ist.

Viele Menschen vermeiden Gluten, weil es mit einer ganzen Reihe von gesundheitlichen Problemen in Zusammenhang steht wie dem Reizdarmsyndrom, Taubheitsgefühlen in Armen und Beinen, Depressionen und Gewichtszunahme. Einige Menschen, die wahrscheinlich an einer bloßen Weizensensitivität leiden, bemerken eine Verbesserung ihrer Symptome, wenn sie auf Gluten verzichten.

Ein frühzeitiger Kontakt zu Weizen kann ein Kind vor einer Weizenallergie schützen, aber bisher sind die Daten nicht eindeutig im Hinblick darauf, dass dadurch auch andere Probleme mit Weizen und Gluten verhindert werden können.

PRÄVENTION VON SOJA-, KIWI- UND ANDEREN ALLERGIEN

Allem Anschein nach nimmt auch die Prävalenz von Allergien gegen Kiwi, Bananen, Soja, Schalentiere und andere Nahrungsmittel zu. Einige Studien untersuchen verschiedene Methoden zur Desensibilisierung und Prävention von diesen Nahrungsmittelallergien, aber bisher wurden nur wenige Studien abgeschlossen.

Die Vorbereitung des Immunsystems mithilfe einer großen Vielfalt an Nahrungsmitteln, besonders häufigen Allergenen, könnte einen lebenslangen Schutz vor Nahrungsmittelallergien bedeuten.

Es könnte Allergene geben, die nicht in das Schema passen. So könnte es sein, dass zum Beispiel der frühzeitige Kontakt zu Soja keinen Schutz darstellt.

Aber der allgemeine Ansatz »frühzeitiger und häufiger Kontakt« sollte vor den meisten Nahrungsmittelallergien schützen. Das Immunsystem vertraut Nahrungsmitteln, mit denen es bereits im Säuglingsalter in Kontakt gebracht wurde.

Die Wirksamkeit dieses Konzepts ist nachgewiesen, aber es liegen noch keine Daten zu jedem einzelnen Allergen vor. Unter diesem Vorbehalt können wir zum frühzeitigen Kontakt mit Schalentieren, Kiwi und anderen möglicherweise bedenklichen Nahrungsmitteln raten.

Da es zu diesen Nahrungsmitteln keine Richtlinien gibt, sollte ein häufiger Kontakt erfolgen. Ich gebe meinen Kindern mindestens einmal in der Woche frische Kiwis sowie Bananen und Soja (in Form von Edamame) zweimal im Monat. Ich versuche auch Schalentiere in die Ernährung aufzunehmen, aber derzeit verzehren wir sie nur ca. einmal im Monat, und dann in panierter Form.

WICHTIGE FAKTEN ZU ALLERGIEN

1. Versuchen Sie Ihr Baby vor allen Nahrungsmittelallergien zu schützen, auch wenn nur eine bestimmte Art in der Familiengeschichte prävalent ist.

2. Führen Sie bei Ihrem Baby vor dem sechsten Lebensmonat Erdnüsse, Weizen, Eier, Milchprodukte, Sesamsamen und Fisch ein. Konsultieren Sie zunächst einen Arzt, sollte Ihr Baby an trockener Haut oder Ekzemen leiden oder wenn Allergien in der Familie verbreitet sind.

3. Eventuell möchten Sie auch bis zum Ende des fünften Monats andere häufige Nahrungsmittelallergene wie Nüsse, Kiwi, Bananen, Soja und Schalentiere eingeführt haben.

4. Die Forschung ist noch nicht abgeschlossen; aber derzeit gilt, dass Babys (ab dem vierten Monat), Kleinkinder und Vorschulkinder von jedem Allergenprotein mindestens 2 g pro Woche aufnehmen sollten. Die Tabellen in diesem Kapitel geben weitere Hinweise.

5. Laktoseintoleranz, Weizenintoleranz und Zöliakie sind keine Nahrungsmittelallergien.

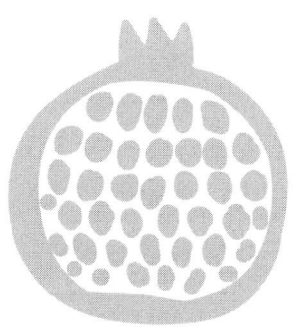

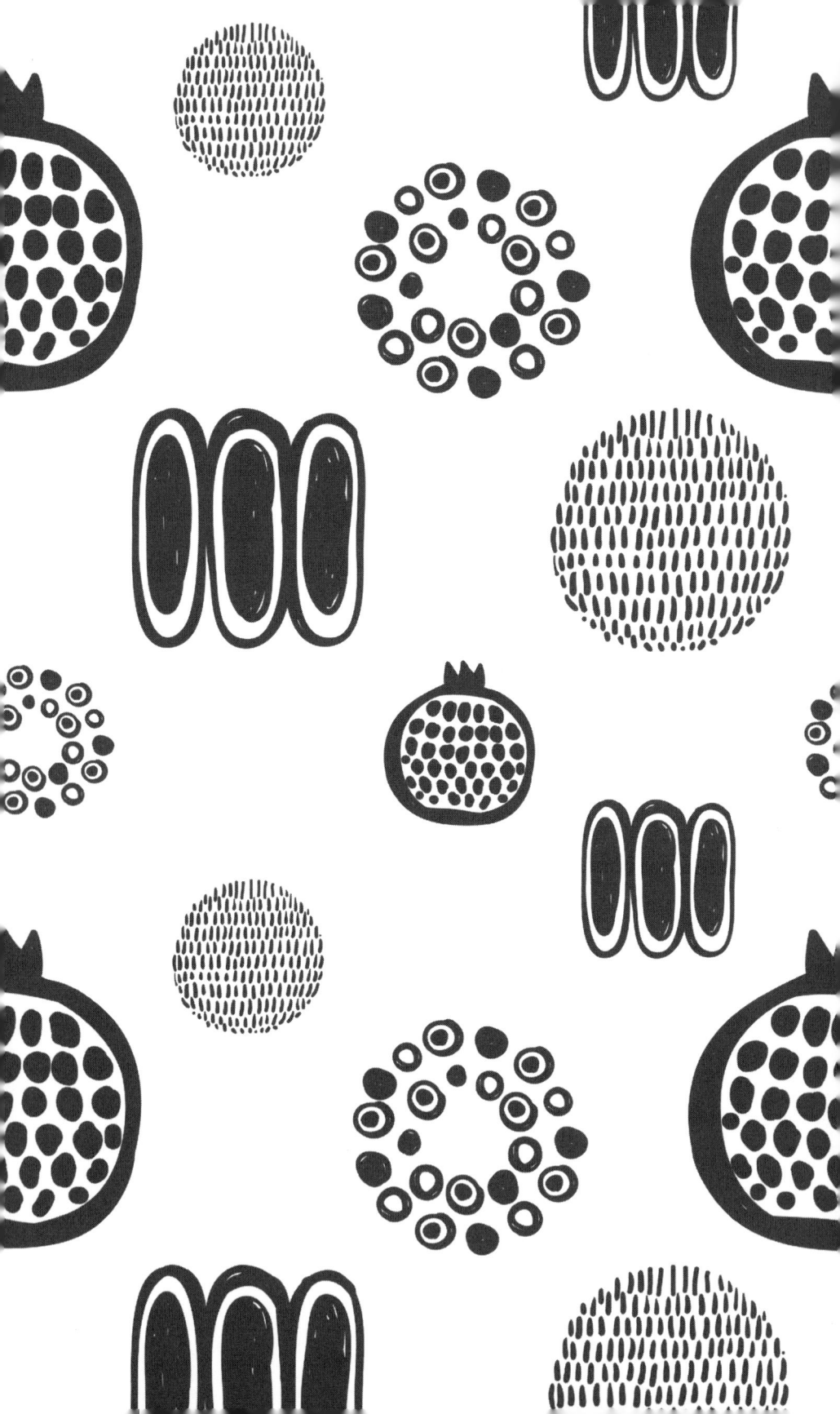

Kapitel 5

REZEPTE

DIE WIRKSAMSTEN ALLERGIEVERHINDERNDEN REZEPTE UND MAHLZEITEN

Sämtliche Rezepte in diesem Buch zielen auf das Verhindern von Nahrungsmittelallergien ab, aber als Mutter fand ich diejenigen, die mehrere Allergene gleichzeitig abdecken, am praktischsten.

In den folgenden Kapiteln ist jedoch jedes Rezept nur einmal beschrieben, um Wiederholungen zu vermeiden. Die mehrfach wirksamen Rezepte wurden also nur jeweils einer Hauptkategorie entsprechend der Kapitelüberschrift zugeordnet. So finden sich die Rezepte gegen Eiallergie im Kapitel »Eiallergie«. Rezepte, die *auch* gegen Eiallergie wirken, aber nicht der Eiallergie als Hauptkategorie zugeordnet werden, befinden sich also in einem anderen Kapitel. In welchem, das können Sie anhand der folgenden Liste feststellen. Jede Allergie ist durch ein eigenes Symbol gekennzeichnet, und nur danach müssen Sie suchen, um das Rezept gegen diese Allergie zu finden. Hierzu dient die folgende Übersicht.

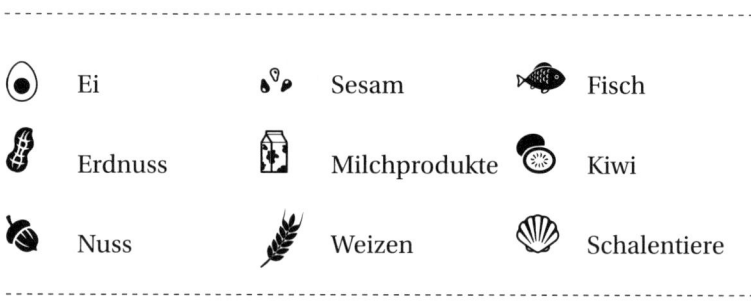

Unter den Rezepten finden sich auch die neunzehn Rezepte, die in der EAT-Studie verwendet wurden. Diese sind durch das Symbol $\mathcal{Eat}$ gekennzeichnet.

ZWEI ALLERGENE AUF EINEN STREICH

- **Sesam-Fischstäbchen,** Seite 147
- **Joghurt Sonnenaufgang,** Seite 157
- **Käseballon,** Seite 105
- **Käsestäbchen,** Seite 163
- **Jogurt-Haferkekse aus Nussmehl,** Seite 172
- **Sesamkekse,** Seite 188
- **Hackfleisch-Würstchen,** Seite 182

DREI ALLERGENE AUF EINEN STREICH

- **Ei-Tahini-Erdnussmus,** Seite 96
- **Erdnuss-Tahini-Dip oder -Sauce mit Nudeln,** Seite 122
- **Ei-Käse-Soldaten,** Seite 162
- **Käseballon auf Weizenvollkorntoast,** Seite 105

KAPITEL 5 *Rezepte*

- Weetabix-Bananen-Muffins, Seite 181
- Weetabix-Erdnuss-Schokokekse, Seite 186
- Nuss-Fisch-Püree oder -Aufstrich, Seite 193
- Thunfisch-Bolognese, Seite 207

VIER ALLERGENE AUF EINEN STREICH

- Nuss-Fisch-Püree oder -Aufstrich auf Weizenvollkornbrot, Seite 193
- Lachs-Shrimps-Bratlinge mit Jogurt in Weizenvollkornbrötchen, Seite 200
- Ei-Tahini-Erdnuss-Püree mit zusätzlicher Nussbutter, Seite 96
- Erdnuss-Tahini-Dip oder -Sauce mit zusätzlicher Nussbutter und Nudeln, Seite 122
- Schnelle Fischstäbchen mit Nussmehl (Seite 202) an Couscous und Tahini-Honig-Dip (Seite 151) oder mit Orangensaft verdünntem Joghurt

FÜNF ALLERGENE AUF EINEN STREICH

- Nuss-Fisch-Püree oder -Aufstrich aus Nussbuttermix auf Weizenvollkornbrot, Seite 193
- Ei-Tahini-Nussbutter-Püree oder vermischt mit Couscous, Seite 96
- Weizen-Porridge-Jambalaya, Seite 178

SECHS ALLERGENE AUF EINEN STREICH

- Nuss-Nudeln, Seite 132
- Weizen-Allerlei, Seite 196

DER HAUPTGEWINNER: NEUN ALLERGENE AUF EINEN STREICH

- Für Babys: **Kiwi-Weizen-Allerlei** (Rezeptvariante) **mit Nussbuttermix und Shrimps,** Seite 196
- Für Kleinkinder und Vorschulkinder: **Nuss-Nudeln mit Shrimps, ein Glas Milch und Kiwischeiben,** Seite 132

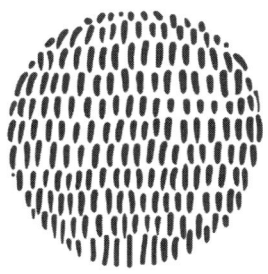

REZEPTE ZUR PRÄVENTION VON EIALLERGIEN

Die in diesen Rezepten enthaltenen wöchentlichen Dosen stellen die derzeit empfohlenen Mindestmengen dar, die ein Baby oder Kind derzeit aufnehmen sollte. Es ist kein Problem, sondern sogar wünschenswert, die erforderlichen Mengen zu überschreiten. Versuchen Sie jedes Allergen mindestens zweimal pro Woche zu verabreichen, unabhängig von der Menge, die bei der ersten Gabe gegessen wurde. Wenn also Ihr Kind am Montag ein ganzes Ei verschlingt, müssen Sie immer noch sicherstellen, dass es irgendwann in der Woche noch ein halbes Ei isst. Je mehr Ei Ihr Kind aufnimmt, desto besser ist dies vom Standpunkt der Allergieprävention.

Füttern Sie Ihrem Baby und Kind mindestens ein kleines Ei pro Woche.

EIER FÜR BABYS

Grünes 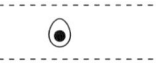Eierpüree

Ich muss bei der Zubereitung immer an das beliebte Buch von Dr. Seuss **Green, Eggs and Ham***, denken. Durch die Süße der Birne wird das Püree zum Leckerbissen. Ich konnte fast wortwörtlich sehen, wie Arthur als Baby dachte »Ich liebe grünes Eierpüree! Danke, Mama.«*

PORTIONEN: Ergibt 840 ml oder 14 Portionen zu je 60 ml. Eine Portion entspricht der ½ wöchentlichen Ei-Dosis.

Zutaten

- 7 kleine hart gekochte Eier
- 2 reife Avocados, halbiert, entsteint und geschält
- 1 reife Birne, ohne Kerngehäuse

Zubereitung

1. Zutaten in den Mixer geben und pürieren, bis die gewünschte Konsistenz erreicht ist.
2. Zwei Portionen innerhalb von 2 bis 3 Tagen nach der Zubereitung verzehren. Die restlichen Portionen in kleinen Behältern zu je 60 ml einfrieren und im Verlauf der nächsten Monate aufbrauchen. Älteren Babys, die bereits andere Texturen als glatt und flüssig mögen, kann man auch Couscous oder Kartoffelmus untermischen.

REZEPTE *zur Prävention von Eiallergien*

Tahini-Ei-Überraschung

Eat 🥚 🌰

Tahini ist aus der Küche des Mittleren Ostens nicht wegzudenken und ist Zutat im weltweit beliebten Dip Hummus. Mein Favorit ist Baba Ganoush, ein Dip aus gegrillter Aubergine und Tahini. Ich war versucht, dieses Rezept Ei-Ganoush zu nennen, aber dieser Name beschreibt es besser.

PORTIONEN: Ergibt ca. 125 ml. Das volle Rezept bietet die wöchentlichen Sesam- und Eidosen, die am besten über zwei oder mehr Tage gefüttert werden.

Zutaten

- 1 kleines hart gekochtes Ei
- 2 EL Wasser
- 3 TL Tahini, gut verrührt
- 1–4 EL kochendes Wasser

Zubereitung

1. Ei und Wasser in einen Mixer geben und zu einer glatten Paste verarbeiten. Tahini und kochendes Wasser zugeben und pulsierend verarbeiten, bis die vom Baby bevorzugte Konsistenz erreicht ist.
2. Reste halten sich in einem luftdicht verschlossenen Behälter bis zu zwei Tage. Alternativ kann man auch eine größere Menge zubereiten und Einzelportionen einfrieren und im Verlauf eines Monats verbrauchen. Langsam im Kühlschrank auftauen lassen und dann in der Mikrowelle gut durchwärmen.

Ei-Tahini-Erdnuss-Püree

Dieses Püree riecht nicht nur lecker (ich liebe Erdnussbutter), sondern schützt Ihr Baby vor allen drei Allergenen auf einen Streich. Ein tolles Multitasking-Gericht, das einem Baby gut mit einem Löffel gefüttert werden kann oder zahnenden Kindern auf Toast oder Reiswaffeln. Sie können auch einige Teelöffel einer selbst gemachten Nussbutter (siehe Seite 124) untermischen, um gleichzeitig auch vor Nussallergien zu schützen.

PORTIONEN: Die gesamte Rezeptmenge ergibt die wöchentlichen Ei-, Sesam- und Erdnussdosen und wird am besten über zwei oder mehrere Tage verteilt.

Zutaten

- 1 kleines hart gekochtes Ei
- 2–3 EL Wasser
- 3 TL Tahini, gut verrührt
- 3 TL gestrichen, feine Erdnussbutter
- 1–4 EL kochendes Wasser

Zubereitung

1. Ei und Wasser in einen Mixer geben und zu einer glatten Paste verarbeiten. Tahini zugeben und gut vermischen. Erdnussbutter mit 1 TL kochendem Wasser verdünnen und dann zum Ei-Tahini-Gemisch zugeben und pürieren. Langsam mehr kochendes Wasser zugeben und pürieren, bis die Paste die von Ihrem Baby bevorzugte Konsistenz besitzt.
2. Reste halten sich in einem luftdicht verschlossenen Behälter bis zu zwei Tage. Alternativ kann man auch eine größere Menge zubereiten und Einzelportionen einfrieren und im Verlauf eines Monats verbrauchen. Langsam im Kühlschrank auftauen lassen und dann in der Mikrowelle gut durchwärmen.

FRÜHSTÜCK

Flöckchen-Rührei

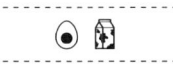

Wenn hart gekochte und gebackene Eier gut vertragen und gemocht werden, dann können Sie Ihrem Baby auch dieses vollständig gegarte Flöckchen-Rührei servieren. Das Rührei sollte babyfreundlich sein und in kleine Flöckchen statt große Stücke zerfallen; bewegen Sie beim Garen das Pfannenmesser oft durch die Eimasse. Ältere Kinder und Erwachsene mögen dieses Rührei auch gerne, daher vervierfache ich normalerweise die angegebene Menge, sodass es für die gesamte Familie reicht. Mein Mann mag es am liebsten auf Toast.

PORTIONEN: Das Gericht enthält die wöchentliche Eier-Dosis und wird am besten über zwei oder mehr Tage verteilt gegessen. Dieses Gericht enthält auch die halbe Milcheiweißdosis. Wenn Sie jede Portion mit 2 EL Naturjoghurt der Vollfettstufe anreichern, dann sind die wöchentlichen Mengen Ei und Milchprodukte erreicht.

Zutaten

- 1 kleines Ei
- 1 TL ungesalzene Butter
- 2 EL Milch (Vollmilch verwenden, besonders, wenn Sie für Kinder unter 2 Jahren kochen)

Zubereitung

1. Ei und Milch in einer kleinen Schüssel verrühren. Butter in einem kleinen Topf auf der geringsten Stufe zerlassen. Ei-Milch-Mix hineingeben und bei geringer Hitze unter konstantem Rühren ca. 3 Minuten garen, bis das Ei ganz durchgegart ist.
2. Reste halten sich in einem luftdicht verschlossenen Behälter drei bis vier Tage. Leider kann man dieses Gericht nicht gut einfrieren.

REZEPTE *zur Prävention von Eiallergien*

Gebackenes *Omelett*

Eat ⊙ 🎒

Dieses Gericht mag die ganze Familie – garantiert. Und was noch besser ist, es ist unglaublich flexibel. Man kann die Füllung oder die Gewürze ändern (je nach Geschmack und Vorliebe). Und man kann es bis zum Backen zwei Tage im Voraus zubereiten. Wenn wir am Wochenende Gäste haben, dann bereite ich die dreifache Menge dieses Rezepts am Freitagmorgen vor. Ich bewahre die Eimasse mit Frischhaltefolie zugedeckt im Kühlschrank auf, während wir am Freitagabend und Samstag Gäste haben, und am Sonntagmorgen schiebe ich es einfach in den heißen Ofen und fertig ist der leckere Brunch.

PORTIONEN: Dieses Gericht, das man gut einfrieren kann, ergibt 3 wöchentliche Eidosen und 1,5 wöchentliche Milcheiweißdosen.

Zutaten

- 3 kleine Eier
- 3 EL Vollmilch
- 3 EL geriebener Cheddar
- 150 g klein geschnittener Schinken, Thunfisch, Paprika, Tomaten, Mais, Spinat oder gehackte Zwiebeln oder eine Kombination daraus (optional)
- 1–2 TL Gewürze wie geräuchertes Paprikapulver, schwarzer Pfeffer, Knoblauch oder eine getrocknete Kräutermischung

Zubereitung

1. Ofen auf 190 °C vorheizen.
2. Eier und Milch in einer mittelgroßen Schüssel verrühren. Käse untermischen und eventuell die Füllung und Gewürze. Mix in eine gefettete, 20 × 20 cm große Auflaufform geben und 20–30 Minuten backen, bis die Masse gestockt ist. Ein in die Mitte eingestochenes Messer sollte ohne Eireste herausgezogen werden können.

3. Reste halten sich in einem luftdicht verschlossenen Behälter drei bis vier Tage. Kann alternativ auch in wöchentliche Portionen aufgeteilt werden und einzeln abgepackt im TK-Fach bis zu zwei Monate aufbewahrt werden. Vor der Verwendung über mehrere Stunden im Kühlschrank auftauen lassen. In der Mikrowelle oder im Backofen (90 °C) aufwärmen.

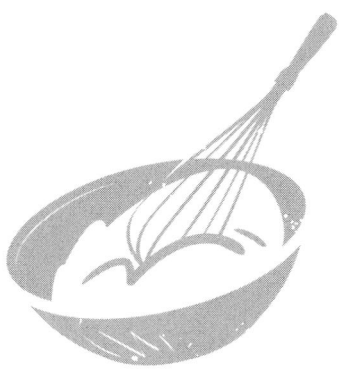

REZEPTE *zur Prävention von Eiallergien*

Arme Ritter

Die Reaktion meiner Tochter auf ihre ersten Armen Ritter war »lecker, lecker, superlecker«, und sie rieb sich ihr Bäuchlein. Jede Art Brot ist geeignet, aber Baguette bietet knusprige kleine Scheiben für kleine Hände. Ich reiche meistens Frucht und Joghurt dazu. Man kann auch Toastbrot verwenden, aber nach dem Braten sollte es im Ofen weitere 5–10 Minuten getoastet werden. Wenn Sie Vollkornbrot nehmen, dann haben Sie gleich eine Weizen-Dosis. Ich habe auch festgestellt, dass Arme Ritter sehr beliebt bei zahnenden Babys sind – einfach den Honig und den Belag weglassen und eventuell durch etwas Nussbutter ersetzen!

Hinweis: Honig kann Bakterien enthalten, die von dem Verdauungssystem von Kindern unter einem Jahr nicht bewältigt werden können. Daher dürfen Gerichte, die Honig enthalten, keinem Baby unter einem Jahr gefüttert werden.

PORTIONEN: Ergibt 16 kleine Scheiben Weizenvollkornbaguette: 4 Scheiben enthalten ½ Ei und 1 Weizen-Dosis. Oder 3 Vollkornbrotscheiben: jede Scheibe enthält ⅔ Ei und 1 Wochendosis Weizen. Im Verlauf einer Woche zweimal servieren, um die Wochendosis Ei und Weizen abzudecken. Jede Portion bietet auch ein Viertel der wöchentlichen Milcheiweißdosis.

Zutaten

- 2 kleine Eier
- 125 ml Milch
- ¼ TL Vanilleextrakt
- 1 EL Honig (optional)
- ½ TL gemahlener Zimt (optional)
- 1 kleines Weizenvollkornbaguette, ca. 20 cm lang, in Scheiben geschnitten (oder 3 Scheiben Vollkornbrot)
- 1 EL Butter

Zubereitung

1. Eier, Milch, Vanille und optional Honig und Zimt in einer mittelgroßen Schüssel verrühren. Dies kann einen ganzen Tag im Voraus zubereitet werden und in einem luftdicht verschlossenen Behälter im Kühlschrank bis zur Verwendung aufbewahrt werden.
2. Eimasse in eine 23 cm große Pastetenform geben. Brot in der Eimasse einweichen lassen, einmal umdrehen, bis es vollständig gesättigt ist und fast die gesamte Flüssigkeit aufgesogen wurde. Butter in einer großen (Grill-)Pfanne bei mittlerer Hitze zerlassen und das Baguettebrot goldbraun und knusprig braten, die erste Seite ca. 3 Minuten, die zweite ca. 2 Minuten braten. Wenn Sie die Armen Ritter sofort servieren, dann sind sie innen weich. Wenn Sie (oder Ihre Kinder) es lieber knusprig mögen, können die eigetränkten Brotscheiben im Ofen auf einem leicht gefetteten Backblech bei 200 °C für 15–20 Minuten gebacken und nach der Hälfte der Zeit einmal umgedreht werden. Auf diese Weise bleiben die Armen Ritter auch heiß, während ich mehr zubereite, sodass ich am Ende mehreren Kindern gleichzeitig etwas zu essen geben kann.
3. Was man dazu essen kann: Butter, Ahornsirup, Schokoladensirup, Schlagsahne, karamellisierte Bananen, Zucker, braunen Zucker, Nutella, Honig-Nussbutter (Nussbutter mit Honig vermischt) oder Honig-Joghurt-Sauce (stichfester Joghurt mit Orangensaft verdünnt und mit Honig gesüßt).
4. Reste halten sich im Kühlschrank in einem luftdicht verschlossenen Behälter 3–4 Tage. Man kann auch die doppelte oder dreifache Menge Zutaten verwenden, in Wochenportionen aufteilen und dies in Frischhaltefolie oder Plastikbeuteln im Gefrierschrank bis zu zwei Monate aufbewahren. Im Kühlschrank über ca. 3 Stunden auftauen lassen oder 50 Minuten bei Raumtemperatur. Im 90 °C heißen Ofen richtig durchwärmen lassen.

Eierpfannkuchen

Claras absolutes Lieblingsrezept für Eier. Auch Arthur ließ sie sich schmecken, nachdem er Zähne hatte. Kleine Pfannkuchen sind gut für kleinere Hände geeignet, obwohl große Pfannkuchen für ältere Kinder eine gute Gelegenheit bieten, zu zeigen, wie gut sie mit Messer und Gabel umgehen können. Bei uns ist das Schneiden in verschiedene geometrische Formen besonders beliebt.

PORTIONEN: Ergibt 12 große Pfannkuchen. Jeder Pfannkuchen enthält ein ¾ Ei. Anderthalb Pfannkuchen über zwei Tage gefüttert bieten die wöchentliche Eier-Dosis. Zweieinhalb Pfannkuchen bieten die halbe wöchentliche Milcheiweißdosis.

Zutaten

- 9 kleine Eier
- 375 ml Milch
- 3 EL Butter, zerlassen
- 3 EL Zucker
- ¾ TL Salz
- ¾ TL Vanilleextrakt (optional)
- 200 g Mehl
- 1 TL Backpulver
- 2 TL kalte Butter
- Reiner Ahornsirup

Zubereitung

1. Eier und Milch in einer großen Schüssel verrühren. Zerlassene Butter, Zucker, Salz und Vanille (falls verwendet) hinzufügen. Gut verrühren. Mehl und Backpulver unterrühren.
2. Den Ofen auf 80 °C vorheizen.
3. Kalte Butter in einer großen Bratpfanne bei mittlerer Hitze erwärmen. Mit einem Papiertuch die Butter gleichmäßig in der Pfanne verteilen. (Dadurch sieht sogar Ihr erster Pfannkuchen attraktiv aus.)

4. Teig in die Pfanne geben und pro Pfannkuchen ca. eine Suppenkelle voll verwenden. Wenn sich im Teig kleine Bläschen bilden, den Pfannkuchen umdrehen und ca. eine weitere Minute backen, bis er braun ist. Auf ein Backblech geben und im Ofen warm halten, bis der gesamte Teig verbraucht ist. Etwas Ahornsirup darüberträufeln und servieren.
5. Der Teig kann am Vortag zubereitet und im Kühlschrank aufbewahrt werden. Reste halten sich in einem luftdicht verschlossenen Behälter bis zu vier Tage. Am besten schmecken Pfannkuchen warm. Pfannkuchen lassen sich auch gut bis zu zwei Monate einfrieren. Bei Raumtemperatur auftauen lassen oder über Nacht im Kühlschrank. Einzeln in der Mikrowelle erwärmen oder auf ein Backblech legen und 10–15 Minuten bei 95 °C aufwärmen. Nicht stapeln, da sie gerne zusammenkleben.

Weitere Serviervorschläge (über Ahornsirup hinaus):
- *Nutella und Banane: Auf die leicht abgekühlten Pfannkuchen eine dünne Schicht Nutella streichen und mit Bananenscheiben dekorieren.*
- *Schlagsahne und Erdbeeren: Erdbeeren für Augen und Nase verwenden und Schlagsahne für einen lachenden Mund.*

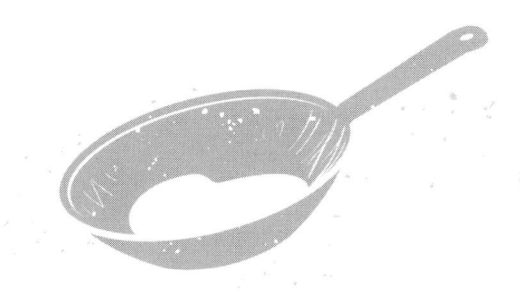

REZEPTE *zur Prävention von Eiallergien*

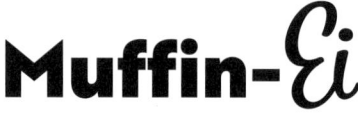

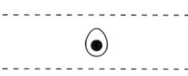

Diese Eier sind als Gebäck getarnt. Muss ich noch mehr sagen?

PORTIONEN: Ergibt 12 „Muffins". Jeder Muffin enthält ¾ Ei. 1½ Muffins im Verlauf einer Woche gefüttert bieten die wöchentliche Ei-Dosis.

Zutaten

9 kleine Eier	4 EL Zucker
60 ml Vollmilch	¼ TL Vanilleextrakt
40 g Allzweckmehl	⅛ TL Salz
¼ TL Backpulver	

Zubereitung

1. Ofen auf 175 °C vorheizen. Ein 12er-Muffinblech leicht fetten und beiseitestellen.
2. Eier und Milch in einer mittelgroßen Schüssel verrühren. Mehl, Backpulver, Zucker, Vanille und Salz zugeben und gut verrühren. Teig in die Förmchen geben und 25–30 Minuten backen, bis die Muffins goldbraun und aufgegangen sind. Sobald sie aus dem Ofen genommen werden, fallen die Muffins zusammen.
3. Der Teig kann bis zu zwei Tage im Voraus zubereitet und in einem luftdicht verschlossenen Behälter im Kühlschrank aufbewahrt werden. Die Muffins schmecken noch warm direkt aus dem Ofen am leckersten, eignen sich aber auch als kalter Snack im Schulbrot oder unterwegs. Reste in einem luftdicht verschlossenen Behälter im Kühlschrank bis zu 3 Tage aufbewahren oder bis zu zwei Monate einfrieren. Im Kühlschrank auftauen und dann in der Mikrowelle oder im Ofen bei 90 °C aufwärmen.

Pikante Variante: Zucker weglassen und stattdessen 100 g gewürfelte Tomaten, gekochten Brokkoli, gewürfelte Wurst oder geriebenen Käse verwenden.

MITTAGESSEN/ABENDESSEN

Käseballon
(besser bekannt als Soufflé)

Soufflés sind gar nicht so schwierig, wie ihr Ruf es glauben machen will. Und Kinder sind fasziniert, wenn sie das Aufgehen beobachten. Dieses Soufflé sieht aus wie ein großer Käseballon, den man am Tisch mit einem Nadelstich zerplatzen lassen kann. Und das schnelle Zusammenfallen ist genauso faszinierend.

Viele kleine Kinder sind sehr hitzeempfindlich, daher kann man gut Naturjoghurt, Ketchup oder eine andere kalte Sauce dazu servieren. Oder die Kinder können sich etwas Soufflé auf einen Toast streichen. Wenn sie damit fertig sind, ist das Soufflé in der Regel genug abgekühlt.

Tipp: *Eier trennen: Eier über einer großen Schüssel aufschlagen und das Eigelb von einer Schalenhälfte in die andere geben, sodass das Eiweiß in die Schüssel fällt. Das geht einfacher, wenn die Eier Raumtemperatur haben.*

PORTIONEN: Ergibt acht Kinderportionen oder zwei Erwachsenen- und zwei Kinderportionen. Ein Achtel dieses Gerichts bietet die halbe wöchentliche Ei-Dosis und eine wöchentliche Milcheiweißdosis.

Zutaten

- 4 kleine Eier
- 30 g Allzweckmehl
- ¼ TL Salz
- 250 ml Vollmilch
- 70 g geriebener milder Cheddar
- ½ TL Weinstein

>>>

Zubereitung

1. Ofen auf 175 °C vorheizen. Eier trennen, die Eiweiße in eine mittelgroße Schüssel und die Eigelbe in eine kleine Schüssel geben. Eiweiße ruhen lassen, bis sie Raumtemperatur besitzen.
2. Mehl und Salz in einen Topf geben, vermischen und nach und nach die Milch unterrühren und glatt rühren. Milchmix unter ständigem Rühren bei mittlerer Temperatur zum Kochen bringen, bis die Milch andickt. Herd ausschalten und sofort den Käse unterrühren, bis er geschmolzen ist. Beiseitestellen.
3. Weinstein zu den Eiweißen geben und bei hoher Geschwindigkeit mit einem elektrischen Handrührgerät ca. 7–9 Minuten steif schlagen. Der Eischnee ist steif genug, wenn er nicht mehr in der Schüssel hin- und herrutscht.
4. Eigelbe und die Milch-Käse-Mischung unterrühren. Diese Masse vorsichtig aber gründlich unter den Eischnee heben, bis keine weißen Streifen mehr zu sehen sind. Die Eimasse in eine nicht gefettete 2-l-Souffléform oder andere Keramikschale mit einer Randhöhe von mindestens 10 cm geben.
5. Soufflé ca. 30–40 Minuten backen, bis es aufgegangen, etwas gebräunt ist und leicht zittert, wenn der Ofenrost bewegt wird. Sofort servieren; die Oberfläche einstechen und Portionen servieren, die sowohl weiches Inneres als auch knusprige Kruste enthalten.
6. Reste halten sich zwar im Kühlschrank bis zu zwei Tage und lassen sich in der Mikrowelle aufwärmen, aber ich kann dies nicht empfehlen. Soufflés schmecken am besten ganz frisch aus dem Ofen. Reste haben eine komplett andere Textur; sie sind viel dichter und nicht mehr fluffig.

Pfannkuchen zum Abendbrot!

Dies ist im Grund eine leicht abgewandelte Crêpe-Version meiner Eierpfannkuchen. (Bei meinen Kindern heißen sie immer noch "Pfannkuchen".) Ich serviere gerne verschiedene Füllungen (Vorschläge auf Seite 108) und serviere sie mit Joghurt und Obst. Wenn die Kinder sie lieber ohne alles essen möchten, dann nehmen sie immer noch pro Crêpe ein drei Viertel von einem Ei zu sich.

Der Teig kann bis zu einem Tag im Voraus zubereitet und zugedeckt im Kühlschrank aufbewahrt werden. Crêpes werden am besten warm gegessen, aber kalte Reste kann man wie Tortillas als „Wrap" aufrollen und als Schulbrot verwenden. Man kann sie auch mit Avocado, gekochtem Gemüse oder anderen Resten pürieren und bis zu einem Monat einfrieren.

PORTIONEN: Ergibt 12 mittelgroße Crêpes. Jeder Crêpe enthält ein ¾ Ei. Anderthalb Crêpes, im Laufe einer Woche serviert, entsprechen der wöchentlichen Ei-Dosis. 2½ Crêpes entsprechen der ½ wöchentlichen Milcheiweiß-Dosis.

Zutaten

- 9 kleine Eier
- 375 ml Vollmilch
- 3 EL Butter, zerlassen
- ¼ TL Salz
- 200 g Allzweckmehl

Zubereitung

1. Eier und Milch in einer Schüssel verrühren. Butter und Salz zugeben. Gut verrühren. Mehl zugeben und unterrühren. Eventuell ist der Teig etwas klumpig.
2. Den Ofen auf 80 °C vorheizen.

>>>

3. Eine große Bratpfanne leicht einfetten und bei mittlerer Hitze erwärmen. Teig in die Pfanne geben und für jeden Crêpe ca. eine Suppenkelle voll Teig verwenden.
4. Wenn sich im Teig kleine Bläschen bilden, umdrehen und bräunen. Auf ein Backblech legen und im Ofen warm halten, bis alle Crêpes zubereitet sind.
5. Reste halten sich in einem luftdicht verschlossenen Behälter im Kühlschrank 3–4 Tage oder tiefgefroren bis zu 2 Monate. Bei Raumtemperatur ca. 1–2 Stunden auftauen lassen oder über Nacht im Kühlschrank. Einzeln in der Mikrowelle aufwärmen oder 10–15 Minuten im Ofen bei 90 °C. Nicht stapeln, da sie leicht zusammenkleben.

Vorschläge für pikante Füllungen:
- *Kirschtomaten, halbiert und mit etwas Olivenöl, Oregano, Salz, schwarzem Pfeffer und fein geschnittenen Zwiebeln und Fetakäse vermischt*
- *Pilze, gegart in Butter mit frischen Kräutern wie Petersilie, Schnittlauch, Thymian oder (mein Favorit) Rosmarin*
- *Geschmolzener Ziegenkäse oder Frischkäse, vermischt mit gedünstetem Spinat (oder aufgetautem TK-Spinat), gewürzt mit zerdrücktem Knoblauch, Salz und Pfeffer*
- *Reife Avocadoscheiben, Kirschtomaten und gewürfelter Schinken*
- *Gewürfelte Wurst und geröstete Brokkoliröschen*
- *Geriebener Cheddar*

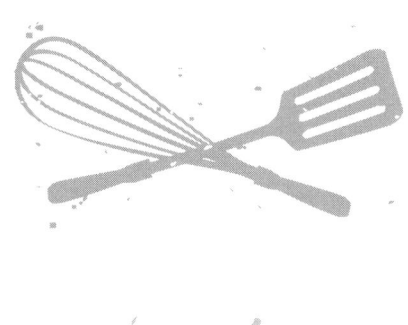

Pekingente und Crêpes

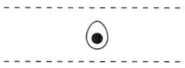

Ein weiteres Rezept für Pfannkuchen, inspiriert von dem Lieblingsrezept meines Mannes – Pekingente. Ich serviere diese „chinesischen" Crêpes mit Gemüse-Stirfry und meiner Einfachen Ente (Seite 110), da meine Kinder so gerne Hühnerbeine abnagen. Diese Crêpes können auch um Würstchen gewickelt werden, was dann „Ferkel im Schlafrock" heißt.

PORTIONEN: Ergibt 10 Crêpes. Ein Crêpe entspricht der halben wöchentlichen Ei-Dosis; entweder zweimal pro Woche servieren oder mit anderen Rezepten kombinieren, um die wöchentliche Ei-Dosis zu erreichen.

Zutaten

- 1 Einfache Ente (Rezept siehe nächste Seite)
- 5 kleine Eier
- 125 ml Milch
- ⅛ TL Salz
- 120 g Allzweckmehl

Zubereitung

1. Eier, Milch, Salz und 125 ml Wasser in einer mittelgroßen Schüssel verrühren. Verrühren, bis das Mehl gut eingearbeitet ist. Teig kann einige Klumpen enthalten.
2. Den Ofen auf 80 °C vorheizen.
3. 1 TL Pflanzenöl in einer 20–23 cm großen Bratpfanne bei mittlerer Hitze erwärmen. Wenn das Öl flüssig ist, mit einem Papiertuch die Pfanne damit ausfetten. Für jeden Crêpe ca. 60 ml Teig verwenden; Teig in die Pfanne geben und die Pfanne schwenken, sodass sich der Teig gut verteilen kann – die Crêpes sollten möglichst dünn sein. Wenn sich im Teig kleine Bläschen bilden, sollte der Crê-

>>>

pe umgedreht werden. Auf ein Backblech legen und im Ofen warm halten, bis alle Crêpes zubereitet sind.
4. Übrig gebliebene Crêpes halten sich in einem luftdicht verschlossenen Behälter im Gefrierfach bis zu zwei Monate. Vor dem Verzehr bei Raumtemperatur eine Stunde auftauen oder über Nacht im Kühlschrank. Einzeln in der Mikrowelle oder im Ofen 15–20 Minuten auf einem Backblech bei 90 °C backen. Nicht stapeln, da sie leicht zusammenkleben.

EINFACHE ENTE

Würzen, in den heißen Ofen setzen und wieder herausnehmen. Einfacher geht's nicht.

PORTIONEN: Ergibt 3 bis 4 Portionen

Zutaten

½ EL grobes Salz
½ TL frisch gemahlener schwarzer Pfeffer
½ TL gemahlener Piment
1 Ente (2 kg)
1 Orange, halbiert

Zubereitung

1. Ofen auf 205 °C vorheizen. Ein Backblech mit einem EL Olivenöl oder einem anderen Pflanzenöl einreiben und beiseitelegen.
2. Salz, Pfeffer und Piment in einer kleinen Schüssel vermengen. Haut der Ente mit einer Gabel einstechen. Ente mit der Gewürzmischung einreiben und beide Orangenhälften in die Ente stecken. Im Ofen 20 Minuten braten sowie für jedes Pfund (500 g) weitere 20 Minuten. Vor dem Tranchieren 10–20 Minuten ruhen lassen. Eventuell mit zwei Gabeln das Fleisch zerreißen.

DESSERT

Eggnog
ohne Alkohol

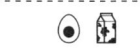

Eggnog für Erwachsene enthält oft Alkohol, um mögliche Bakterien wie zum Beispiel Salmonellen abzutöten, aber dieser Kinder-Eggnog ist alkoholfrei und wird durch langsames Kochen zubereitet. Ich verwende Reste zum Zubereiten von Armen Rittern; einfach das Brot im Eggnog wenden und in Butter braten.

PORTIONEN: Ergibt 8 Portionen. 2 Portionen entsprechen der wöchentlichen Ei- und Milcheiweißdosis

Zutaten
- 4 kleine Eier
- 2 l Vollmilch
- 65 g Zucker
- 2 TL Vanilleextrakt

Zubereitung
1. Eier und Milch in einer mittelgroßen Schüssel verrühren, dann Zucker und Vanille unterrühren. Eigemisch in einen gusseisernen Topf geben und bei geringer Hitze unter ständigem Rühren 5–7 Minuten fast kochen, bis es leicht andickt und am Löffel haften bleibt. Das Gemisch soll nicht richtig kochen.
2. Reste halten sich in einem luftdicht verschlossenen Behälter im Kühlschrank bis zu einem Tag. Nicht einfrieren.

Milchschokoladen-Mousse

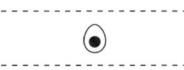

Diese Mousse ist bei meiner Familie sehr beliebt und sie hält sich im Kühlschrank mindestens drei Tage, sodass man sie über mehrere Tage verteilt anbieten kann, um die Eiportionen zu verabreichen. In vielen Mousse-Rezepten wird Eischnee verwendet, was für Kinder gefährlich sein kann. Hier wird das nötige Volumen und seidige Textur durch geschlagene Sahne bewirkt, und die Eier wurden im ersten Schritt gegart.

Dieses Rezept verwendet nur die Eigelbe, aber die Eiweiße können für andere Dinge verwendet werden. Zum Beispiel kann die Mousse mit Baiser-Keksen (Seite 114) serviert werden.

PORTIONEN: Ergibt 8 Portionen. Jede Portion enthält ein halbes Eigelb.

Zutaten

- 4 Eigelb
- 3 EL Zucker
- 500 ml Schlagsahne
- 225 g Milchschokolade
- 1 TL Vanilleextrakt

Zubereitung

1. Eigelb, 1½ EL Zucker und ¾ der Schlagsahne in einem kleinen gusseisernen Topf verrühren. Einige Minuten bei mittlerer Hitze unter ständigem Rühren leicht andicken lassen, bis die Masse am Löffel kleben bleibt. Ziel ist, das Eigelb auf eine sichere Temperatur zu erhitzen, aber es soll weder kochen noch ausflocken. Sobald die Masse leicht angedickt ist, vom Herd nehmen.
2. Schokolade in Stücke brechen und in der Mikrowelle oder im Wasserbad schmelzen. Unter die Eimasse geben, dann die Vanille zugeben.

3. Restliche Schlagsahne und restlichen Zucker in eine mittelgroße Schüssel geben und steif schlagen. Schokoladenmasse vorsichtig unter die geschlagene Sahne heben. Die Mousse in acht kleine Förmchen aufteilen und mindestens 30 Minuten kühl stellen.
4. Reste halten sich mit Frischhaltefolie zugedeckt im Kühlschrank 3–4 Tage oder bis zu einem Monat im Gefrierschrank. Vor dem Servieren 5–6 Stunden im Kühlschrank auftauen lassen. Die Mousse büßt beim Einfrieren viel ihrer Fluffigkeit ein, aber der Geschmack ist immer noch hervorragend.

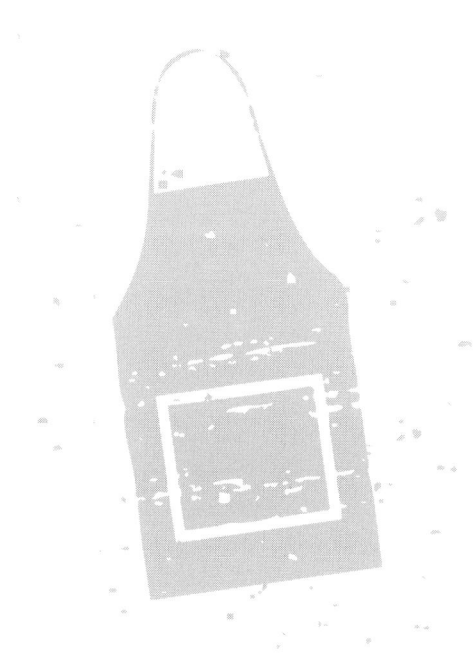

Baiser-Kekse

◉

Grant bezeichnet diese Kekse als „Bonbons" – sein größtes Lob. Mit etwas Lebensmittelfarbe kann man ihnen jede nur erdenkliche Farbe verleihen.

Weil bei diesem Rezept nur das Eiweiß verwendet wird (siehe Tipp zum Trennen von Eiern auf Seite 105), sollte für das Eigelb eine andere Verwendung gefunden werden. Diese Baiser-Kekse in Kombination mit Milchschokoladen-Mousse (Seite 112) sind bei meiner Familie sehr beliebt.

Dieses Rezept basiert auf einem Rezept, das von dem Gewürzhersteller McCormick entwickelt wurde. Mit freundlicher Genehmigung von McCormick.

PORTIONEN: Ergibt 72 äußerst leichte und luftige Kekse; 18 davon entsprechen der wöchentlichen Eiweißdosis. Wenn fast drei Kekse pro Tag zu viel sind, egal wie leicht sie sind, dann sollten weniger Kekse mit anderen Rezepten kombiniert werden, um die wöchentliche Ei-Dosis zu erreichen.

Zutaten

- 4 Eiweiß
- ½ TL Weinstein
- 170 g Zucker
- 1 TL Vanilleextrakt
- 30 Tropfen Lebensmittelfarbe (optional)

Zubereitung

1. Ofen auf 110 °C vorheizen. Zwei Backbleche mit Backspray einsprühen.
2. Eiweiß in einer großen Schüssel mit einem elektrischen Handrührgerät schaumig schlagen. Weinstein zugeben. Weiter schlagen, bis der Eischnee steif ist. Der Eischnee sollte wie eine Wolke aussehen, und wenn man die Mixstäbe aus dem Eischnee zieht, dann sollten sich tropfenförmige Spitzen bilden. Zucker, Vanille und Lebensmittelfarbe (optional) zugeben und sehr steif schlagen. Wenn man die Mixstäbe aus dem Eischnee zieht, dann sollten sich steife Spitzen bilden.

3. Eischnee teelöffelweise in ca. 2,5 cm Entfernung voneinander auf die Backbleche geben. 45 Minuten backen, bis die Kekse sich in der Mitte nicht mehr bewegen, wenn das Backblech bewegt wird, dann den Ofen ausstellen. Die Kekse noch mindestens eine weitere Stunde im warmen Ofen lassen, bis sie vollständig abgekühlt sind. Die Kekse sollen ganz durch sein, bis sie knusprig sind. Sie werden nicht braun.
4. Reste halten sich in einem luftdicht verschlossenen Behälter bei Raumtemperatur 7–10 Tage.

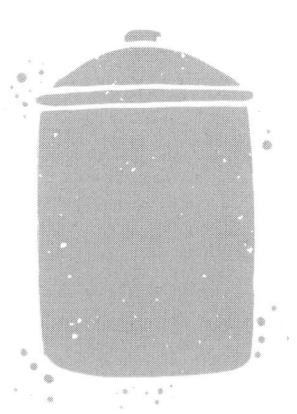

…
Kakao-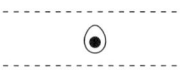

Kakao-Wolken sind eigentlich ein Schokoladensoufflé, aber sie machen so viel Spaß beim Zubereiten und Essen, dass sie einen fröhlicheren Namen verdienen. Clara sagt, sie schmecken wie „heiße Schokolade in Kuchenform".

PORTIONEN: Ergibt 4 Portionen. Jede Portion entspricht ¾ der wöchentlichen Ei-Dosis.

Zutaten

3 kleine Eier
100 g süße Blockschokolade
5 EL plus 1 TL Butter
¼ TL Weinstein
3 EL Zucker

Zubereitung

1. Ofen auf 175 °C vorheizen. Eier trennen (siehe Tipp auf Seite 105) und das Eiweiß in eine mittelgroße Schüssel und das Eigelb in eine kleine Schüssel geben und beiseitestellen. Das Eiweiß so lange ruhen lassen, bis es Raumtemperatur angenommen hat.
2. Schokolade in kleine Stücke brechen und unter häufigem Rühren mit der Butter in der Mikrowelle, im Wasserbad oder über einem Topf mit sanft köchelndem Wasser schmelzen. (Die Schüssel muss über der Wasseroberfläche bleiben, sonst brennt die Schokolade an. Es darf auch kein Wasser an die Schokolade kommen, dann wird sie klumpig.) Vom Herd nehmen und einige Minuten ruhen lassen.
3. Weinstein zu dem Eiweiß geben und mit einem elektrischen Handrührgerät auf hoher Stufe verrühren. Beim Schlagen langsam den Zucker zugeben. 3–5 Minuten schlagen, bis der Eischnee nicht mehr in der Schüssel hin- und herrutscht, wenn sie zur Seite gekippt wird.

4. Eigelb zum Schokoladen-Butter-Mix geben und uterrühren. Die entstehende Masse vorsichtig, aber gründlich unter den Eischnee heben, bis kein Weiß mehr zu sehen ist. Masse in vier nicht gefettete 250-ml-Auflaufförmchen geben, sodass sie zu ca. zwei Drittel gefüllt sind. Wenn Sie keine individuellen Förmchen haben, dann kann der Teig auch in einer 1,5-2-l-Souffléform gebacken werden.
5. Die Soufflés ca. 20 Minuten backen, bis sie aufgegangen und eingerissen sind und keine glänzenden feuchten Stellen mehr vorhanden sind. Wenn Sie eine große Souffléform verwenden, muss die Backzeit auf 40 Minuten erhöht werden. Sie wackeln ein bisschen. Traditionell werden diese Soufflés direkt aus dem Ofen serviert, aber die Förmchen sind meist zu heiß für Kinder zum Anfassen. Sie schmecken auch nach 25 Minuten noch ebenso gut, sind aber besser anzufassen.
6. Reste halten sich mit Frischhaltefolie zugedeckt im Kühlschrank bis zu 3 Tage, fallen aber zusammen. Reste kalt servieren. Nicht zum Einfrieren geeignet.

Tipp: Roher Souffléteig kann bis zu 12 Stunden vor dem Backen zubereitet und mit Frischhaltefolie zugedeckt im Kühlschrank aufbewahrt werden. Wenn der Teig direkt kalt aus dem Kühlschrank gebacken wird, verlängert sich die Backzeit um fünf Minuten.

REZEPTE *zur Prävention von Eiallergien*

Gebackene Eiercreme

Eat

Diese Eiercreme verströmt beim Backen einen himmlischen Duft; ich mag sie besonders gern mit etwas Mandelextrakt, aber meine Kinder bevorzugen die Variante nur mit Vanille. Die Zubereitung lohnt sich allein schon wegen des Dufts in der Küche!

PORTIONEN: Ergibt 2 Portionen. 2 Portionen entsprechen der wöchentlichen Ei- und Milcheiweißdosis.

Zutaten

1	kleines Ei, verquirlt	1 TL	Vanille- oder Mandelextrakt
160 ml	Vollmilch		
4 TL	Zucker	1	Prise Muskatnuss oder Zimt (optional)

Zubereitung

1. Ofen auf 175 °C vorheizen.
2. Alle Zutaten in eine kleine Schüssel geben und verrühren. Die Eimasse auf zwei 120-ml-Auflaufförmchen (oder andere kleine ofenfeste Behälter) verteilen. Die Auflaufförmchen in eine tiefe Auflaufform stellen (z. B. eine 25 × 30 cm große Lasagneform) oder eine Kuchenform, deren Rand hoch genug für beide Auflaufförmchen ist. Die Lasagne- oder Kuchenform mit Wasser füllen, sodass die Auflaufförmchen halb im Wasser stehen. Die Lasagne- oder Kuchenform im Ofen 40–50 Minuten backen, bis die Eimasse gestockt ist. Die Eimasse muss fest sein und darf nicht laufen, wenn das Auflaufförmchen gekippt wird.
3. Reste halten sich mit Frischhaltefolie zugedeckt im Kühlschrank 3–4 Tage. Nicht zum Einfrieren geeignet.

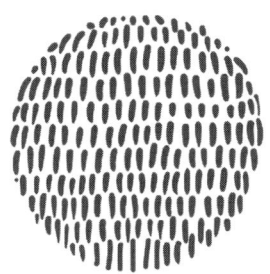

REZEPTE ZUR PRÄVENTION VON NUSSALLERGIEN

Es gibt reichlich Empfehlungen zu Erdnussallergien, aber über Nussallergien wird noch geforscht, um die exakten Mengen zu bestimmen, mit denen Macadamia-, Walnuss-, Pekannuss-, Pinienkern-, Pistazien-, Mandel- und Haselnussallergien verhindert werden können. Eine entsprechende Studie brachte einigen Fortschritt; die Studie war aber bei Drucklegung dieses Buches noch nicht abgeschlossen. Es ist jedoch zu erwarten, wenn auch noch nicht hinreichend belegt, dass eine frühe und regelmäßige Exposition zu Nüssen Nussallergien verhindern kann, wie es ja auch bei anderen Allergien der Fall ist.

Führen Sie Nüsse unter ärztlicher Aufsicht ein oder nachdem Ihr Baby auf Nussallergie getestet wurde, falls bei Ihrem Baby ein erhöhtes Risiko besteht (d. h. es leidet an Ekzemen, trockener Haut oder in der Familie sind Allergien oder Autoimmunkrankheiten verbreitet). Nach der Einführung sollten Sie Ihrem Baby, Kleinkind oder Kindergartenkind Nüsse weiterhin regelmäßig, mindestens zweimal pro Woche, verabreichen.

In der Tabelle unten sind die Mengen dargestellt, die erwiesenermaßen vor einer Erdnussallergie im Laufe der ersten fünf Le-

ERDNUSS	WÖCHENTLICHE MENGE
Feine Erdnussbutter	3 gehäufte Teelöffel (mind. 16 g)
Fein gemahlene Erdnüsse	5 gestrichene Teelöffel (16 g)
Grobe Erdnussbutter (ab dem 1. Lebensjahr)	3 gehäufte Teelöffel (mind. 16 g)

bensjahre schützen. In Bezug auf Nüsse müssen wir noch auf die offiziellen Empfehlungen warten. Die Mengen an Nüssen in den unten stehenden Rezepten sind geschätzt. Bis uns mehr Daten zur Verfügung stehen, können wir nur sagen, dass ein gewisser Kontakt zu Nüssen immer noch viel besser ist als gar keiner – und wahrscheinlich gilt: je mehr, desto besser. Weitere Informationen zu den Richtlinien zur Prävention von Nussallergien in Kapitel 4 (Seite 74).

Die Wochendosis stellt die empfohlene Mindestmenge dar, die ein Baby oder Kind essen sollte. Es ist kein Problem sondern sogar wünschenswert, die erforderlichen Mengen zu überschreiten. Aus der Sicht der Allergieprävention gilt: Je mehr ein Kind isst, desto besser. Es ist auch vorteilhaft, wenn dem Baby oder Kind *mindestens zweimal pro Woche das Allergen verabreicht wird, unabhängig von der am ersten Tag aufgenommenen Menge.* Wenn Ihr Kind am Montag also 3 gehäufte Teelöffel Nussbutter verschlingt, müssen Sie immer noch dafür sorgen, dass es im Laufe der Woche noch mindestens 1½ Teelöffel isst.

NÜSSE FÜR BABYS

Erdnuss-Joghurt

Eat

Ein Erdnussbuttersmoothie! Wer sagt, den dürfen nur Babys essen? Mit etwas Obst schmeckt er auch mir! Sie können auch einige Teelöffel einer selbst gemachten Nussbutter (siehe Seite 124) untermischen, um gleichzeitig auch vor Nussallergien zu schützen.

PORTIONEN: Ergibt 2–4 Portionen, je nach Größe und Appetit Ihres Babys. Das ganze Rezept entspricht der wöchentlichen Erdnuss- und Milcheiweißdosis, die am besten auf zwei oder mehr Tage verteilt gefüttert wird.

Zutaten

- 3 gehäufte TL feine Erdnussbutter
- 2 TL heißes Wasser
- 125 g Naturjoghurt (Vollfettstufe)

Zubereitung

1. Erdnussbutter mit Wasser in einer kleinen Schüssel verdünnen. Erdnussbutter in den Joghurt geben und gut verrühren. Eventuell etwas pürierte Frucht oder Gemüse zugeben, z. B. Banane, Apfel, Birne oder Süßkartoffel.
2. Reste halten sich in einem luftdicht verschlossenen Behälter drei bis vier Tage.

Erdnuss-Tahini-Dip oder -Sauce

Dieses Rezept ist sehr vielseitig einsetzbar. Es schützt Babys und Kleinkinder vor einer Erdnuss- und Sesamallergie. Mit etwas Sojasauce und einem Spritzer Orangensaft entsteht ein leckerer Dip oder eine Sauce, die auch Erwachsenen schmeckt. Man kann auch einige Teelöffel selbst gemachte Nussbutter zugeben (siehe Seite 124), um auch gleichzeitig vor Nussallergien zu schützen.

PORTIONEN: Ergibt ca. 2½ EL Dip oder 3 EL Sauce. Das gesamte Rezept deckt die wöchentliche Erdnuss-Dosis und die ½ wöchentliche Sesam-Dosis ab. In Kombination mit Nudeln kann man auch die wöchentliche Weizen-Dosis abhaken (siehe Rezept).

Zutaten

- 3 gehäufte TL Erdnussbutter
- 2–3 TL heißes Wasser (für den Dip) oder
- 5–6 TL heißes Wasser (für die Sauce)
- 1½ TL Tahini, gut verrührt

Zubereitung

1. Als Dip: Erdnussbutter und Wasser in einer kleinen Schüssel verrühren und dann die Tahini zugeben und unterrühren. Kleine Mengen Dip schmecken lecker auf etwas weichem Toast als Fingerfood fürs Baby oder mit Reiswaffeln oder gekochtem und abgekühltem Gemüse.
2. Als Sauce: Erdnussbutter und Wasser in einer kleinen Schüssel verrühren und dann die Tahini zugeben und unterrühren. Als Sauce zu Reisnudeln oder Weizennudeln reichen. Wenn Sie 40 g Nudeln kochen, kann man gleichzeitig die wöchentliche Weizen-Dosis abdecken.
3. Reste halten sich in einem luftdicht verschlossenen Behälter bis zu 3 Tage. Kann warm, kalt oder bei Raumtemperatur serviert werden, ganz nach Geschmack.

REZEPTE *Rezepte zur Prävention von Nussallergien*

Sesamnuss-Mus

Eat

Ein weiteres Multitasking-Rezept, das man ganz einfach durch das Vervierfachen der Zutaten zu einer Mahlzeit für die gesamte Familie machen kann. Geröstete Shrimpsspieße und knackiger Kohlsalat passen hervorragend zu diesem Mus.

PORTIONEN: Dieses Rezept liefert die wöchentliche Sesam- und Erdnuss-Dosis und wird am besten über zwei oder mehr Tage gefüttert.

Zutaten

- 3 TL Tahini, gut verrührt
- 1 kleine Süßkartoffel, gekocht und gemust
- 3 gehäufte TL Erdnussbutter

Zubereitung

1. Tahini und gemuste gekochte Süßkartoffel in einer kleinen Schüssel vermischen. Erdnussbutter untermischen und gut verrühren. Wasser löffelweise zugeben, bis die gewünschte Konsistenz erreicht ist.
2. Reste halten sich im Kühlschrank bis zu 48 Stunden. Alternativ kann auch eine größere Menge zubereitet und in Wochenportionen eingefroren werden (im Laufe eines Monats verbrauchen).

MITTAGESSEN/ABENDBROT/SNACKS

Selbst gemachte Nussbutter: Besser als gekauft

Dies ist meine verlässliche Nussallergie-Präventionswaffe. Erdnussbutter, beliebt bei meinen Kindern, gibt es fast überall zu kaufen, und mehr und mehr wird in Läden auch Cashew- und Mandelbutter angeboten, vor allem in Naturkostläden. Aber wenn Ihr Ziel die Prävention von Nussallergien ist, so vieler Nussallergien wie möglich und am besten alle auf einen Streich, dann empfehle ich dringend die Herstellung eigener Nussbutter. Die optimale Menge von Nüssen in diesem Rezept muss erst noch durch die Forschung festgelegt werden. Das Rezept unten ist genau das, was ich meinen Kindern gebe.

Wenn Ihr Baby oder Kind bereits eine Nussallergie hat, dann sollten Sie jede Nusssorte, die der Allergologe als unbedenklich eingestuft hat, verwenden. Als Clara noch allergisch gegen die meisten Nüsse war, aß sie täglich eine Nussbutter, die ich speziell für sie aus den für sie unbedenklichen Nusssorten hergestellt hatte.

PORTIONEN: Ergibt sechs 340-g-Gläser. Die erforderlichen Nuss-Dosen sind derzeit noch nicht genau bekannt. Derzeit gebe ich meinen Kindern mindestens 15 TL pro Woche, um sie vor Erdnuss-, Baumnuss- und Sesamallergien zu schützen, und für die Allergie-Prävention gilt: Je mehr, desto besser.

REZEPTE *Rezepte zur Prävention von Nussallergien*

Zutaten

150 g	Walnüsse Erdnussbutter	100 g	Pecannüsse
150 g	Macadamianüsse	100 g	geschälte Pistazien
150 g	Paranüsse	340 g	feine natürliche Erdnussbutter, gut gerührt
150 g	Cashewkerne		
150 g	Haselnüsse	300 g	Tahini, gut gerührt
150 g	Mandeln	2 EL	Walnuss- oder anderes Nussöl (optional)
100 g	Pinienkerne		

Zubereitung

1. Alle Nüsse in eine hochwertige Küchenmaschine oder in einen Mixer geben. Erdnussbutter und Tahini dazugeben und verarbeiten. Wenn die Masse zu fest ist, etwas Öl hinzugeben. Glatt rühren. In Behälter geben und dabei sicherstellen, sämtliche Nussstückchen zu entfernen, die nicht vollständig zermahlen wurden, da diese eine Erstickungsgefahr für Babys und kleine Kinder darstellen können.
2. Im Kühlschrank aufbewahren, sodass sich das Öl nicht absetzen kann und man die Nussbutter nicht verrühren muss. Wenn sich Öl und Nussmasse trennen, die Nussbutter auf Raumtemperatur bringen und beides gut verrühren. Hält sich im Gefrierschrank mindestens vier Monate.

Hinweis zur Reinigung: Ich habe oft den Geschirrspüler verstopft, wenn ich Nussbutter gemacht habe. Aber abgesehen davon, dass dies nicht sehr gut für den Geschirrspüler ist, stellt dies auch eine Gefahr für andere Familienmitglieder dar, die an einer Nussallergie leiden. Der einfachste Weg, die Schüssel und Klinge der Küchenmaschine nach dem Zubereiten von Nussbutter zu säubern, ist, vor dem Abwaschen etwas anderes damit zuzubereiten. Wenn Sie ein Baby haben, können Sie ein anderes Püree zubereiten – der Nussgeschmack passt gut zu Huhn, Kartoffeln, Stirfry, Reis und Nudeln. Wenn Ihr Baby bereits die Breistufe hinter sich gelassen hat, können Sie Fisch oder Truthahnfleisch darin zerkleinern und Burger zubereiten. Oder zerkleinern Sie Zwiebeln, Knoblauch, frischen Ingwer, etwas Sesamöl und Orangensaft, um eine asiatische Marinade für Huhn oder Schweinekotelett zuzubereiten. Das Abwaschen hinterher ist viel einfacher, und Sie sind dem Abendessen einen Schritt näher.

REZEPTE *Rezepte zur Prävention von Nussallergien*

Selbst gemachtes
Nussmehl

Wenn Ihr Kind den Geschmack von Nüssen absolut nicht mag, ist Nussmehl, versteckt in Gebackenem, der einfachste Weg, ihm Nüsse unterzuschieben. Mandelmehl findet man oft in Naturkostläden, aber Mehl aus anderen Nüssen stellt man am besten selbst her. Pinienkerne bilden die Ausnahme; sie verwandeln sich in der Küchenmaschine zu schnell zu „Butter", als dass man daraus ein Mehl herstellen könnte.

Nüsse und Küchenmaschine sollten trocken sein und Raumtemperatur besitzen, damit ein schönes, trockenes Mehl entsteht. Sie können jede Kombination von Nüssen verwenden, sollten aber darauf achten, jede Nussart einzeln in der Küchenmaschine zu verarbeiten und dann das Mehl erst in einer großen Schüssel zu vermengen. Nüsse haben unterschiedliche Dichten und bei der Mehlherstellung benötigen einige Nussarten weniger Verarbeitung als andere. Das Wichtigste ist, ein Zuviel an Mahlen zu vermeiden, da sonst Nussbutter statt Nussmehl entsteht. Bei weicheren Nüssen wie z. B. Pecannüssen muss man sich mit einem groben Mehl zufriedengeben, aber es kann in den meisten Rezepten genauso wie feines Mehl verwendet werden und verleiht eine griffige Konsistenz.

Wenn Ihr Kind an einer Nussallergie leidet, aber einige Nussarten als unbedenklich eingestuft werden, versuchen Sie erst einmal die Herstellung von Nussmehl aus unbedenklich eingestuften Nüssen. Verwenden Sie das Mehl in den folgenden Rezepten oder ersetzen Sie die Hälfte (oder mehr) des regulären Mehls durch Nussmehl; das Ergebnis ist vielleicht etwas dichter und schwerer, aber immer noch lecker.

PORTIONEN: Ergibt ca. 720 g. 5 TL gemahlene Erdnüsse stellen die wöchentliche Dosis dar, aber die erforderliche Dosis ist bei Nüssen noch nicht bekannt. Meine Schätzung anhand des Proteingehalts liegt bei mindestens 6 TL Nussmehl pro Nuss, aber die genaue Bestimmung der Dosis kann nur die Forschung zeigen. Bis dahin gilt: Verwenden Sie Nussmehl großzügig und häufig.

REZEPTE *Rezepte zur Prävention von Nussallergien*

Zutaten

6 Tassen (Fassungsvermögen 250 ml) ungesalzene, zuckerfreie Nüsse wie Pistazien, Walnüsse, Cashewkerne, Erdnüsse, Macadamianüsse, Haselnüsse, Paranüsse, Pecannüsse oder Mandeln in separaten Behältern

Zubereitung

1. Von jeder Nusssorte je 2 Tassen in einer Küchenmaschine ca. 4–8 Mal pulsierend verarbeiten, bis ein trockenes, gleichmäßiges Mehl entstanden ist. In eine große Schüssel geben. 2 Tassen einer anderen Nussart in die Küchenmaschine geben. Erneut pulsierend verarbeiten, bis Mehl entstanden ist und in die Schüssel geben. Dieses Vorgehen für jede Nusssorte wiederholen, Mehl in die Schüssel geben und dann in der Schüssel vermengen.
2. Das Mehl hält sich in einem luftdicht verschlossenen Behälter im Kühlschrank bis zu sechs Monate und eingefroren bis zu einem Jahr. Nussmehl direkt aus dem Tiefkühlfach neigt zur Klumpenbildung. Aus dem Gefrierfach nehmen und auf der Arbeitsplatte mehrere Stunden ruhen lassen, bis das Nussmehl Raumtemperatur hat. Nicht in der Mikrowelle auftauen, da dann das Nussmehl matschig wird.

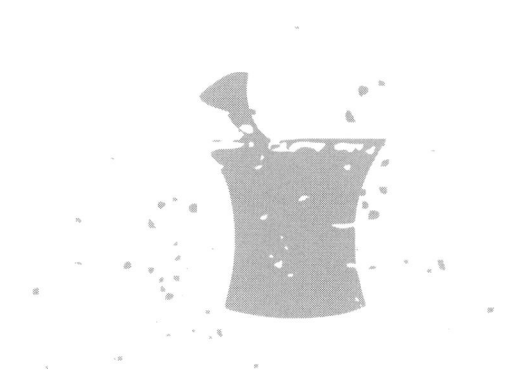

Nussmehl-Cracker

Diese Cracker machen süchtig, aber sie besitzen eine doppelte Wirkung. Dieses Rezept basiert auf einem Rezept für Sesam-Cracker, das ich auf dem Blog von Elana Amsterdam gefunden haben, die Paleo-Kochbücher schreibt. Wenn Ihr Kind diese Cracker wirklich gerne isst (d. h. nicht aufhören kann), dann schützen sie auch vor einer Eiallergie.

PORTIONEN: Ergibt 96 Cracker. 16 Cracker im Laufe einer Woche gegessen, schützen vor Sesam- und Nussallergien und bieten die ½ wöchentliche Ei-Dosis.

Zutaten

- 3 kleine Eier
- 350 g (Selbst gemachtes) Nussmehl (Seite 126)
- 1½ TL Salz
- 170 g Sesamsamen
- 2 EL Olivenöl

Zubereitung

1. Ofen auf 175 °C vorheizen.
2. Eier in einer Schüssel mit einem Schneebesen ca. eine Minute aufschlagen, bis sie leicht schaumig sind. Mehl, Salz, Sesamsamen und Öl zugeben und gut unterrühren.
3. Zwei Backbleche (20 × 30 cm) mit Backtrennpapier auslegen. Den Teig in zwei gleich große Bälle teilen und jeweils einen auf jedes Backblech setzen. Ein Stück Backtrennpapier darauflegen und den Teig auf 0,5 cm Dicke ausrollen. Der Teig sollte fast das gesamte Blech bedecken.
4. Das obere Backtrennpapier abnehmen und den Teig mit einem scharfen Messer in 5 × 5 cm große Quadrate schneiden. Auf der mittleren Schiene 20–23 Minuten goldbraun backen. Abkühlen lassen und dann das Backtrennpapier entfernen.
5. Cracker halten sich bei Raumtemperatur in einem luftdicht verschlossenen Behälter 7–10 Tage.

Nussbutter-Satay

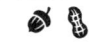

Kinder können bei diesem supereinfachen Rezept gut helfen. Sie können alle Zutaten in den Topf geben, bevor er aufgesetzt wird. Lecker zu Nudeln, Hühnchen, Shrimps, Gemüse oder – mein Favorit – frischer Ananas.

PORTIONEN: Zwei gehäufte Esslöffel enthalten mindestens 3 TL Nussbutter, die, wenn Sie Erdnussbutter verwenden, die wöchentliche Erdnussdosis abdecken.

Zutaten

- 130 g feine selbst gemachte Nussbutter (siehe Seite 124) oder gekaufte Nussbutter
- 250 ml Kokosmilch
- 1 EL Sojasauce
- 3 EL brauner Zucker
- 2 EL frisch gepresster Orangen-, Limetten- oder Zitronensaft

Zubereitung

1. Alle Zutaten in einen kleinen Topf geben. Bei geringer Hitze aufsetzen und unter Rühren sich den Zucker auflösen lassen.
2. Warm oder kalt als Sauce zu Nudeln oder als Dip zu Huhn, Shrimps, geröstetem oder rohem Gemüse essen. Reste halten sich zugedeckt im Kühlschrank bis zu 48 Stunden; warm oder kalt servieren.

Knuspriges
Nuss-Hühnchen

Dies ist ein vielseitiges Gericht, das sich gut einfrieren lässt und mit jeder Nussmischung (auch Erdnüssen) hergestellt werden kann. Sie können trocken geröstete, honiggeröstete oder rohe Nüsse verwenden, je nachdem welches Aroma Ihr Baby bevorzugt. Entweder Selbst gemachtes Nussmehl (Seite 126) oder abgepacktes Nussmehl verwenden. Mandelmehl ist fast überall erhältlich. Zu den möglichen Gewürzen gehören schwarzer Pfeffer, Kreuzkümmel, geräuchertes Paprikapulver, Knoblauchpulver, getrocknete Kräuter und natürlich Salz.

Das Nussaroma ist eher mild, aber wenn Ihr Kind den Geschmack absolut nicht mag, lassen Sie die zerstoßenen Nüsse weg und nehmen Sie fünf Scheiben Brot für die äußere Schicht. Das bedeutet eine geringere Nussprovokation, aber ein bisschen ist besser als nichts. Zweimal die Woche servieren oder mit einem anderen Rezept kombinieren.

Hinweis: *Honig kann Bakterien enthalten, die von dem Verdauungssystem von Kindern unter einem Jahr nicht bewältigt werden können. Daher dürfen Gerichte, die Honig enthalten, keinem Baby unter einem Jahr gefüttert werden.*

PORTIONEN: Ergibt 12 Mini-Hühnerfilets. Zwei Filets entsprechen ca. 6 TL gemahlenen Nüssen (mehr, wenn Sie Nüsse und nicht nur das Nussmehl verwenden) und einer ½ wöchentlichen Weizen-Dosis.

Zutaten

- **80 g** Selbst gemachtes Nussmehl (Seite 126) oder gekauftes, nach Geschmack
- **2** kleine Eier
- **100 g** Nüsse (optional)
- **3–5** Scheiben Weizenvollkornbrot (5 Scheiben, wenn keine Nüsse verwendet werden)
- **425 g** Hühnerbruststreifen oder Mini-Filets

Zubereitung

1. Ofen auf 205 °C vorheizen. Zwei Backbleche mit etwas Olivenöl oder einem anderem Pflanzenöl fetten oder mit Backtrennpapier auslegen und beiseitelegen.
2. Nussmehl in eine flache, große Schüssel oder Auflaufform geben. In einer zweiten flachen, großen Schüssel die Eier leicht verquirlen. Nüsse und Brot in eine Küchenmaschine geben und zu groben Krümeln verarbeiten und in eine dritte große, flache Schüssel geben.
3. Die Hühnchenstreifen erst im Mehl, dann in den Eiern wenden und zuletzt in den Nusskrümeln wenden. Die panierten Hühnchenstreifen auf die Backbleche geben, dabei ausreichend Abstand zwischen den einzelnen Streifen lassen. 20–30 Minuten (je nach Größe) backen und nach der Hälfte der Zeit umdrehen und weiterbacken, bis sie gar und knusprig braun sind. Ein Stück Fleisch durchschneiden, um die Garstufe zu testen und sicherzustellen, dass das Fleisch innen nicht mehr rosa ist. Mit Honig-Senf-Dip, Barbecuesauce oder einem anderen Dip servieren.
4. Reste in einem luftdicht verschlossenen Behälter im Kühlschrank bis zu 2 Tage aufbewahren oder bis zu zwei Monate einfrieren. Zum Wiederaufwärmen 15–20 Minuten im Ofen bei 150 °C backen, nach der Hälfte der Zeit umdrehen.

Nuss-*Nudeln*

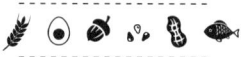

Die Zutaten dieses asiatisch angehauchte Nudelgericht können ganz einfach vervierfacht werden, damit daraus ein Familienessen für mindestens zwei Kinder und zwei Erwachsene wird. Wenn mir der Sinn nach Extravaganz steht, dann garniere ich die Nudeln mit gehacktem Schnittlauch, Koriander und Erdnüssen und serviere ein Limetten-Achtel dazu. Wenn ich gerade keine Fischreste vorrätig habe, dann kann eine 150-g-Dose Thunfisch leicht untergemogelt werden.

Hinweis: *Honig kann Bakterien enthalten, die von dem Verdauungssystem von Kindern unter einem Jahr nicht bewältigt werden können. Daher dürfen Gerichte, die Honig enthalten, keinem Baby unter einem Jahr gefüttert werden.*

PORTIONEN: Ergibt 2 kleine Portionen. Jede Portion enthält die wöchentliche Ei-, Weizen-, Sesam-, Erdnuss- und Fisch-Dosis und bietet auch Schutz vor Nussallergien.

Zutaten

80 g Spaghetti	1 EL Honig
2 EL Tahini, gut verrührt	1 EL frisch gepresster Orangensaft
2 gehäufte EL Erdnussbutter	1 TL Sojasauce
2 EL Nussbutter, wie Mandel- oder Cashewbutter oder eine Kombination davon (siehe Nussbutter auf Seite 124)	50 g gegarter Fisch, wie Schellfisch, Dorsch, Tilapia oder Lachs
	2 kleine hart gekochte Eier, abgekühlt

REZEPTE Rezepte zur Prävention von Nussallergien

Zubereitung

1. Spaghetti laut Packungsanweisung kochen. Abtropfen lassen und beiseitestellen.
2. Tahini, Erdnussbutter, Nussbutter, Honig, Orangensaft und Sojasauce in eine kleine Schüssel geben und mit einer Gabel oder einem Schneebesen verrühren. Rühren, bis eine glatte Emulsion entstanden ist. Über die Nudeln geben und vermengen, sodass alle Nudeln gleichmäßig bedeckt sind.
3. Fisch in ca. 1 cm große Stücke zerteilen. (Wenn Ihr Kind absolut keinen Fisch mag, sollten die Stücke kleiner sein, damit man sie nicht mehr erkennen kann.) Fisch unter die Nudeln heben. Mit Scheiben von hart gekochten Ei belegen. Warm oder kalt servieren.
4. Reste halten sich in einem luftdicht verschlossenen Behälter im Kühlschrank bis zu drei Tage. In einem kleinen Topf oder in der Mikrowelle aufwärmen.
5. Die Sauce allein kann bis zu zwei Monate eingefroren werden. Im Kühlschrank mindestens fünf Stunden auftauen lassen. Gut durchrühren, bevor die Sauce auf frisch gekochte Nudeln gegeben wird.

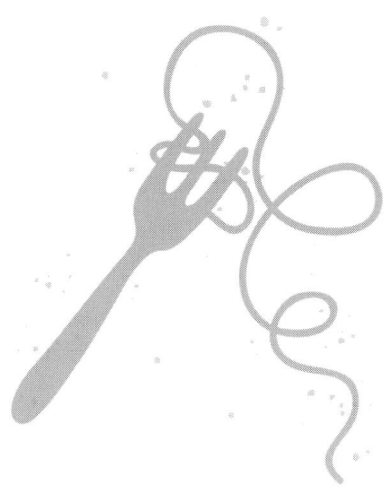

REZEPTE *Rezepte zur Prävention von Nussallergien*

DESSERT

Überraschungs-kekse

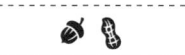

*Diese Kekse, basierend auf einem Rezept vom Blog **Sally's Baking Addiction**, können mit selbst gemachter Nussbutter oder jeder im Laden gekauften Art zubereitet werden. Sie sind so beliebt, dass ich sie vor meinen Kindern verstecken muss! Die Kekse haben nur ein sehr leichtes Nussaroma, aber wenn Ihr Kind den Nussgeschmack überhaupt nicht mag, dann kann man in der Mitte etwas Schokolade verstecken, was das Nussaroma überdeckt.*

PORTIONEN: Ergibt 20 Kekse. Um gleichzeitig eine Erdnussallergie und eine Nussallergie zu bekämpfen, nehmen Sie die Nussmischung von Seite 124. Wenn Sie reine Erdnussbutter verwenden, enthalten 1½ Kekse die wöchentliche Erdnuss-Dosis. Bei gemischter Nussbutter empfehle ich 1 bis 2 Kekse pro Tag, besonders wenn das Kind sonst nicht mit Nüssen in Kontakt kommt.

Zutaten

- 8 EL gesalzene Butter, Raumtemperatur
- 100 g brauner Zucker
- 1 mittelgroßes Ei
- 135 g feine selbst gemachte Nussbutter (siehe Seite 124) oder gekaufte Nussbutter
- 1 TL Vanilleextrakt
- ½ TL Backpulver
- 150 g Allzweckmehl
- 20 Schokopralinen

Zubereitung

1. Butter und Zucker schaumig schlagen. Ei, Nussbutter und Vanille zugeben und gut verrühren. Mehl und Backpulver zugeben und gut unterrühren. Mindestens 30 Minuten kalt stellen. Falls Sie den Teig nicht sofort verarbeiten möchten, kann er auch bis zu drei Monate eingefroren werden.
2. Ofen auf 175 °C vorheizen. Zwei Backbleche leicht mit Butter einfetten.
3. Für jeden Keks 1,5–2 EL Teig zu einer kleinen Kugel rollen. Die Kugel halbieren und die Schokolade in eine Hälfte drücken. Beide Hälften wieder zusammensetzen und auf die vorbereiteten Backbleche setzen. 10 Minuten backen. Nach dem Abkühlen sofort verstecken!
4. Wenn Ihre Familie mehr Disziplin besitzt als meine und nicht alle Kekse am ersten Tag aufisst, dann können Reste in einem luftdicht verschlossenen Behälter bei Raumtemperatur 7–10 Tage oder bis zu 2 Monate im Gefrierfach aufbewahrt werden. Vor dem Servieren eine Stunde bei Raumtemperatur auftauen.

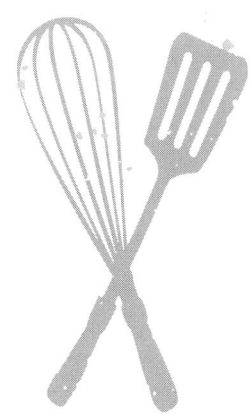

Nussmehl-Shortbread

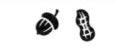

Dies ist ein kinderleichtes Rezept. Ich verwende Mandelmehl und Clara, die Mandeln hasst, liebt diese Kekse. Jedes Nussmehl ist geeignet; Sie sollten aber sicherstellen, dass es mindestens die Konsistenz von Maisgrieß aufweist (nicht die von Maisstärke). Wenn man die Nüsse zu stark mahlt, dann entsteht Nussbutter.

Sie können mehrere Portionen Teig zubereiten und den Teig ungebacken im Gefrierfach aufbewahren. Wenn Sie backen möchten, schneiden Sie den Teig einfach auf (kein Auftauen erforderlich).

Falls Ihr Kind keine Schokolade mag, kann der Kakao durch Nussmehl ersetzt werden. Für Erwachsene oder experimentierfreudige Kinder: 50 g Trockenfrüchte oder ganze Nüsse sind beliebt, aber zum Zwecke der Allergievorbeugung verzichte ich auf eine grobe oder stückige Konsistenz, da kleinere Kinder meist eine konsistente Textur bevorzugen.

PORTIONEN: Ergibt 10 Kekse. Jeder Keks enthält ca. 4 TL gemahlenes Nussmehl. Wenn Sie Erdnussmehl verwenden, muss Ihr Kind diese Woche mindestens 1¼ Kekse essen. Wenn Sie gemischtes Nussmehl (empfohlen) verwenden, da die genauen Mengen für Nüsse derzeit noch nicht bekannt sind, würde ich 1 bis 2 Kekse pro Tag geben, besonders wenn dies der einzige Kontakt zu Nüssen ist.

Zutaten

- **3 EL** Butter, zerlassen
- **½ TL** Vanilleextrakt
- **80 g** plus 2 EL fein gemahlenes Selbst gemachtes Nussmehl (Seite 126) oder fertig gekauftes
- **2 EL** Kakaopulver
- **3 EL** Zucker
- **⅛ TL** Salz
- **⅛ TL** gemahlener Zimt (optional)

Zubereitung

1. Butter und Vanille in eine große Schüssel geben. Mehl, Kakao, Zucker, Salz und Zimt (optional) in eine mittelgroße Schüssel geben, vermischen und dann zur Butter geben. Es muss kein elektrisches Handrührgerät verwendet werden, eine Gabel ist gut geeignet. Rühren, bis der Teig steif und ein bisschen wie Knetmasse ist. Zu einer „Wurst" rollen (20 cm lang und 5 cm Durchmesser) und in Frischhaltefolie wickeln. Im Kühlschrank mindestens 30 Minuten kühl stellen, bis der Teig fest geworden ist. Oder bis zu 2 Monate im Tiefkühlfach aufbewahren und dann wie unten beschrieben fortfahren.
2. Ofen auf 175 °C vorheizen.
3. Ein Backblech leicht einfetten oder mit Backtrennpapier auslegen. Die Teigrolle auswickeln und in 1,5 cm dicke Scheiben schneiden und auf das Backblech legen, jeweils 2,5 cm Abstand lassen (Kekse gehen nicht auf). 14 Minuten backen. Kekse auf dem Backblech mindestens 10 Minuten abkühlen lassen, sonst zerbröseln sie. Wenn sie abgekühlt sind, härten sie aus und sind noch leckerer.
4. Kekse halten sich in einem luftdicht verschlossenen Behälter bei Raumtemperatur 7–10 Tage oder im Tiefkühlfach bis zu zwei Monate. Vor dem Servieren eine Stunde bei Raumtemperatur auftauen.

Schokoladentorte mit Nussmehl

Dieser gehaltvolle, dichte Kuchen ist ebenso simpel wie lecker – keine Glasur erforderlich oder auch nur erwünscht. Bei uns ist er an einem Tag aufgegessen, weil keiner von uns nach einem Stück schon aufhören kann!

PORTIONEN: Ergibt 16 kleine Stücke. Jede Scheibe enthält 3 TL Nussmehl. Wenn Sie ausschließlich Erdnussmehl verwenden, dann sollten Sie 2 Scheiben über 2 Tage verteilt verabreichen, um die wöchentliche Erdnussdosis abzudecken. Wenn Sie gemischtes Nussmehl verwenden (empfohlen), dann schützt dieses Rezept auch vor Nussallergie. Jede Scheibe enthält auch ¼ der Ei-Dosis.

Zutaten

- 120 g halbbittere Schokotröpfchen
- 8 EL Butter, plus etwas mehr zum Einfetten
- 4 kleine Eier
- ¼ TL Weinstein
- 75 g Zucker
- 1 TL Vanilleextrakt
- ¼ TL Salz
- 120 g fein gemahlenes Selbstgemachtes Nussmehl (Seite 126) oder gekauftes Nussmehl

Zubereitung

1. Ofen auf 175 °C vorheizen. Eine 25 cm Kuchenform mit Butter einfetten.
2. Schokotröpfchen in eine mittelgroße mikrowellengeeignete Schüssel geben. Butter in Scheiben schneiden und zur Schokolade geben. Bei geringer Stufe in der Mikrowelle unter häufigem Rühren vollständig schmelzen lassen. (Man kann die Butter und Schokolade auch im Wasserbad schmelzen, aber die Mikrowelle ist besser geeignet, wenn

man den Vorgang unterbrechen muss wegen eines kleinen Kindes.)
3. Eier trennen (siehe Tipp auf Seite 105) und Eigelb und Eiweiß in zwei verschiedene Schüsseln geben. Weinstein zu dem Eiweiß geben und sehr steif schlagen, d.h. bis sich am herausgehobenen Mixer steife und keine tropfenden Spitzen bilden. Zucker, Vanille und Salz zum Eigelb geben und gut verrühren. Nussmehl und geschmolzene Schokolade unterrühren. Vorsichtig den Eischnee unterheben, bis die Masse eine einheitliche Farbe hat. Nicht zu viel rühren. Teig in die gefettete Kuchenform geben.
4. 35 Minuten backen, bis sich ein Riss in der Oberfläche bildet und der Teig gar ist. Vor dem Schneiden 2–3 Stunden auf einem Kuchengitter vollständig auskühlen lassen. Mit einem scharfen Messer schneiden; damit man die Scheiben sauber schneiden kann und sie hübsch aussehen, sollte das Messer nach jedem Stück gesäubert werden. Mit geschlagener Sahne servieren.
5. Reste halten sich in einem luftdicht abgeschlossenen Behälter im Kühlschrank 3–4 Tage oder im Gefrierfach bis zu einem Monat. Vor dem Servieren über Nacht im Kühlschrank auftauen lassen.

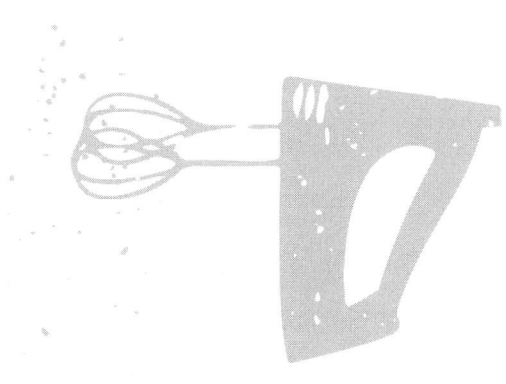

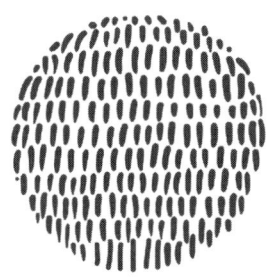

REZEPTE ZUR PRÄVENTION VON SESAMALLERGIEN

SESAM	WÖCHENTLICHE MENGE
Tahini	3 Teelöffel (15 g)
Hummus*	Ca. 8 gehäufte Esslöffel (120 g)
Sesamsamen	Ca. 8 gehäufte Teelöffel (22 g)

*Stellen Sie sicher, dass die Zutatenliste des Hummus Tahini oder Sesamsamen aufführt.

*D*ie wöchentliche Dosis stellt die empfohlene Mindestmenge dar, die ein Baby oder Kind derzeit zu sich nehmen sollte. Es ist kein Problem, sondern sogar wünschenswert, die erforderlichen Mengen zu überschreiten. Es ist auch vorteilhaft, wenn dem Baby oder Kind *mindestens zweimal pro Woche das Allergen verabreicht wird, unabhängig von der am ersten Tag aufgenommenen Menge.* Wenn Ihr Kind am Montag 3 TL Tahini verschlingt, müssen Sie immer noch sicherstellen, dass es später in der Woche weitere 1½ TL zu sich nimmt.

SESAM FÜR BABYS

Süßkartoffelstampf mit Sesam

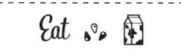

Dies ist eins der wenigen Gerichte für Babys, die ich auch selbst gern esse. Ich habe es auch schon Gästen zu gegrilltem Hühnchen und Shrimps serviert.

PORTIONEN: Ergibt ca. 600 g. Das ½ Rezept enthält die wöchentliche Sesam-Dosis und, wenn Sie Milch verwenden, auch die wöchentliche Milch-Dosis. Am besten über zwei oder mehr Tage verteilt füttern.

Zutaten

- 2 kleine Süßkartoffeln, gewaschen und geschält)
- 6 TL Tahini, gut verrührt
- 330 ml Vollmilch oder Wasser

Zubereitung

1. Ofen auf 205 °C vorheizen. Ein Backblech leicht mit 1 TL Olivenöl einfetten und beiseitestellen.
2. Süßkartoffeln in ca. 2,5 cm Würfel schneiden und auf das Backblech geben. Im Ofen ca. 30 Minuten rösten, bis sie sehr weich sind.
3. Süßkartoffeln in einer mittelgroßen Schüssel mit einer Gabel zerdrücken oder in der Küchenmaschine verarbeiten. Erst die Tahini, dann die Milch unterrühren, bis eine einheitliche Masse entstanden ist.
4. Im Kühlschrank in einem luftdicht geschlossenen Behälter aufbewahren und im Lauf der Woche verbrauchen. Die zweite Hälfte hält sich im Gefrierschrank bis zu zwei Monate.

REZEPTE *Rezepte zur Prävention von Sesamallergien*

Butternusskürbis-Hummus

Eat

Dieses Rezept ist die babyfreundliche Variante des klassischen Hummusrezepts aus gemahlenen Kichererbsen und Tahini – und es hält sich gut im Kühlschrank. Gerösteter Butternusskürbis statt Kichererbsen gibt dem Gericht eine natürliche Süße, die den leicht bitteren Geschmack der Tahini ausgleicht.

PORTIONEN: Das halbe Rezept liefert die wöchentliche Sesam-Dosis und wird am besten im Verlauf von zwei oder mehr Tagen gefüttert.

Zutaten

- 1 Butternusskürbis (ca. 900 g)
- 2 Knoblauchzehen, in Stücke geschnitten
- 2 TL Olivenöl
- Etwas frischer oder getrockneter geschnittener Rosmarin (optional)
- 6 TL Tahini, gut verrührt

Zubereitung

1. Ofen auf 205 °C vorheizen. Ein Backblech mit Aluminiumfolie auslegen und beiseitestellen.
2. Butternusskürbis mit einem Karottenschäler schälen. Den bauchigen und den länglichen Teil des Kürbisses voneinander trennen. Den bauchigen Teil halbieren und die Samen und Fäden mit einem Löffel entfernen. Samen entsorgen. Den Stiel von der anderen Hälfte entfernen.
3. Den Kürbis in 2,5 cm große Würfel schneiden. Kürbis, Knoblauch und Rosmarin in eine mittelgroße Schüssel geben, mit Öl beträufeln und vermengen. Kürbiswürfel auf das vorbereitete Backblech geben und im Ofen 20–25 Minuten backen, bis sie weich sind. Aus dem Ofen nehmen und abkühlen lassen.

4. Nach dem Abkühlen den Knoblauch entfernen und den Rest mit 2 EL Wasser pürieren. Tahini gründlich unterrühren.
5. Ohne Beilage servieren oder als Dip zu dünnen gekochten und abgekühlten Gemüsestreifen wie Karotten, grünen Bohnen und Paprika oder sogar zu kleinen Stücken Pita-Brot.
6. Reste halten sich im Kühlschrank 3–4 Tage oder im Gefrierschrank bis zu zwei Monate. Vor dem Servieren mindestens 5 Stunden im Kühlschrank auftauen.

Tipp: Wenn Ihr Kind bereits gestampftes Gemüse mit einigen Stücken isst, dann muss der Kürbis nicht zu einer glatten Masse püriert werden.

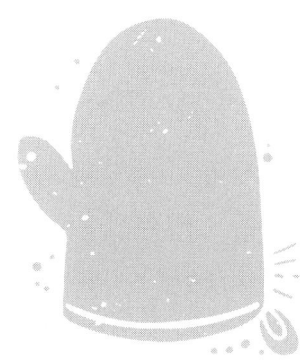

REZEPTE *Rezepte zur Prävention von Sesamallergien*

Hummus-Tahini-Dip

Eat

Traditionell enthält Hummus bereits Sesam in Form von Tahini, aber ich habe festgestellt, dass einige Hersteller darauf verzichten. Prüfen Sie vor dem Kauf von Hummus auf der Zutatenliste, dass er Tahini enthält (oder stellen Sie ihren eigenen her; siehe Hummus auf Seite 149), um sicherzustellen, dass der Dip die ausreichende Sesammenge enthält. Dieser Dip schmeckt auch Kleinkindern, großen Kindern und Erwachsenen.

PORTIONEN: Ergibt 5 EL Dip, ca. 2 Portionen. Dieses Rezept enthält die wöchentliche Sesam-Dosis und wird am besten über zwei oder mehr Tage verteilt gefüttert.

Zutaten

1½ TL Tahini, gut verrührt
1½ TL heißes Wasser

4 EL Hummus (Seite 149) oder Fertigprodukt

Zubereitung

1. Tahini und Wasser in einer kleinen Schüssel verrühren. Hummus unterrühren. Der Dip kann entweder pur mit einem Löffel gefüttert werden oder man kann dünne Scheiben weich gekochtes und abgekühltes Gemüse wie Karotten, grüne Bohnen, Paprika oder kleine Stückchen Pitabrot hineintunken und als Dip verwenden.
2. Reste halten sich in einem luftdicht verschlossenen Behälter im Kühlschrank bis zu 4 Tage. Der Dip hält sich im Kühlschrank bis zu 2 Monate, verliert aber etwas an Fluffigkeit (kaum merklich). Vor dem Servieren über Nacht im Kühlschrank auftauen lassen.

REZEPTE *Rezepte zur Prävention von Sesamallergien*

MITTAGESSEN/ABENDBROT/SNACKS

Pikante Falafel-Kekse

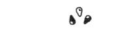

Zugegeben, dies sind keine Kekse im herkömmlichen Sinne, aber ich verwende Ausstechförmchen bei der Zubereitung, glasiere die Kekse mit Hummus und dekoriere sie mit Samen und Rosinen. Für meine Kinder sind es jedoch keine Kekse. Sie sind lecker, aber nicht süß, und laut Clara und Grady sind Kekse immer süß. Verstehe ich. Ich könnte sie auch „Falafelhappen" nennen. Kein Problem.

PORTIONEN: Ergibt zwölf 1 cm dicke „Kekse". Das gesamte Rezept enthält die wöchentliche Sesam-Dosis. Wenn Sie die „Kekse" mit Hummus bestreichen, dann erreichen Sie die Wochendosis schneller. Sie können in der Pfanne gebraten oder gebacken werden, ganz wie Sie möchten.

Zutaten

200 g	Kichererbsenmehl
1 TL	gemahlener Kreuzkümmel
½ TL	Salz
½ TL	Knoblauchpulver
¼ TL	weißer Pfeffer
8	gehäufte TL Sesamsamen
300 ml	kochendes Wasser
2 EL	Olivenöl
80 ml	Hummus (Seite 149) oder Regenbogen-Hummus (Seite 150), Fertigprodukt oder griechischer Naturjogurt (optional)
1 TL	Sesamsamen zum Dekorieren (optional)

Zubereitung

1. Ofen auf 175 °C vorheizen.
2. Mehl, Kreuzkümmel, Salz, Knoblauchpulver, Pfeffer und Sesamsamen in einer mittelgroßen Schüssel vermengen. Kochendes Wasser unterrühren und 15 Minuten abkühlen lassen.
3. Die Masse in Bratlinge, Bälle, Stäbchen formen und mit Ausstechförmchen in lustige Tiere oder Ähnliches verwandeln. Die Stäbchenform ist ideal für ältere Babys und jüngere Kleinkinder. Kindergartenkinder bevorzugen meist komplizierte Formen wie Tiere oder Buchstaben.
4. Öl in einer großen Pfanne erwärmen. Kekse von jeder Seite 2 Minuten braten. Alternativ kann man auch ein Backblech mit Öl einfetten und die Kekse darauflegen, dabei auf einen Abstand von 2,5 cm achten. Im Ofen ca. 20 Minuten backen, bis sie leicht gebräunt sind.
5. Kekse 10–15 Minuten abkühlen lassen. Kindern macht es Spaß, die Kekse am Tisch selbst mit Hummus zu bestreichen und mit Sesamsamen zu bestreuen.
6. Unbestrichene Kekse halten sich in einem luftdicht verschlossenen Behälter im Kühlschrank bis zu 3 Tage oder im Gefrierschrank bis zu zwei Monate. Vor dem Servieren bei Raumtemperatur mindestens 2 Stunden auftauen lassen.

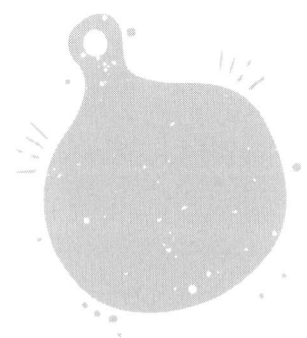

Sesam-Fischstäbchen

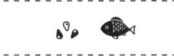

Dieses Rezept ist eine Abwandlung des vorherigen Rezepts, mit dem man sowohl Sesam- als auch Fischallergien auf einen Streich abhaken kann – und es lässt sich gut einfrieren. Lecker mit Tahini-Honig-Dip (Seite 151) oder um die wöchentliche Sesamdosis zu erreichen, mit anderen Sesamrezepten wie z. B. Tahini-Brownies (Seite 152) zum Dessert zu kombinieren.

PORTIONEN: Ergibt 16 Fischstäbchen oder ca. 8 Portionen für ein Kleinkind. Zwei Portionen oder ein Viertel des Rezepts liefern ¼ Sesam-Dosis und 4 Fisch-Dosen.

Zutaten

- 200 g Kichererbsenmehl
- 1 TL gemahlener Kreuzkümmel
- ½ TL Salz
- ½ TL Knoblauchpulver
- ¼ TL frisch gemahlener schwarzer oder weißer Pfeffer
- 8 gehäufte TL Sesamsamen
- 4 Schellfischfilets (insgesamt 400 g), jeweils in 4 Streifen geschnitten
- 4 EL Olivenöl

Zubereitung

1. Mehl, Kreuzkümmel, Salz, Knoblauchpulver, Pfeffer und Sesamsamen in einer großen Schüssel vermengen. Fischstreifen in der Panade wenden, darauf achten, dass der Fisch von allen Seiten gut bedeckt ist. Der panierte Fisch kann eingefroren werden und hält sich bis zu sechs Monate. Vor der Verwendung über Nacht im Kühlschrank auftauen.

>>>

2. Den Fisch in zwei Portionen aufteilen; Öl in der Pfanne erhitzen und die Hälfte der panierten Fischstreifen von jeder Seite 3–4 Minuten goldbraun braten, bis der Fisch gar ist. Um zu prüfen, ob der Fisch gar ist, sollte ein Streifen durchgeschnitten und geprüft werden, ob das Fleisch fest und nicht mehr glasig ist. Bei der zweiten Portion wiederholen.
3. Alternativ zwei Backbleche leicht mit Öl einfetten und die Fischstreifen auf die Bleche aufteilen, dabei auf einen Abstand von jeweils 5 cm zwischen den Stücken achten. Bei 175 °C 20 Minuten backen und nach der Hälfte der Zeit umdrehen, bis die Fischstreifen gebräunt sind.
4. Reste halten sich in einem luftdicht verschlossenen Behälter im Kühlschrank bis zu drei Tage. Im Ofen bei 150 °C wieder aufwärmen und nach der Hälfte der Zeit umdrehen.

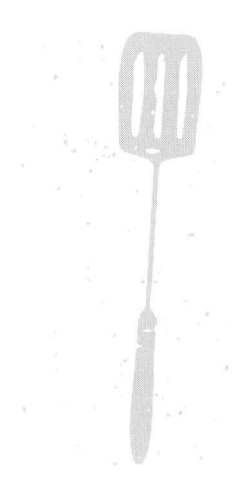

REZEPTE Rezepte zur Prävention von Sesamallergien

Hummus

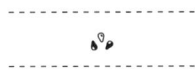

Hummus selbst zuzubereiten dauert nur einige Minuten. *(Falls Sie gehört haben, dass man umständlich die Schalen der Kichererbsen entfernen muss: Das ist nicht nötig.)* Und das Beste ist, dass der Hummus sich auch gut einfrieren lässt. Das Einfrieren verändert die Konsistenz ein wenig, aber nicht den Geschmack. Hummus in Wochenportionen einfrieren und später im Monat aufbrauchen.

PORTIONEN: Ergibt ca. 1 kg. 4 Esslöffel decken die wöchentliche Sesam-Dosis ab.

Zutaten

- 160 ml frisch gepresster Zitronensaft (ca. 4 Zitronen) oder Orangen-Fertigsaft
- 250 g Tahini, gut verrührt
- 550 g Kichererbsen, abgespült
- 4 EL Olivenöl
- Salz nach Belieben

Zubereitung

1. Alle Zutaten in einem Mixer oder in einer Küchenmaschine zu einer glatten Masse verarbeiten.
2. Reste halten sich in einem luftdicht verschlossenen Behälter im Kühlschrank bis zu 5 Tage oder im Gefrierschrank bis zu zwei Monate.

Tipp: Hummus in Wochen-Portionen in kleinen Gefrierbeuteln einfrieren. Luft herausdrücken, sodass die Beutel weniger Platz im Gefrierfach einnehmen.

REZEPTE *Rezepte zur Prävention von Sesamallergien*

Regenbogen-*Hummus*

Ich gebe dem Hummus gerne Paprika oder Beeren zu (oder sogar etwas Lebensmittelfarbe), damit der Hummus eine andere Farbe hat. Fröhliche Farben können Ihrem Kind das Gefühl geben, selbst zu entscheiden, was es isst, indem Sie es fragen: Welche Farbe soll der Hummus diese Woche haben?

PORTIONEN: Ergibt 290 g. 8 Esslöffel decken die wöchentliche Ssam-Dosis. Wenn Sie nur Lebensmittelfarbe verwenden und keine Paprika oder Beeren, sind 4 Esslöffel ausreichend. Mindestens zweimal in der Woche füttern.

Zutaten

2 geröstete Paprikaschoten (siehe Tipp) oder 200 g frische Beeren

250 ml Hummus (Seite 149)

Zubereitung

1. Paprikaschoten oder Beeren zusammen mit dem Hummus in einer Küchenmaschine zu einer glatten Masse verarbeiten. Wenn Ihrer Familie die Farben nicht leuchtend genug sind, helfen ein paar Tropfen Lebensmittelfarbe.
2. Reste halten sich in einem luftdicht verschlossenen Behälter im Kühlschrank bis zu 3 Tage oder im Tiefkühlfach bis zu zwei Monate. Vor dem Servieren mindestens 5 Stunden auftauen lassen.

Tipp: Zum Rösten der Paprikaschoten den Ofen auf 250 °C vorheizen. Ganze Paprikaschoten abspülen und ein Loch einstechen, sodass der Dampf entweichen kann. Auf ein eingeöltes Backblech legen und mind. 30 Minuten rösten, einmal umdrehen, bis die Paprikaschote beginnt zusammenzufallen. Es macht nichts, wenn die Haut an einigen Stellen zu verbrennen beginnt. Abkühlen lassen. Stiel, Samen und abgegebene Flüssigkeit vor dem Pürieren mit dem Hummus entsorgen.

REZEPTE *Rezepte zur Prävention von Sesamallergien*

Tahini-Honig-Dip

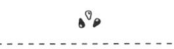

Dieser Dip ist lecker zu rohem Gemüse und zu Knabbergebäck, als Aufstrich zu Toast oder zu Fischstäbchen oder Hühnchen. Auch ideal zum Herstellen von Keks-Sandwiches: 2 TL zwischen 2 Butterkekse oder andere dünne Kekse streichen.

Hinweis: *Honig kann Bakterien enthalten, die von dem Verdauungssystem von Kindern unter einem Jahr nicht bewältigt werden können. Daher dürfen Gerichte, die Honig enthalten, keinem Baby unter einem Jahr gefüttert werden.*

PORTIONEN: Ergibt sechs 1-EL-Portionen. Ihr Kind muss mindestens 1,5 EL, auf 2 Portionen aufgeteilt, essen, damit die wöchentliche Sesam-Dosis erreicht ist.

Zutaten

- **60 ml** Tahini, gut verrührt
- **1 EL** Honig
- **1 EL** frisch gepresster Orangensaft

Zubereitung

1. Alle Zutaten in eine kleine Schüssel geben und mit einer Gabel oder einem Schneebesen vermengen.
2. Reste halten sich in einem luftdicht verschlossenen Behälter im Kühlschrank bis zu drei Tage. Oder gleich eine größere Menge herstellen und portionsweise einfrieren. Über Nacht im Kühlschrank auftauen lassen und vor dem Servieren gut umrühren.

DESSERT

Tahini-Brownies

Dies ist mein absoluter Lieblingsnachtisch. Die Brownies sind so lecker und leicht zuzubereiten, und das Beste ist, niemand kommt auf die Idee, dass Sesamsamen eine der Hauptzutaten sind. Wenn Sie an der Desensibilisierung einer Eiallergie arbeiten oder einfach keine Eier im Haus haben, können die Eier auch weggelassen werden, aber das Ergebnis wird etwas krümeliger ausfallen. Wenn Sie auf Eier verzichten, muss man auf die Backzeit achten und die Brownies bereits nach 20 Minuten prüfen und eventuell aus dem Ofen nehmen.

PORTIONEN: Ergibt 24 Brownies. Ihr Kind muss mindestens 1½ Brownies essen, am besten über zwei Tage verteilt, um die wöchentliche Sesam-Dosis zu erhalten.

Zutaten

	Kakaopulver für die Backform
300 g	hochwertige dunkle Schokolade, (70 % oder 85 % Kakaogehalt)
250 ml	frisch gepresster Orangensaft oder Vollmilch
250 ml	Tahini, gut verrührt
½ TL	Vanilleextrakt
2	Eier, verquirlt (optional)
120 g	Allzweckmehl
¾ TL	Backpulver
½ TL	Salz
170 g	Zucker

Zubereitung

1. Ofen auf 175 °C vorheizen. Eine 20 × 30 cm Backform mit Butter einfetten und mit Kakaopulver bestäuben. Beiseitestellen.
2. Schokolade in kleine Stücke zerbrechen, in eine kleine Schüssel geben und beiseitestellen. 125 ml Saft in einen kleinen Topf geben. Langsam erwärmen, dann die Schokolade hineingeben. Schokolade in der Flüssigkeit bei geringer Hitze unter ständigem Rühren schmelzen. Nicht zu heiß werden lassen, da die Schokolade sonst nicht schmilzt. Die Devise ist: langsam schmelzen bei niedriger Temperatur.
3. Tahini in einer großen Schüssel mit dem restlichen Saft verdünnen. Geschmolzene Schokolade, Vanille und Eier (optional) hineingeben und gut verrühren. Mehl, Backpulver, Salz und Zucker in eine mittelgroße Schüssel geben und gut vermengen. Zum Tahini-Schokoladenmix geben und zu einem glatten Teig verrühren. Teig in die gefettete Backform geben. Im Ofen 25 Minuten backen, bis ein in die Mitte eingestochener Zahnstocher sauber wieder herausgezogen werden kann.
4. Mindestens 1 Stunde abkühlen lassen. In 24 Stücke schneiden und servieren.
5. Reste halten sich bei Raumtemperatur in einem luftdicht verschlossenen Behälter 2–3 Tage. Alternativ können Reste auch bis zu zwei Monate eingefroren werden. Bei Raumtemperatur mindestens 2 Stunden vor dem Servieren auftauen lassen.

Tahini-Blondies

Die Tahini-Paste verleiht diesem Kuchen eine mysteriöse Komplexität, deren Ursache auch dem eingefleischtesten Sesamhasser entgeht. Einer meiner Favoriten. Auch von meinen Kindern.

PORTIONEN: Ergibt 12 Blondies. 2 Blondies im Verlauf einer Woche gegessen, decken die wöchentliche Sesam-Dosis ab. 3 Blondies bieten die halbe wöchentliche Ei-Dosis.

Zutaten

- 5 EL plus 1 TL Butter, zerlassen
- 6 EL Tahini, gut verrührt
- 150 g brauner Zucker
- 2 Eier, verquirlt
- 1 TL Vanilleextrakt
- 1 TL Salz
- 120 g Allzweckmehl
- 175 g Schokotröpfchen (optional)

Zubereitung

1. Ofen auf 175 °C vorheizen. Eine 20 cm große, tiefe Backform oder Auflaufform mit Butter einfetten.
2. Butter, Tahini und Zucker in eine große Schüssel geben und mit dem Handrührgerät bei geringer Stufe ca. 1 Minute glatt rühren. Eier, Vanille und Salz hinzugeben und ca. 1 Minute unterrühren, bis der Teig eine fließfähige gleichmäßige Konsistenz besitzt. Mehl und die Hälfte der Schokotröpfchen hineingeben und verrühren. Teig in die Form geben. Die restlichen Schokotröpfchen darüberstreuen. Im Ofen 35–40 Minuten backen, bis ein in die Mitte eingestochener Zahnstocher sauber wieder herausgezogen werden kann. Nach dem Abkühlen in 12 Stücke schneiden.
3. Reste halten sich bei Raumtemperatur in einem luftdicht verschlossenen Behälter 2–3 Tage; oder portionsweise bis zu zwei Monate einfrieren. Bei Raumtemperatur mindestens 2 Stunden vor dem Servieren auftauen lassen.

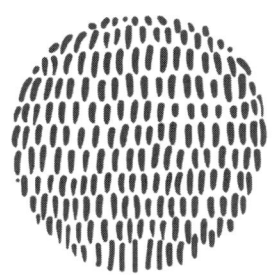

REZEPTE ZUR PRÄVENTION VON MILCHEIWEISSALLERGIEN

MILCHPRODUKT	WÖCHENTLICHE MENGE
Naturjoghurt*	2 Becher à 40 g
Stichfester griechischer Joghurt**	4 EL; ca. 60 g
Hüttenkäse (Vollfettstufe)	2 EL; ca. 30 g
Vollmilch	150 ml
Mini-Babybel	2 Mini-Käse, insgesamt 40 g
Hartkäse	2 Würfel, insgesamt 16 g
Scheibenkäse	Ca. ⅔ einer Standardscheibe, Gewicht 16 g
Mozzarellaball	24 g

*Wenn Sie eine Großpackung Naturjoghurt verwenden, sollten Sie 7–8 große Löffel (ca. 120 g) pro Woche geben.

**Abgetropfter, stichfester Joghurt sollte pro 100 g ca. 9 Gramm Protein enthalten. Flüssiger, nicht abgesiehter Joghurt hat etwa die halbe Menge Protein und ist vergleichbar mit regulärem Joghurt. Wenn Sie eine Familienpackung nicht abgesiehten griechischen Joghurt verwenden, mit ca. 4,5 g Protein pro 100 g, sollten pro Woche ca. 7 bis 8 gehäufte EL gefüttert werden.

REZEPTE *Rezepte zur Prävention von Milcheiweißallergien*

*D*ie wöchentlichen Dosen stellen die empfohlene Mindestmenge dar, die ein Baby oder Kind derzeit zu sich nehmen sollte. Es ist kein Problem, sondern sogar wünschenswert, die erforderlichen Mengen zu überschreiten. Es ist auch vorteilhaft, wenn dem Baby oder Kind *mindestens zweimal pro Woche das Allergen verabreicht wird, unabhängig von der am ersten Tag aufgenommenen Menge.* Wenn Ihr Kind am Montag 2 Babybel verschlingt, muss es immer noch mindestens 1 Babybel (oder ½ Dosis einer anderen Milcheiweißkategorie) zu sich nehmen.

Bitte achten Sie darauf, dass alle Milchprodukte, die Kindern unter zwei Jahren gefüttert werden, Vollfettstufe haben müssen, um ausreichend Nährstoffe zu enthalten.

MILCHEIWEISS FÜR BABYS

Milcheiweiß bei Babys einzuführen ist relativ einfach, wenn man flüssigen Joghurt verwendet. Wir haben fast immer stichfesten Joghurt im Kühlschrank, aber für ganz kleine Säuglinge ist dieser meistens zu fest. Alle meine Kinder mochten regulären, nicht abgeseihten Joghurt sehr. Stellen Sie sicher, dass der Joghurt ungesüßt („Natur" oder „unbehandelt") und aus Vollmilch ist.

REZEPTE *Rezepte zur Prävention von Milcheiweißallergien*

Joghurt Sonnenaufgang

Eat ● 🥛

Aus irgendeinem Grund muss ich bei diesem Rezept immer an kleine Baby-Bodybuilder denken, die ihr Ei-Proteingetränk vor dem Krafttraining schlürfen.

PORTIONEN: Ergibt ca. 180 ml. Das gesamte Rezept deckt die wöchentlichen Ei- und Milcheiweißdosen, die am besten im Verlauf von zwei oder mehr Tagen gefüttert werden.

Zutaten

- 1 kleines hart gekochtes Ei
- 1–2 EL Wasser
- 125 g Naturjogurt (Vollfettstufe)

Zubereitung

1. Ei und Wasser in einer Küchenmaschine, einem Mixer oder mit einem Pürierstab zu einer glatten Masse verarbeiten. Joghurt zugeben und servieren. Falls Ihr Baby bereits gröbere Texturen isst, können Ei und Joghurt auch mit einer Gabel zerdrückt bzw. vermischt werden.
2. Reste halten sich in einem luftdicht verschlossenen Behälter im Kühlschrank bis zu 2 Tage oder eingefroren bis zu einem Monat.

Einfache Käsesauce

Diese vielseitige Sauce lässt sich gut einfrieren und kann als leckere allergiebekämpfende Flüssigkeit zum Glattrühren oder Verdünnen von Pürees eingesetzt werden. Auch lecker als Sauce zu Nudeln (schmeckt Kindern jeden Alters und Erwachsenen) oder zu gedämpftem Brokkoli.

PORTIONEN: Ergibt ca. 375 ml oder ca. 6 Portionen. Dieses Rezept ergibt 3 wöchentliche Milcheiweißdosen.

Zutaten

- 2 EL Butter oder Öl
- 2 TL Allzweckmehl
- 160 ml Vollmilch
- 4 gehäufte EL geriebener Cheddar

Zubereitung

1. Butter bei geringer Hitze in einem kleinen Stieltopf zerlassen und das Mehl ca. 1 Minute lang einrühren. Langsam die Milch dazugeben, gelegentlich umrühren, bis die Sauce sichtbar andickt und eine Schwitze entstanden ist. Das dauert ca. 3 Minuten. Von der Hitzequelle nehmen. Käse in kleinen Portionen hineingeben und umrühren, bis er in der Sauce zergangen ist.
2. In drei gleich große Portionen aufteilen. Eine Portion in einem luftdicht verschlossenen Behälter im Kühlschrank aufbewahren (im Lauf der nächsten Woche aufbrauchen) und die beiden anderen Portionen bis zu drei Monate einfrieren.
3. Mit gekochtem Gemüse oder einer halben Nudel- oder Fischdosis servieren und für Babys auf die bevorzugte Konsistenz pürieren.

… Rezepte zur Prävention von Milcheiweißallergien

Käse-Cracker

Ich weiß nicht genau, in welche Kategorie diese gehören ... Meine Tochter nennt sie gegrillte Käse-Kekse. Alle anderen sagen einfach: „Mehr, bitte!" Ich mag sie als Dessert, mit etwas Marmelade oder Honig, die Kinder essen sie am liebsten als Snack zwischendurch. Die Idee für dieses Rezept stammt von Amy Johnsons Blog She Wears Many Hats.

Hinweis: *Honig kann Bakterien enthalten, die von dem Verdauungssystem von Kindern unter einem Jahr nicht bewältigt werden können. Daher dürfen Gerichte, die Honig enthalten, keinem Baby unter einem Jahr gefüttert werden.*

PORTIONEN: Ergibt 28 Kekse. 2 Kekse liefern die wöchentliche Milcheiweißdosis, am besten im Verlauf von zwei Tagen serviert.

Zutaten

- 180 g geriebener Cheddar
- 240 g Allzweckmehl
- 4 Tassen Reiscrispies
- 175 g Butter, zerlassen
- 2 Eier, verquirlt

Zubereitung

1. Den Ofen auf 160 °C vorwärmen. Alle Zutaten in eine große Schüssel geben und vermengen. Aus dem Teig 28 feste Bälle (Golfballgröße) rollen. Auf zwei gefettete Backbleche verteilen und flach drücken.
2. 25 Minuten backen oder bis sie leicht gebräunt sind. Vor dem Servieren mindestens 20 Minuten auskühlen lassen.
3. Reste halten sich in einem luftdicht verschlossenen Behälter bei Raumtemperatur bis zu 6 Tage oder im Gefrierfach bis zu drei Monate. Vor dem Servieren mehrere Stunden bei Raumtemperatur auftauen lassen.

Rezeptvariante: 1 TL getrockneter Kräuter (Oregano, Basilikum oder Salbei) einer Teighälfte beimengen um verschiedene Geschmacksvarianten zu erzielen.

REZEPTE *Rezepte zur Prävention von Milcheiweißallergien*

MITTAGESSEN/ABENDBROT/SNACK

Labneh-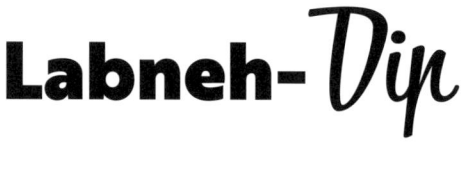

Der Name klingt exotisch und stammt aus dem Libanon. Aber im Grunde ist es einfach nur Joghurt, der zweimal abgeseiht wurde, sodass die Proteine bei diesem leckeren Joghurt viel kompakter sind, was vom Standpunkt eines Allergiebekämpfers aus gesehen sehr effektiv ist. Das Rezept ergibt ziemlich viel Dip – denn ich glaube, dass auch die Erwachsenen im Haushalt diesen Dip mögen.

Hinweis: Honig kann Bakterien enthalten, die von dem Verdauungssystem von Kindern unter einem Jahr nicht bewältigt werden können. Daher dürfen Gerichte, die Honig enthalten, keinem Baby unter einem Jahr gefüttert werden.

PORTIONEN: Ergibt 500 ml. 3 EL im Verlauf einer Woche aufgenommen, helfen bei der Prävention von Milcheiweiß-Allergien.

Zutaten

- 750 g griechischer Naturjoghurt (Vollfettstufe)
- 1 EL frisch gepresster Orangen- oder Zitronensaft
- 1 EL Honig
- Salz

Zubereitung
1. Sieb mit einem Seihtuch auslegen. Sieb über eine mittelgroße Schüssel setzen. Joghurt in das Sieb geben und das Tuch über dem Joghurt zusammennehmen, um ihn zu bedecken. Mindestens 12 Stunden im Kühlschrank abtropfen lassen.
2. Wenn sich die Joghurtmenge um ein Drittel reduziert hat und fast die Konsistenz von geschlagenem Frischkäse besitzt, vom Tuch abkratzen und den Saft und Honig unterrühren. Mit Salz abschmecken. Mit geröstetem Pitabrot und rohen Gemüsestreifen servieren.
3. Reste halten sich in einem luftdicht verschlossenen Behälter im Kühlschrank bis zu 5 Tage oder im Gefrierfach bis zu zwei Monate. Über Nacht im Kühlschrank auftauen lassen und vor dem Servieren gut umrühren. Durch das Einfrieren verändert sich leicht die Konsistenz, und einige Kinder mögen vielleicht die frisch zubereitete Variante, aber nicht die aufgetaute.

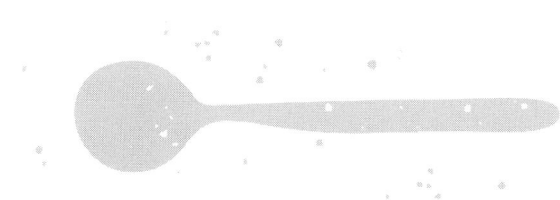

REZEPTE *Rezepte zur Prävention von Milcheiweißallergien*

Ei-Käse-Soldaten

Warnhinweis: Verwenden Sie nicht das Wort Soldaten, wenn Ihre Kinder nicht mit dem Essen spielen dürfen. Sonst werden die Soldaten auf dem ganzen Tisch oder auch nur auf dem Teller hin- und hermarschieren, bevor sie im Mund landen.

PORTIONEN: Ergibt vier „Soldaten" oder 1–2 Portionen abhängig vom Alter des Kindes. Das volle Rezept bietet die wöchentliche Milcheiweiß-, Weizen- und Ei-Dosis.

Zutaten

- 1 verquirltes Ei
- 1 dicke Scheibe Vollkornbrot
- 1 EL Pflanzenöl oder Butter
- 2 EL geriebener Cheddar oder anderer milder Hartkäse

Zubereitung

1. Ei in eine flache Auflauf- oder Kuchenform geben, Brot eintauchen, einmal umdrehen, bis das Brot vollständig gesättigt ist und fast das gesamte Ei aufgenommen hat. Öl in einer großen Pfanne bei mittlerer Hitze erhitzen und das Brot braten, bis die Ei-Panade geronnen ist, ca. 2 Minuten von jeder Seite. Käse darübergeben und schmelzen lassen. Der Länge nach in vier kleine Toast-Soldaten schneiden.
2. Reste halten sich in einem luftdicht verschlossenen Behälter im Kühlschrank bis zu 3 Tage. Die Reste vor dem Servieren gründlich in der Mikrowelle oder im Backofen aufwärmen. Leider nicht zum Einfrieren geeignet.

Käsestäbchen

Meiner Meinung nach gibt es keinen Ersatz für Halloumi. Wir nennen ihn Quietschkäse wegen des Geräuschs, das beim Kauen entsteht. Er verhält sich unter Hitzeeinwirkung anders als andere Käsesorten, sodass diese Käsestäbchen einfach im Ofen zuzubereiten sind und nicht in der Fritteuse.

PORTIONEN: Ergibt 18 Käsestäbchen. Ein Stäbchen liefert die wöchentliche Milcheiweißdosis (16 g Käse) und ein Viertel der Weizen-Dosis oder, wenn Nussmehl verwendet wird, auch einen gewissen Schutz vor Nussallergien.

Zutaten

- 300 g Halloumi
- 120 g Selbst gemachtes Nussmehl (Seite 126) oder Semmelbrösel (selbst gemacht siehe Rezept Seite 180)
- ¼ TL frisch gemahlener schwarzer Pfeffer
- ½ TL getrockneter Oregano
- ½ TL getrockneter Thymian

Zubereitung

1. Ofen auf 205 °C vorheizen. Eine 33 × 20 cm große Backform mit Öl oder Butter einfetten und beiseitestellen.
2. Halloumi in Stäbchen (7,5 lang × 1,5 cm breit und 1,5 cm hoch) schneiden. Mehl in eine weite, flache Schüssel oder Backform geben und Pfeffer, Oregano und Thymian hinzugeben. Jeden Halloumistab im Mehl wenden und in die gefettete Backform legen. Von jeder Seite 15 Minuten knusprig backen.
3. Reste halten sich in einem luftdicht verschlossenen Behälter im Kühlschrank bis zu 3 Tage und können 5–8 Minuten im Ofen bei 90 °C oder im Tischbackofen aufgewärmt werden. Der panierte, ungebackene Halloumi kann auch bis zu drei Monate eingefroren werden. Über Nacht im Kühlschrank auftauen und vor dem Servieren wie oben beschrieben wieder aufwärmen.

Kartoffelmus mit Joghurt

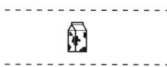

Dieses cremige, leicht pikante Kartoffelmus passt hervorragend zu jeder Art von Grillfleisch oder Braten. Niemand wird vermuten, dass Joghurt enthalten ist, und Ihr Kind muss nur zweimal in der Woche 125 ml essen, um die Milcheiweißdosis abzudecken.

PORTIONEN: Ergibt 4 Kinderportionen zu je 125 ml. 2 Portionen decken die Wochendosis ab.

Zutaten

- 450 g mehlige Kartoffeln, gewaschen, geschält und halbiert oder geviertelt (falls sehr groß)
- 1 EL Butter
- 125 g griechischer Naturjoghurt
- Knoblauchpulver
- Frisch gemahlener schwarzer Pfeffer

Zubereitung

1. Kartoffeln in eine gusseisernen 6- bis 7-l-Topf geben, mit Wasser bedeckt aufsetzen und aufkochen. 10–15 Minuten köcheln, bis sie gar sind. Kartoffeln in einem Durchschlag abgießen und in eine große Schüssel geben. Butter zugeben und stampfen. (Wenn Sie einen Mixer nehmen, nicht zu lange pürieren, sonst entsteht eine klebrige Masse. Einige Klumpen sind erlaubt.) Joghurt unterrühren, mit Knoblauchpulver und schwarzem Pfeffer abschmecken und servieren.

REZEPTE *Rezepte zur Prävention von Milcheiweißallergien*

2. Reste halten sich in einem luftdicht verschlossenen Behälter im Kühlschrank bis zu zwei Tage oder portionsweise in Gefrierbeuteln eingefroren bis zu zwei Monate. Das Kartoffelmus kann direkt aus dem Gefrierschrank oder über Nacht im Kühlschrank aufgetaut werden. Auf dem Herd oder in der Mikrowelle bei geringer Hitze und unter gelegentlichem Umrühren aufwärmen, bis das Mus richtig heiß ist.

Hühnchen in Ahornsirup-Joghurt-Marinade

Mein Sohn liebt knusprige Hühnerhaut, ganz im Gegenteil zu meiner Tochter. Bei diesem Rezept kann man vor dem Marinieren die Haut entfernen, wenn man möchte. Manchmal bereite ich nur die Hälfte ohne Haut zu, sodass für jeden etwas dabei ist. Auf jedem Stück Huhn bleibt nur ca. 1 EL Joghurt. Mit Joghurt-Frucht-Chutney (Seite 168) servieren oder zu Joghurt-Keksen (Seite 170), um die wöchentliche Milcheiweißdosis zu erreichen.

PORTIONEN: Ergibt 12 Hühnerkeulen oder ca. 6 Portionen. Eine Hühnerkeule liefert ungefähr ⅛ der wöchentlichen Milcheiweißdosis.

Zutaten

- **625 ml** Naturjoghurt (Vollfettstufe)
- **2 EL** reiner Ahornsirup
- **½ TL** Salz
- **¼ TL** geräuchertes Paprikapulver
- **¼ TL** Knoblauchpulver
- **12** Hühnerkeulen

Zubereitung

1. Joghurt, Ahornsirup, Salz, Paprika und Knoblauchpulver in eine große Schüssel geben, vermengen und die Hühnerkeulen zugeben. Zudecken und in den Kühlschrank stellen. Das Huhn sollten im Joghurtmix mindestens 2 Stunden (bis maximal 24 Stunden) marinieren.
2. Ofen auf 230 °C vorheizen.
3. Einen Bräter leicht mit Olivenöl einfetten. Hühnerkeulen in den Bräter geben und einige Löffel Marinade darüber-

geben. 35–40 Minuten braten, bis die Marinade knusprig geworden ist und das Fleisch gar ist. Zum Prüfen, ob das Fleisch gar ist: Mit einem Messer das Fleisch von einer Hühnerkeule abziehen, wenn der Fleischsaft klar ist, ist das Essen fertig.
4. Reste halten sich in einem luftdicht verschlossenen Behälter bis zu vier Tage. In der Mikrowelle ca. 1 Minute aufwärmen oder im Ofen in Folie eingewickelt 15–20 Minuten bei 120 °C.

Joghurt-Frucht-Chutney

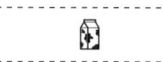

Fast jede Frucht passt zu dieser bei Kindern beliebten allergiebekämpfenden Version des bekannten indischen Gerichts. Reife Birnen oder Bananen sind bei mir sehr beliebt. Wenn es schnell gehen muss, kann man statt Frucht auch einige Esslöffel Marmelade verwenden. Lecker zu Huhn oder als Dip zu rohem Gemüse, getoastetem Pitabrot oder Papadam.

__Hinweis:__ Honig kann Bakterien enthalten, die von dem Verdauungssystem von Kindern unter einem Jahr nicht bewältigt werden können. Daher dürfen Gerichte, die Honig enthalten, keinem Baby unter einem Jahr gefüttert werden.

PORTIONEN: Ergibt zwei 3,5-EL-Portionen. Das ganze Rezept liefert die wöchentliche Milcheiweißdosis und wird am besten über zwei oder mehr Tage gefüttert.

Zutaten

- 60 ml griechischer Naturjoghurt (Vollfettstufe)
- 1 EL klein geschnittenes frisches Obst
- 1 EL Ingweraufstrich oder Honig
- ⅛ TL Knoblauchsalz
- Frisch gemahlener schwarzer Pfeffer

Zubereitung

1. Alle Zutaten in eine kleine Schüssel geben, vermengen und servieren.
2. Reste halten sich in einem luftdicht verschlossenen Behälter im Kühlschrank bis zu 2 Tage. Vor dem Servieren gut vermengen.

Honig-Senf-Joghurt-Dip

Dieses Rezept könnte nicht einfacher sein. Es ist äußerst beliebt zusammen mit rohem Gemüse, Sesam-Gebäck und Huhn im Couscousmantel (Seite 184) oder auf Fisch gestrichen.

Hinweis: *Honig kann Bakterien enthalten, die von dem Verdauungssystem von Kindern unter einem Jahr nicht bewältigt werden können. Daher dürfen Gerichte, die Honig enthalten, keinem Baby unter einem Jahr gefüttert werden.*

PORTIONEN: Ergibt sechs Portionen zu je 2 EL. Das halbe Rezept liefert die wöchentliche Milcheiweißdosis, am besten über zwei Tage gefüttert.

Zutaten

- 125 ml griechischer Naturjoghurt (Vollfettstufe)
- 2 EL Honig
- 2 EL Dijonsenf (oder ein anderer milder Senf)

Zubereitung

1. Alle Zutaten in eine kleine Schüssel geben, vermengen und servieren.
2. Reste halten sich in einem luftdicht verschlossenen Behälter im Kühlschrank bis zu 5 Tage.

REZEPTE *Rezepte zur Prävention von Milcheiweißallergien*

Joghurt-Kekse

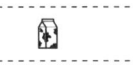

Dies ist die Abwandlung eines Rezepts, das ich auf der Stonyfield-Website gefunden habe, um eine Beilage zu kreieren, die der Entstehung von Milcheiweißallergien entgegenwirkt. Diese Kekse sind ebenso einfach wie lecker und schmecken als Beilage zum Abendessen oder zum Frühstück mit Butter und Marmelade.

PORTIONEN: Ergibt 16 kleine Kekse. Die ½ Rezeptmenge im Verlauf einer Woche verzehrt deckt die wöchentliche Milcheiweißdosis ab.

Zutaten

- 240 g Mehl
- ¼ TL Natron
- 2 TL Backpulver
- 1 TL Salz
- 4 EL Butter, zerlassen
- 250 ml Naturjoghurt (Vollfettstufe)

Zubereitung

1. Ofen auf 190 °C vorheizen. Zwei Backbleche leicht mit Butter einfetten.
2. Mehl, Natron, Backpulver und Salz in eine große Schüssel geben und vermengen. Butter und Joghurt in einer kleinen Schüssel vermengen und zum Mehl geben. Kurz kneten und zu einem großen Ball rollen. Teig halbieren, dann erneut halbieren und so lange weiter halbieren, bis 16 Portionen entstanden sind. In Bälle rollen.
3. Teigbälle auf die gefetteten Backbleche setzen und vorsichtig mit der Handfläche flach drücken.
4. 15 Minuten backen oder bis die Kekse durch sind und - wenn gedrückt - wieder die alte Form annehmen. Die Kekse behalten ihre helle Farbe.

5. Reste halten sich in Alufolie eingewickelt oder in einem luftdicht verschlossenen Behälter bei Raumtemperatur bis zu 5 Tage. Ungebackene Teigbälle können auch in Gefrierbeuteln mehrere Monate eingefroren werden. Bei Raumtemperatur 30 Minuten auftauen lassen und die Backanleitung oben befolgen.
6. Gebackene Kekse halten sich im Gefrierschrank bis zu zwei Monate. Mindestens 1 Stunde bei Raumtemperatur auftauen. Man kann sie kalt essen, aber ich mag sie am liebsten im Tischbackofen oder 5–10 Minuten im 90 °C warmen Ofen angewärmt.

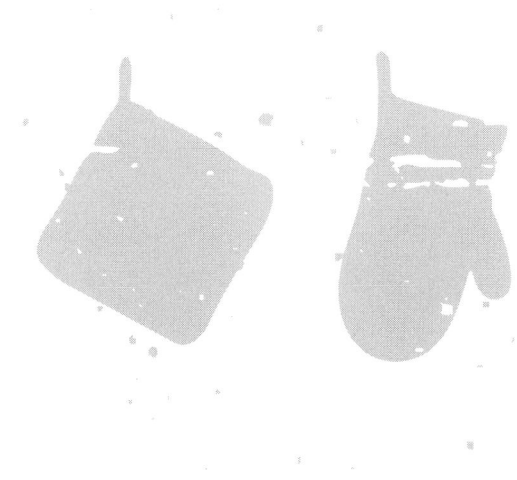

DESSERT

Joghurt-Haferkekse

Frühstück oder Dessert? Die Zutaten deuten auf Ersteres, aber der Geschmack auf Letzteres.

PORTIONEN: Ergibt 24 Kekse. 6 Kekse, im Verlauf einer Woche verzehrt oder auf zwei Tage verteilt, bieten die wöchentliche Milcheiweißdosis. Wenn Nussmehl verwendet wird, schützen die Kekse auch vor Nussallergien.

Zutaten

250 ml	griechischer Joghurt (Vollfettstufe)
1	kleines Ei
5 EL	plus 1 TL weiche Butter
½ TL	Vanilleextrakt
¼ TL	gemahlener Zimt
¼ TL	Salz
170 g	Zucker
120 g	Haferflocken
25 g	Kokosraspel oder 70 g Allzweckmehl oder Selbstgemachtes Nussmehl (Seite 126)
135 g	Schokotröpfchen (optional)

Zubereitung

1. Ofen auf 175 °C vorheizen. Zwei Backbleche leicht mit Butter einfetten.
2. Joghurt, Ei, Butter und Vanille in eine große Schüssel geben und verrühren. Zimt, Salz und Zucker zugeben und verrühren. Haferflocken und Kokosraspel untermengen. Schokotröpfchen unterheben.

3. In 24 kleine Kugeln rollen (Durchmesser ca. 2,5 cm) und auf die gefetteten Backbleche legen. 20 Minuten backen oder bis die obere Hälfte des Kekses bei Druck zurückspringt Der Keks bräunt nicht. Vor dem Servieren auf Drahtgestellen 20 Minuten abkühlen lassen.
4. Reste halten sich in einem luftdicht verschlossenen Behälter bei Raumtemperatur oder im Kühlschrank bis zu 7 Tage. Wochenportionen fertig gebackener Kekse halten sich in Gefrierbeuteln eingefroren bis zu 4 Wochen. Vor dem Servieren eine Stunde bei Raumtemperatur auftauen.

Milch-Gewürzkuchen

Der sahnige Geschmack dieses Kuchens kann gut durch Gewürze verdeckt werden, wenn Ihr Kind keine Milch mag. Wenn Sie statt der Gewürze 5 TL Kakaopulver nehmen, erhalten Sie einen Schokokuchen. Wenn Sie Eier vermeiden müssen, können Sie sie weglassen. Der Kuchen wird dann etwas fester, schmeckt aber genauso gut.

PORTIONEN: Ergibt einen 23 × 33 cm großen Kuchen. Servieren Sie 1/18 des Kuchens zweimal pro Woche, um die wöchentliche Milcheiweißdosis abzudecken.

Zutaten

- 240 g Allzweckmehl
- 120 g Milchpulver
- 170 g Zucker
- ¼ TL Natron
- 1 TL Backpulver
- 1 TL gemahlene Muskatnuss
- 1 TL gemahlener Ingwer
- 1–2 TL gemahlener Zimt
- 1 TL Salz
- 250 ml Öl
- 250 ml Vollmilch
- 1 TL Vanillextrakt
- 2 Eier (optional)

Zubereitung

1. Ofen auf 175 °C vorheizen. Eine 23 × 33 cm Kuchenform mit Butter einfetten und beiseitestellen.
2. Mehl, Milchpulver, Zucker, Natron, Backpulver, Muskatnuss, Ingwer, Zimt und Salz in eine große Schüssel geben und vermengen. Öl, Milch, Vanille und Eier (optional) in eine mittelgroße Schüssel geben und verrühren. Ölgemisch in die Schüssel mit dem Mehl geben. Leicht verrühren, der Teig kann ruhig klumpig sein. Teig in die gefettete Form geben. 45 Minuten backen, bis ein in die Mitte ein-

gestochener Zahnstocher sauber wieder herausgezogen werden kann.
3. Kuchen ca. 2 Stunden vollständig auskühlen lassen und in 18 gleich große Stücke schneiden (ca. 7,5 × 5 cm groß).
4. Reste halten sich zugedeckt bei Raumtemperatur bis zu 5 Tage oder im Gefrierschrank bis zu zwei Monate. Vor dem Servieren bei Raumtemperatur mindestens 3 Stunden auftauen lassen.

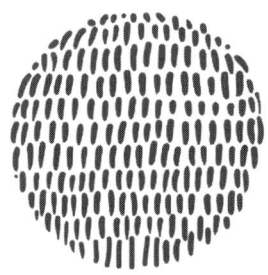

REZEPTE ZUR PRÄVENTION VON WEIZEN-ALLERGIEN

WEIZEN	WÖCHENTLICHE MENGE
Weetabix, groß	2 Stück
Einfaches Weizenvollkornbrot, dünne Scheiben	2 Scheiben
Einfaches Weizenvollkornbrot, dicke Scheiben	1 Scheibe
Einfache Weizenvollkorn-Pita	1 Pita (15 cm groß), 50 g
Nudeln oder Couscous (100 % Weizen)	40 g, ungekocht (siehe unten)

NUDELN	WÖCHENTLICHE MENGE
Makkaroni	125 g
Spaghetti	44 einzelne Nudeln
Fusilli	125 g
Couscous	35 g

REZEPTE *Rezepte zur Prävention von Weizen-Allergien*

Die wöchentlichen Dosen stellen die empfohlene Mindestmenge dar, die ein Baby oder Kind derzeit zu sich nehmen sollte. Es ist kein Problem, sondern sogar wünschenswert, die erforderlichen Mengen zu überschreiten. Es ist auch vorteilhaft, wenn dem Baby oder Kind *mindestens zweimal pro Woche das Allergen verabreicht wird, unabhängig von der am ersten Tag aufgenommenen Menge.* Wenn Ihr Kind am Montag ein ganzes Vollkorn-Sandwich verschlingt, müssen Sie darauf achten, dass es später in der Woche mindestens ein weiteres halbes Sandwich (oder eine halbe Dosis einer anderen Weizenkategorie) isst.

WEIZEN FÜR BABYS

Zusätzlich zu den Rezepten unten kann man auch gekochte Nudeln pürieren oder Vollkornweizenbrot in Milch einweichen, wenn man einmal eine schnelle und einfache Weizendosis für ein kleines Baby braucht. Ältere Babys mögen oft auch Couscous gern und eventuell auch Weetabix. In Großbritannien ist diese Vollkornspezialität ein nationales Leibgericht. Sobald sie mit Milch in Berührung kommen, werden sie weich. Als meine Babys anfingen zu zahnen, kauten sie gerne auf einem Weetabix herum. Wenn Sie Weetabix nicht in Ihrem Supermarkt finden, versuchen Sie es bei einem Online-Versand.

REZEPTE *Rezepte zur Prävention von Weizen-Allergien*

Weizen-Porridge-Jambalaya

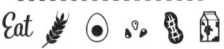

Dieses Rezept ist eine Wunderwaffe im Kampf gegen Allergien, da es fünf Allergien gleichzeitig bekämpft. Zweimal pro Woche serviert und Ihr Baby ist vor den meisten Nahrungsmittelallergien geschützt. Und es schmeckt auch noch gut! Wenn Ihr Baby es gerne mag, kann man größere Mengen zubereiten, in Einzelportionen einfrieren und im Verlauf der nächsten Wochen aufbrauchen.

PORTIONEN: Das gesamte Rezept bietet die wöchentliche Weizen-, Ei-, Sesam-, Erdnuss- und Milcheiweißdosis, und es wird am besten an zwei oder mehr Tagen gefüttert.

Zutaten

- 160 ml Vollmilch
- 2 Weetabix-Kekse
- 1 kleines hart gekochtes Ei
- 3 TL Tahini, gut verrührt
- 3 gehäufte TL Erdnussbutter

Zubereitung

1. Milch in einer mikrowellengeeigneten Schüssel ca. 2 Minuten auf hoher Stufe erhitzen. Einen Weetabix zugeben. Nach etwa 10–15 Minuten, wenn fast die gesamte Milch aufgesogen wurde, verrühren, bis ein Püree entstanden ist.
2. Während des Einweichens das Ei klein schneiden. In eine kleine Schüssel geben und mit 2 EL Wasser verrühren.
3. Eipaste, Erdnussbutter und Tahini zum Porridge geben und sehr gut verrühren. Eventuell Wasser zugeben, bis die von Ihrem Baby bevorzugte Konsistenz erreicht ist. Warm servieren.

4. Reste halten sich im Kühlschrank bis zu 2 Tage oder im Gefrierschrank bis zu einem Monat. Im Kühlschrank mindestens 5 Stunden auftauen lassen und in der Mikrowelle oder auf dem Herd erwärmen.

Tipp: Wenn Sie möchten, können Sie drei oder vier der wichtigsten Nahrungsmittel vermischen (wie Weetabix-Milch-Tahini oder Weetabix-Milch-Ei), bevor Sie das komplette Rezept ausprobieren. Gut geeignet sind auch etwas zerdrückte Banane oder anderes püriertes Obst zu diesem Rezept, damit der Geschmack etwas süßer wird.

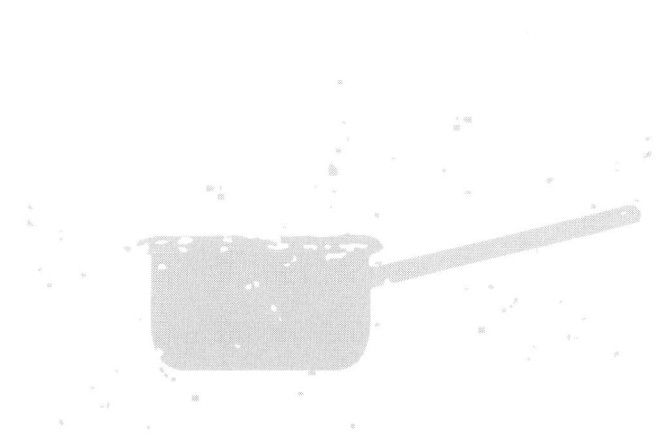

MAHLZEITEN UND SNACKS

Semmelbrösel

Die Verwendung von Semmelbröseln in Fleischklößchen oder Falschem Hasen, zum Panieren von Fisch und Hühnchen oder um Käsestäbchen zu machen (Seite 163) kann ein sehr guter Weg sein, ein sensibles Kind an Vollkornweizen heranzuführen.

PORTIONEN: Ergibt ca. 460 g Semmelbrösel. 45 g trocken geröstete Semmelbrösel decken die wöchentliche Weizen-Dosis. Am besten über zwei oder mehr Tage verteilt füttern.

Zutaten

- 8 Scheiben Vollkornbrot
- 1 TL Salz
- ½ TL frisch gemahlener schwarzer Pfeffer
- ¼ TL Knoblauchpulver

Zubereitung

1. Brot in eine Küchenmaschine geben. Salz, Pfeffer und Knoblauchpulver dazugeben. Pulsierend verarbeiten, bis die gewünschte Konsistenz erreicht ist.
2. Die Semmelbrösel können frisch oder geröstet verwendet werden. Zum Rösten: Auf ungefettete Backbleche verteilen und im Ofen ca. 15 Minuten bei 230 °C rösten.
3. Reste in einem luftdicht verschlossenen Behälter aufbewahren. Frische Semmelbrösel halten sich im Kühlschrank bis zu 3 Tage. Gut geröstete Semmelbrösel halten sich bis zu einem Monat und sollten bei Raumtemperatur aufbewahrt werden.

Weetabix-Bananen-Muffins

Ich habe dieses Rezept als Verbeugung für Dr. Lacks Heimatland entwickelt, in dem Weetabix, wie ich schon erwähnt habe, sehr beliebt sind.

PORTIONEN: Ergibt 12 kleine Muffins. Acht Muffins, im Verlauf einer Woche gefüttert, liefern die wöchentliche Weizen-Dosis; 6 decken die Ei- und Milcheiweißdosis.

Zutaten

- 3 große Weetabix-Kekse
- 330 ml Vollmilch
- 1 reife Banane
- 2 kleine Eier, verquirlt
- ½ TL Vanille
- 170 g Zucker
- 120 g Mehl
- 2 TL Backpulver
- 1 TL gemahlener Zimt

Zubereitung

1. Ofen auf 175 °C vorheizen. Ein Muffinblech für 12 Muffins leicht mit Butter einfetten.
2. Weizenzerealien in eine große Schüssel geben, zerdrücken, Milch darübergeben und die Banane hineinmusen. Eier, Vanille und Zucker unterrühren. Mehl, Backpulver und Zimt hinzugeben und leicht verrühren; der Teig kann ruhig klumpig sein.
3. Teig auf das Muffinblech verteilen (Ausbuchtungen nur zu 2/3 füllen) und 25–35 Minuten backen, bis ein Zahnstocher sauber wieder herausgezogen werden kann.
4. Reste halten sich in einem luftdicht verschlossenen Behälter bei Raumtemperatur bis zu 5 Tage oder im Tiefkühlfach bis zu zwei Monate. Vor dem Servieren mindestens 30 Minuten bei Raumtemperatur auftauen lassen.

REZEPTE *Rezepte zur Prävention von Weizen-Allergien*

Hackfleisch-Würstchen

In diesem Rezept werden Ei und Weizen in Hackfleisch versteckt, entweder in Form von Frikadellen oder länglichen Würstchen. Ich bereite meist 12 von jeder Form zu und lasse die Kinder entscheiden, was sie essen möchten. Grant stippt sein Würstchen gern in Ketchup und Clara streicht Hüttenkäse auf ihre Frikadelle und steckt sie in ein Stück Pitabrot.

PORTIONEN: Ergibt 24 Frikadellen oder Würstchen. ¼ des Rezepts im Verlauf einer Woche verzehrt deckt die wöchentliche Ei- und Weizen-Dosis.

Zutaten

- 4 kleine Eier
- 400 g mageres Rinderhack
- 4 Scheiben Weizenvollkornbrot, zerbröselt (siehe Semmelbrösel auf Seite 180)
- ½ TL Salz
- ¼ TL frisch gemahlener schwarzer Pfeffer
- ¼ TL Knoblauchgranulat
- ¼ TL geräuchertes Paprikapulver
- 15 g geriebener Parmesan (optional)

Zubereitung

1. Ofen auf 230 °C vorheizen. Drei Backbleche mit Olivenöl, einem anderen Pflanzenöl oder Butter einfetten. (Wenn Sie, wie die meisten Menschen, nur zwei Backbleche besitzen, kann man das Rezept in zwei Portionen zubereiten, die erste Portion für später in der Woche kühl stellen und die zweite Portion direkt aus dem Ofen servieren.)
2. Alle Zutaten in eine große Schüssel geben und mit sauberen Händen gut vermengen. Frikadellen: Hackfleischmasse in ca. 5 cm große Bälle formen, auf das gefettete

Backblech setzen und mit der Hand oder einem Pfannenmesser flach drücken. Würstchen: kleine Mengen Teig in 10 cm lange Würstchen rollen. Im Backofen ca. 25 Minuten backen, bis sie leicht gebräunt sind.
3. Reste halten sich in Frischhaltefolie eingewickelt im Kühlschrank bis zu 3 Tage. In der Mikrowelle oder in einer Pfanne bei mittlerer Hitze gut durchwärmen. Oder vor dem Servieren im 90 °C warmen Ofen ca. 10 Minuten (nach der Hälfte der Zeit umdrehen) aufwärmen. Die Konsistenz der wieder aufgewärmten Reste ist etwas weicher, besonders wenn man die Mikrowelle verwendet, aber meine Kinder hat das nie gestört. Reste lassen sich auch bis zu zwei Monate einfrieren. Über Nacht im Kühlschrank auftauen und vor dem Servieren wie beschrieben aufwärmen.

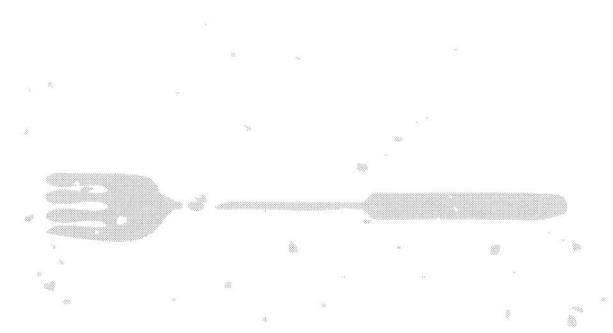

Hühnchen im Couscous-Mantel

Goldbraun und einfach lecker – ich musste meinen Mann ermahnen, etwas für die Kinder übrig zu lassen. Als Abwandlung und um Fisch- oder Milcheiweißallergien gleichzeitig entgegenzuwirken, kann das Hühnchen durch Fisch oder Halloumi ersetzt werden (dies verringert die Backzeit auf 20 Minuten).

PORTIONEN: Ergibt ca. 4 Portionen. ¼ des Rezepts liefert die wöchentliche Weizen-Dosis und wird am besten über 2 oder mehr Tage verteilt aufgenommen.

Zutaten

200 g	ungekochter Couscous	½ TL	frisch gemahlener schwarzer Pfeffer
¼ TL	Salz		
250 ml	kochendes Wasser	425 g	Hühnerbruststreifen (ohne Haut)
120 g	Allzweckmehl		
½ TL	Salz	1	Ei
		2 EL	Vollmilch

Zubereitung

1. Ofen auf 220 °C vorheizen. Zwei Backbleche dick mit Olivenöl oder einem anderen pflanzlichen Öl einfetten und beiseitestellen.
2. Couscous und Salz in eine tiefe Schüssel geben. Kochendes Wasser zugeben, einmal umrühren und mindestens 5 Minuten ziehen lassen. Beiseitestellen.
3. Ei und Milch in einer weiten, flachen Schüssel oder Kuchenform verrühren.

4. Mehl und Gewürze in eine andere weite, flache Schüssel geben und vermengen. Hühnerbruststreifen zum Mehlmix geben und vermengen, bis alle Streifen paniert sind.
5. Couscous mit einer Gabel auflockern, sodass keine Klumpen mehr vorhanden sind. Überschüssiges Mehl von den Hühnerbruststreifen abschütteln und erst im Ei, dann im Couscous wenden. Panierte Hühnerbruststreifen auf die gefetteten Backbleche legen.
6. Mindestens 30 Minuten backen, nach ca. 15 Minuten umdrehen, bis das Fleisch gar und der Couscous goldbraun ist.
7. Reste halten sich in einem luftdicht verschlossenen Behälter im Kühlschrank bis zu 4 Tage oder im Gefrierschrank bis zu sechs Monate. Gefroren im Ofen bei 220 °C auftauen, bis das Fleisch innen heiß ist.

DESSERT

Weetabix-Erdnuss-Schokokekse

Ein weiteres leckeres Rezept, das mehrere Allergien auf einen Schlag bekämpft. Sie können jede Art Nussbutter oder Nussmehl verwenden. Falls Sie kein Nussmehl zur Hand haben, ist Allzweckmehl zum Backen genauso geeignet, die Kekse bieten aber nicht denselben Grad an Allergieschutz. Die Schokotröpfchen sind eigentlich nicht wirklich notwendig, aber sie helfen dabei, dass mehr Kekse gegessen werden, was wiederum die Allergieabwehr unterstützt.

PORTIONEN: Ergibt 24 kleine Kekse. 6 Kekse, im Verlauf einer Woche verzehrt, decken die wöchentliche Weizen-Dosis ab; 3 Kekse in einer Woche bieten die wöchentliche Erdnuss-Dosis; 6 oder mehr Kekse in einer Woche helfen eventuell bei der Vorbeugung gegen Nussallergien.

Zutaten

- 4 große Weetabix-Kekse
- 8 EL weiche Butter
- 125 ml Erdnussbutter
- 65 g Zucker
- 100 g brauner Zucker
- 50 g Mandel- oder anderes Nussmehl (siehe Selbstgemachtes Nussmehl auf Seite 126)
- 70 g Allzweckmehl
- 85 g Schokotröpfchen (optional)

Zubereitung

1. Ofen auf 175 °C vorheizen.
2. Weetabix fein zerbröseln. Hierfür entweder die Küchenmaschine verwenden oder die Weetabix in einen Gefrierbeutel geben, fest verschließen und mit einer Kuchenrolle oder einem Eisportionierer mehrfach draufhauen (die bevorzugte Variante meiner Kinder). Beiseitestellen.
3. Butter, Erdnussbutter und Zucker in einer großen Schüssel mit der Hand oder dem Mixer verrühren. So lange rühren, bis eine gleichförmige, etwas körnige Masse entstanden ist. Mehl einarbeiten; der entstandene Teig sollte Keksteig ähneln. Schokotröpfchen unterheben.
4. Aus dem Teig 2,5 cm große Bälle formen und auf zwei ungefettete Backbleche setzen. (Die ungebackenen Teigbälle können bis zu drei Monate eingefroren werden.) Die Bälle leicht flach drücken und in den Ofen schieben.
5. 20–25 Minuten backen, bis die Oberfläche nicht mehr glänzt und der Teig gar ist. Mindestens 45 Minuten abkühlen lassen. Die heißen Kekse sind sehr bröselig, besitzen aber nach dem Abkühlen genau die richtige Konsistenz.
6. Gefrorene Teigkugeln können direkt aus der Tiefkühltruhe im Ofen bei 175 °C 25–30 Minuten gebacken werden.
7. In einem luftdicht verschlossenen Behälter bei Raumtemperatur bis zu 7 Tage haltbar, tiefgekühlt 3 Monate. Vor dem Servieren eine Stunde bei Raumtemperatur auftauen.

Sesamkekse

Dieser feine Keks ist genau das, was ich zu einer dampfenden Tasse Earl Grey Tee mag. Leicht und durch die Tahini und die Orangenschale doch sättigend. Ich bin mir nicht sicher, ob meine Kinder den feinen Geschmack zu würdigen wissen. Sie verschlingen einen Keks, bevor ich ihnen ein Glas Milch einschenken kann.

PORTIONEN: Ergibt 12 Kekse. 5 Kekse decken die wöchentlichen Weizen- und Sesam-Dosen.

Zutaten

- 4 EL weiche Butter
- 3 EL Zucker
- 2½ EL Tahini, gut verrührt
- ½ TL Vanilleextrakt
- ¼ TL gemahlener Zimt, plus ¼ TL zum Bestäuben
- ¼ TL geriebene Orangenschale oder Orangenextrakt
- 1 Prise Salz
- 75 g Weizenvollkornmehl
- ½ TL Backpulver
- 1 EL Puderzucker zum Bestäuben

Zubereitung

1. Butter und Zucker in einer großen Schüssel mit einem Mixer auf hoher Stufe ca. 6 Minuten cremig rühren. Tahini, Vanille, Zimt, Orangenschale und Salz bei geringerer Rührstufe unterrühren. Rühren, bis der Teig eine gleichmäßige Konsistenz besitzt. Mehl und Backpulver zugeben, bis ein glatter Teig entstanden ist. Zugedeckt im Kühlschrank 1 Stunde ruhen lassen.
2. Ofen auf 175 °C vorheizen. Ein Backblech mit Backtrennpapier auslegen und beiseitestellen.
3. Puderzucker und Zimt in einer kleinen Schüssel vermengen. Olivengroße Teigstücke nehmen und zu kleinen Bällen formen. Teigbälle im Zucker-Zimt-Gemisch rollen und auf das Backtrennpapier setzen; der Abstand zwischen

den Bällen sollte 1,5 cm betragen. 15–20 Minuten backen. Die Kekse sollten gar sein, aber immer noch eine helle Farbe besitzen. Kekse erst bewegen, wenn sie abgekühlt sind, da sie sonst sehr leicht zerbrechen.
4. Reste halten sich in einem luftdicht geschlossenen Behälter bei Raumtemperatur bis zu 7 Tage oder zwischen Schichten aus Backtrennpapier in einer Gefrierdose bis zu 6 Wochen. Vor dem Servieren eine Stunde bei Raumtemperatur auftauen.

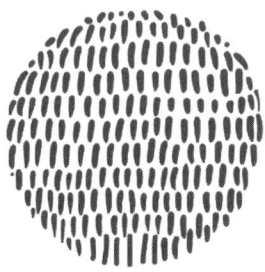

REZEPTE ZUR PRÄVENTION VON FISCHALLERGIEN

FISCH	WÖCHENTLICHE MENGE
Frischer/Tiefgefrorener Fisch	Ca. 25 g Fischfilet
Fischstäbchen	2 mittelgroße Fischstäbchen
Fisch in Dosen	Ca. 25 g, Abtropfgewicht
UNBEDENKLICHE FISCHE	
Weißfisch	**Fettreicher Fisch**
Dorsch	Lachs
Flunder	Makrele
Seezunge	Hering
Seelachs	Pilchard
Schellfisch	Sardine
Goldbutt	Forelle

*D*ie wöchentlichen Dosen stellen die empfohlene Mindestmenge dar, die ein Baby oder Kind derzeit zu sich nehmen sollte. Es ist kein Problem, sondern sogar wünschenswert, die erforderlichen Mengen zu überschreiten. Es ist auch vorteilhaft, wenn dem Baby oder Kind *mindestens zweimal pro Woche das Allergen verabreicht wird, unabhängig von der am ersten Tag aufgenommenen Menge*. Wenn Ihr Kind also am Montag zwei Fischstäbchen verschlingt, muss es im Laufe der Woche immer noch 12 g Fisch (oder eine halbe Dosis einer anderen Fischkategorie) zu sich nehmen.

REZEPTE *Rezepte zur Prävention von Fischallergien*

FISCH FÜR BABYS

Fischbrei

Meine drei Kinder haben diesen Brei geliebt! Deshalb habe ich immer größere Mengen davon hergestellt. Er eignet sich gut zum Einfrieren und Auftauen, sodass man immer ein leckeres Abendessen zur Hand hat, sollte Baby plötzlich Hunger bekommen.

PORTIONEN: Ergibt ca. 600 g. Dieses Rezept ist das Äquivalent von 16 wöchentlichen Portionen Fisch oder Schalentieren

Zutaten

- **2** mittelgroße weiße Kartoffeln oder Süßkartoffeln
- **400 g** Fisch oder Schalentiere ohne Haut und Gräten wie Lachs, Dorsch, Schellfisch, Krabben oder Shrimps
- **3** Handvoll klein geschnittenes Gemüse, z. B. Brokkoli, Zucchini, Tomaten, grüne Bohnen, egal was!

Zubereitung

1. Ofen auf 190 °C vorheizen. Einen 25 × 35 Bräter mit 2 EL Olivenöl auspinseln und beiseitestellen.
2. Kartoffeln waschen, schälen und würfeln. Die Form ist zweirangig, da später Kartoffelmus daraus gemacht wird. Kartoffeln in den gefetteten Bräter und in den Ofen geben. 25 Minuten backen, dann den Fisch und das Gemüse zu den Kartoffeln geben. Weitere 20 Minuten backen, oder bis Fisch und Gemüse gar sind. Aus dem Ofen neh-

>>>

men und 5–10 Minuten abkühlen lassen, bis man Fisch und Gemüse leichter weiterverarbeiten kann.
3. Alle Zutaten in eine Küchenmaschine geben. Zu einer glatten Masse der gewünschten Konsistenz verarbeiten (eventuell etwas Wasser zum Verdünnen zugeben).
4. Masse in Portionen aufteilen (die Portionsgröße hängt vom Alter Ihres Babys ab) und in geeignete Behälter füllen. Füttern Sie Ihrem Baby innerhalb der nächsten 24 Stunden eine Portion; den Rest einfrieren und im Verlauf des nächsten Monats aufbrauchen. Im Kühlschrank 4–6 Stunden auftauen lassen und dann in der Mikrowelle oder auf dem Herd gründlich durchwärmen.

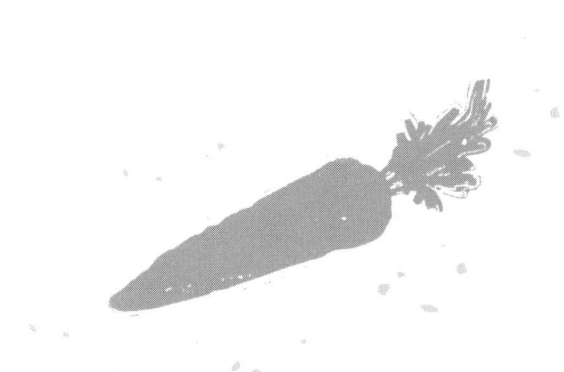

REZEPTE *Rezepte zur Prävention von Fischallergien*

Nuss-Fisch-Püree oder -Aufstrich

Dieses vielseitige Rezept wirkt gegen mindestens drei Allergien auf einmal. Sie könnten auch herumexperimentieren und noch weitere Arten Nussbutter hinzugeben, um vor mehr Nussallergien zu schützen. Für jüngere Babys kann dieses Rezept, wenn man Süßkartoffelmus unterrührt, eine komplette und leckere Mahlzeit darstellen. Zahnende Babys und Kinder mögen das Püree vielleicht lieber auf etwas Vollkorntoast oder in eine Pita-Tasche gestrichen – auf diese Weise hat man auch gleich die Weizendosis.

PORTIONEN: Ergibt 2 Portionen. Das komplette Rezept deckt die wöchentlichen Dosen für Fisch, Sesam und Erdnuss ab. Am besten wird das Püree zweimal oder öfter im Verlauf einer Woche serviert.

Zutaten

- 25 g frisch gekochter Thunfisch (oder Thunfisch oder Lachs aus der Dose)
- 3 TL Tahini, gut verrührt
- 3 gehäufte TL feine Erdnussbutter

Zubereitung

1. Thunfisch mit 1 EL Wasser in einer kleinen Schüssel mit einer Gabel vermischen (oder im Mixer pürieren). Tahini und Erdnussbutter mit dem Thunfisch vermengen. Eventuell einen weiteren EL Wasser zugeben, damit eine glatte Paste erreicht ist. Kalt oder warm servieren, ganz wie Ihr Baby es lieber mag. Vor dem Servieren in der Mikrowelle 15–30 Sekunden auf höchster Stufe erhitzen.
2. Reste halten sich in einem luftdicht verschlossenen Behälter im Kühlschrank bis zu 2 Tage. Man kann auch größere Mengen zubereiten und Wochenportionen einfrieren und im Verlauf von zwei Monaten aufbrauchen. Vor dem Servieren im Kühlschrank 4–5 Stunden auftauen.

Babys Erste Fischpastete

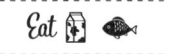

Fisch- und Fleischpasteten sind in England, wo die EAT-Studie durchgeführt wurde, sehr beliebt. Dieses Gericht lässt sich gut einfrieren und verwendet viele typische Zutaten einer Fischpastete, aber auf die eigentliche Pastete wird verzichtet. Stattdessen werden die Zutaten einfach zusammengemust oder püriert, sodass eine abgerundete und allergiebekämpfende Mahlzeit für Ihr Baby entsteht.

PORTIONEN: Ergibt 8 Portionen zu je 55 g. Dieses Rezept liefert 4 wöchentliche Fisch-Dosen und 1 wöchentliche Milcheiweißdosis.

Zutaten

- **160 ml** Vollmilch
- **100 g** weißer oder fetthaltiger Fisch (Dorsch oder Lachs)
- **1** mittelgroße Kartoffel, gewaschen, geschält und klein geschnitten
- **75 g** frische oder gefrorene Erbsen
- Etwas gehackte frische oder getrocknete Petersilie (optional)

Zubereitung

1. Milch und Fisch in einen weiten Topf geben und bei mittlerer Hitze ca. 10 Minuten kochen, bis sich der Fisch leicht zerteilen lässt. Fisch herausnehmen, Haut und Gräten entfernen. Beiseitestellen.
2. Kochflüssigkeit durch ein feinmaschiges Sieb geben und die abgeseihte Flüssigkeit wieder in den Topf geben. Kartoffel in die Flüssigkeit geben und bei mittlerer Hitze darin weich kochen (ca. 15–20 Minuten).

REZEPTE *Rezepte zur Prävention von Fischallergien*

3. Erbsen und Petersilie (optional) zugeben und eine weitere Minute bei mittlerer Hitze kochen. Herd ausstellen und den Fisch wieder in den Topf geben.
4. Zutaten in einer mittelgroßen Schüssel mit einer Gabel zerdrücken (oder im Mixer oder in einer Küchenmaschine pürieren oder einen Rührstab verwenden), bis die Masse die vom Baby bevorzugte Konsistenz besitzt.
5. Fertiges Püree in vier gleich große Portionen aufteilen. Eine Portion im Kühlschrank aufbewahren und im Verlauf der nächsten beiden Tage aufbrauchen.
6. Die restlichen drei Portionen halten sich im Gefrierfach bis zu drei Monate. Über Nacht im Kühlschrank auftauen und vor dem Servieren in der Mikrowelle oder einem Topf bei mittlerer Hitze gut durchwärmen.

REZEPTE *Rezepte zur Prävention von Fischallergien*

Weizen-Allerlei

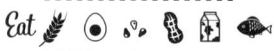

Dies ist das einfachste Rezept, um Ihr Kind vor den häufigsten Nahrungsmittelallergien zu schützen. Alle in der EAT-Studie untersuchten Nahrungsmittelallergien werden durch dieses Rezept abgedeckt. Das Einzige, worauf Sie achten müssen, ist, dass Ihr Baby jede Woche die gesamte Menge über zwei Tage verteilt zu sich nimmt. Abgehakt.

PORTIONEN: Ergibt 2–3 125 g-Portionen. Das gesamte Rezept liefert die wöchentlichen Milcheiweiß-, Fisch-, Ei-, Sesam- und Erdnuss-Dosen.

Zutaten

- **160 ml** Vollmilch
- **2** Weetabix-Kekse
- **25 g** gekochter Fisch (Dorsch, Schellfisch oder Lachs)
- **1** kleines hart gekochtes Ei
- **3 TL** Tahini, gut verrührt
- **3** gehäufte TL Erdnussbutter

Zubereitung

1. Milch 1–2 Minuten auf höchster Stufe in der Mikrowelle oder in einem gusseisernen Topf bei mittlerer Hitze aufwärmen, bis sie zu dampfen beginnt. Milch in eine kleine Müsli- oder Suppenschale gießen. Weetabix hineingeben und 15 Minuten einweichen lassen.
2. In der Zwischenzeit Fisch und Ei in einer Küchenmaschine oder im Mixer vermischen und etwas Wasser hinzugeben, sodass eine glatte Paste entsteht. Paste in eine große mikrowellengeeignete Schüssel geben und die eingeweichten Zerealien unterrühren. Tahini und Erdnussbutter zugeben und unterrühren. (Dies ist am einfachsten, wenn der Porridge noch warm ist. Wenn der Porridge bereits abgekühlt ist, kann er in der Mikrowelle 30 Sekunden bei mittlerer Stufe oder 1–2 Minuten im Topf auf dem Herd bei mittlerer Hitze aufgewärmt werden.) Ei-Fisch-

Mix zugeben. Eventuell einen Esslöffel oder mehr zugeben, falls die Konsistenz für Ihr Baby zu fest ist.
3. Reste halten sich in einem luftdicht verschlossenen Behälter im Kühlschrank bis zu 2 Tage. Man kann auch eine größere Menge zubereiten und Wochenportionen einfrieren, die im Verlauf der nächsten drei Monate aufgebraucht werden sollten. Vor dem Wiederaufwärmen in der Mikrowelle oder in einem Topf bei mittlerer Hitze unter häufigem Rühren 4–5 Stunden im Kühlschrank auftauen lassen.

Tipp: Um dem Brei mehr Geschmack und natürliche Süße zu verleihen, etwas gemuste Süßkartoffel, Banane oder anderes Fruchtpüree unterrühren. Bei älteren Kindern kann man zerkleinerten Fisch oder zerdrücktes reifes Obst unterrühren, damit eine etwas gröbere Konsistenz erzielt wird.

Rezeptvariante: Zusätzlich eine Kiwi zum Fisch und dem Ei geben und Sie haben das Rezept Kiwi-Weizen-Allerlei. Die Allergie bekämpfenden Eigenschaften dieses Rezept werden gesteigert, wenn Sie gekochte Shrimps und andere Arten Nussbutter wie Mandel- oder Cashewbutter oder eine selbst gemachte Mischung verwenden (siehe Seite 124).

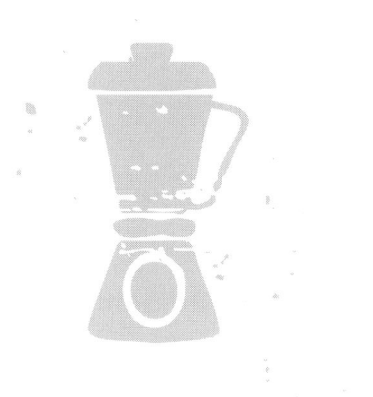

MITTAGESSEN/ABENDBROT/SNACK

Nudeln mit Lachs, Brokkoli und Käse

Eine gesunde, bei Kindern beliebte Mahlzeit, die drei Allergien auf einen Streich bekämpft. Oft verdreifache ich die Mengenangaben, sodass eine Mahlzeit für die gesamte Familie entsteht.

PORTIONEN: Ergibt vier 125 g Kleinkindportionen. Das gesamte Rezept liefert 4 wöchentlich Fisch-Dosen, 2 wöchentliche Milcheiweißdosen und 1 wöchentliche Weizen-Dosis. Eine Portion, ein Viertel des gesamten Rezepts, deckt die wöchentliche Fisch-Dosis, die ½ wöchentliche Milcheiweißdosis und ¼ der wöchentlichen Weizen-Dosis.

Zutaten

- 100 g Lachs
- 30 g ungekochte Fusilli oder Makkaroni
- 4–8 Brokkoliröschen
- 1 EL Butter
- 160 ml Vollmilch
- 1 EL Allzweckmehl
- 2 EL geriebener Cheddar

Zubereitung

1. Ofen auf 205 °C vorheizen.
2. Ein 23 × 32 cm Backblech dick mit Olivenöl oder einem anderen Pflanzenöl einfetten. Lachs auf das Backblech legen und in den Ofen geben. Nach 15 Minuten, wenn der Lachs gar ist, aus dem Ofen nehmen (Lachs sollte innen und außen hellrosa sein.) Beiseitestellen.
3. Einen großen Topf mit Wasser zum Kochen bringen, Nudeln hineingeben und ca. 10–11 Minuten kochen. Nach

den ersten 5 Minuten den Brokkoli in einem Sieb über die kochenden Nudeln zum Dämpfen geben. Oder Brokkoli in eine kleine mikrowellengeeignete Schüssel geben, 2–3 EL Wasser hinzugeben, mit einem mikrowellengeeigneten Teller abdecken und bei mittlerer Stufe 1-3 Minuten garen, bis der Brokkoli weich ist.

4. Butter in einem kleinen Stieltopf bei mittlerer Hitze zerlassen. Milch und Mehl einrühren und bei mittlerer Hitze unter ständigem Rühren andicken lassen. Geriebenen Käse zugeben und unter Rühren schmelzen lassen. Nudeln und Brokkoli abgießen und auf einen Servierteller geben. Lachs in mundgerechte Stücke zerteilen und auf den Servierteller geben. Sauce darübergießen und servieren.

5. Reste halten sich in einem luftdicht verschlossenen Behälter im Kühlschrank bis zu 3 Tage oder bis zu 2 Monate im Tiefkühlfach. Im Kühlschrank 3–4 Stunden auftauen lassen und anschließend in der Mikrowelle oder im Kochtopf bei mittlerer Hitze gründlich aufwärmen. Vor dem Servieren umrühren.

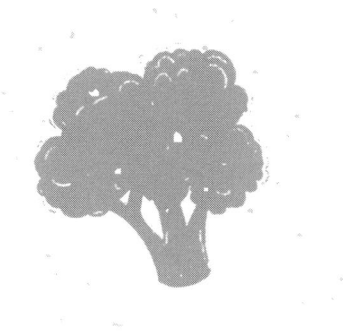

REZEPTE *Rezepte zur Prävention von Fischallergien*

Lachs-Shrimp-Bratlinge

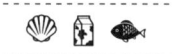

Für dieses Familienrezept eignen sich gekochter oder roher Lachs und Shrimps. Ich nehme meistens bereits gegarten Fisch und Shrimps, weil es schneller geht und man von gebackenem Lachs die Haut ganz einfach entfernen kann. Aber man kann auch rohen Fisch direkt in der Küchenmaschine verarbeiten.

__Hinweis:__ Honig kann Bakterien enthalten, die von dem Verdauungssystem von Kindern unter einem Jahr nicht bewältigt werden können. Daher dürfen Gerichte, die Honig enthalten, keinem Baby unter einem Jahr gefüttert werden.

PORTIONEN: Ergibt 24 Bratlinge. 2 Bratlinge, im Verlauf einer Woche verzehrt, liefern die wöchentlichen Fisch-Dosen und können auch bei der Prävention von Schalentierallergien helfen. Um auch gleich einer Milcheiweißallergie entgegenzuwirken, kann etwas griechischer Joghurt, verdünnt mit Orangensaft, dazu gereicht werden. Oder verrühren Sie etwas Wasabi mit dem Joghurt für Erwachsene. Wenn Sie die Bratlinge auf Weizenvollkornbrötchen servieren, dann haben Sie auch die wöchentliche Weizen-Dosis abgehakt.

Zutaten

- 3 EL Olivenöl- oder ein anderes Pflanzenöl
- 3 kleine Lachsfilets ohne Haut (ca. 330 g insgesamt)
- 285 g Shrimps ohne Schalen
- 2 EL Honig
- 1 großes Ei
- 2 EL eingelegter Ingwer (optional)
- ⅛ TL Salz
- ⅛ TL frisch gemahlener schwarzer Pfeffer

Zubereitung

1. Ofen auf 205 °C vorheizen.
2. Backblech mit 1 EL Olivenöl einfetten. Filets mit der Hautseite nach oben auf das Backblech legen. 10 Minuten backen und dann die rohen Shrimps dazulegen. Weitere 5–10 Minuten garen, bis die Shrimps rosa und die Filets gar sind und eine einheitlich rosa Farbe besitzen. Fisch einige Minuten abkühlen lassen und dann die Haut abziehen.
3. Lachs, Shrimps, Honig, Ei, Ingwer (optional), Salz und Pfeffer in die Küchenmaschine geben. Pulsierend zu einer groben Masse verarbeiten. Entstandene Masse in 24 gleich große Portionen teilen und in 7,5 cm große Bratlinge formen. In einer gusseisernen Pfanne in den restlichen 2 EL Öl bei mittlerer Hitze goldbraun braten (ca. 3 Minuten von jeder Seite oder 6 Minuten, wenn Lachs und Shrimps roh waren.)
4. Oder den Ofen auf 230 °C vorheizen. Ein Backblech mit dem restlichen Öl einfetten. Bratlinge im Abstand von 2,5–5 cm auf das gefettete Blech legen und im Ofen 12–15 Minuten backen (nach der Hälfte der Zeit wenden).
5. Reste halten sich in einem luftdicht verschlossenen Behälter im Kühlschrank bis zu 3 Tage oder im Gefrierschrank bis zu zwei Monate. Gefrorene Fischbratlinge über Nacht im Kühlschrank auftauen und anschließend bei mittlerer Hitze 3 Minuten von jeder Seite in der Pfanne braten.

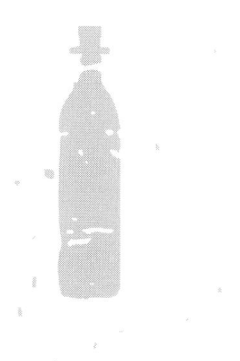

Gebackene Fischstäbchen

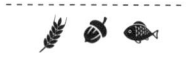

Alle meine drei Kinder lieben Fischstäbchen, deshalb gibt es sie bei uns einmal in der Woche. (Die anderen Nahrungsmittel, bei denen sie sich einig sind, beschränken sich derzeit auf die Obst- oder Dessertkategorie.) Es existieren zwei Versionen dieses Rezepts, je nachdem, wie viel oder wenig Zeit ich habe und wie ehrgeizig ich bin. Wenn ich keine Zeit habe, dann verwende ich das unten stehende Rezept #1 Schnelle Fischstäbchen (Zubereitungszeit nur 10 Minuten). Wenn ich ehrgeizig bin, dann wähle ich #2 Supermama Fischstäbchen; ich bereite diese Fischstäbchen in größeren Mengen zu und friere sie vor dem Backen ein. Dafür sollte der Fisch sehr frisch sein.

Kurkuma mag eine ungewöhnliche Zutat in einem Kochbuch für Kinder sein, da Kurkuma ein etwas bitteres Aroma besitzt. In diesem Rezept verwende ich sie nur wegen der Farbe. Kurkuma verleiht den Fischstäbchen die goldgelbe Farbe, die man von den gekauften kennt. Bei sparsamer Verwendung wird der Geschmack nicht beeinträchtigt.

#1 SCHNELLE FISCHSTÄBCHEN

PORTIONEN: Ergibt ca. 10 Fischstäbchen bzw. genug, dass 2 Erwachsene und 2 Kinder satt werden. Ein halbes Fischstäbchen liefert die wöchentliche Fisch-Dosis. Die Verwendung von Selbst gemachtem Nussmehl (Seite 126) schützt außerdem vor Nussallergien. Die Verwendung von Weizenvollkornsemmelbröseln bietet einen gewissen Schutz vor der Entwicklung einer Weizenallergie.

Zutaten

- **5** kleine Fischfilets ohne Haut und Gräten (500 g insgesamt), z. B. Dorsch, Schellfisch, Tilapia
- **170 g** Selbst gemachtes Nussmehl (Seite 126) oder ein Fertigprodukt oder (selbst gemachte) geröstete Semmelbrösel (siehe Seite 180)
- **1 EL** getrocknete Kräuter wie Thymian, Petersilie oder Majoran (optional)
- **⅛ TL** gemahlene Kurkuma (optional)
- Salz und frisch gemahlener schwarzer Pfeffer

Zubereitung

1. Ofen auf 205 °C vorheizen. Zwei Backbleche mit 1–2 EL Butter leicht einfetten.
2. Jedes Fischfilet mit einem scharfen Messer in zwei fingergerechte Streifen schneiden. Dies geht am besten, wenn der Fisch noch etwas gefroren ist. Falls Sie gefrorenen Fisch verwenden, sollte er vollständig auftauen, bevor Sie mit den unten stehenden Schritten fortfahren. Fisch mit Küchenkrepp trocken tupfen.
3. Mehl, Kräuter und Kurkuma (optional) in eine weite, flache Schale geben. Mit Salz und Pfeffer nach Belieben würzen.
4. Fisch in den Semmelbröseln wenden und im Abstand von mindestens 5 cm auf die gefetteten Backbleche setzen. (Wenn nicht genug Abstand zwischen den Fischstäbchen ist, dann wird die Panade weich.) 10–15 Minuten backen, bis die Panade braun wird. Warm servieren.
5. Reste halten sich in einem luftdicht verschlossenen Behälter im Kühlschrank bis zu 3 Tage. Im Ofen bei 150 °C ca. 10 Minuten gründlich durchwärmen.

Tipp: Zusammen mit Tahini-Honig-Dip (Seite 151) oder einem Joghurt-Dip servieren, um gleichzeitig Sesam- bzw. Milcheiweißallergien zu bekämpfen.

>>>

#2 SUPERMAMA FISCHSTÄBCHEN

PORTIONEN: Ergibt 20 Stäbchen, genug für 4 Erwachsene und 4–6 Kinder. Ein halbes Fischstäbchen liefert die wöchentliche Fisch-Dosis. Die Verwendung von Selbst gemachtem Nussmehl (Seite 126) schützt vor Allergien gegen einige Nussarten. Die Verwendung von Weizenvollkornsemmelbröseln bietet einen gewissen Schutz vor der Entwicklung einer Weizenallergie.

Zutaten

- 10 kleine Fischfilets ohne Haut, z. B. Weißfisch, wie Dorsch, Schellfisch oder Tilapia (ca. 1 kg insgesamt)
- 125 g Allzweckmehl
- Salz und frisch gemahlener schwarzer Pfeffer
- 3 kleine Eier
- 150 g feine (selbst gemachte) geröstete Semmelbrösel (siehe Seite 180)
- 2 EL getrocknete Kräuter wie Thymian, Petersilie oder Majoran (optional)
- ¼ TL Kurkuma (optional)

Zubereitung

1. Ofen auf 205 °C vorheizen.
2. Jedes Fischfilet mit einem scharfen Messer in zwei fingergerechte Streifen schneiden. Fisch mit Küchenkrepp trocken tupfen.
3. Einen großen Teller und zwei weite flache Schüsseln oder Backformen auf den Tisch stellen. Mehl auf den Teller geben und mit Salz und Pfeffer würzen. In einer Kuchenform die Eier verquirlen. In der anderen Form Semmelbrösel mit Kräutern und Kurkuma vermischen. Mit Salz abschmecken.
4. Fisch im Mehl und dann im Ei wenden. In den Semmelbröseln wenden. Jetzt können die Fischstäbchen eingefroren werden (siehe Tipp rechts). Eingefroren halten sich die Stäbchen bis zu drei Monate.
5. Der Abstand zwischen den Fischstäbchen sollte mindes-tens 5 cm betragen. (Ein geringerer Abstand führt zu aufgeweichter Panade.) 12 Minuten backen (25 Minuten, falls tiefgefroren), bis die Panade goldbraun ist und der Fisch gar. Der Fisch sollte in der Mitte fest und nicht durchsichtig sein. Optionale allergiebekämpfende Saucen finden Sie beim Tipp auf Seite 203.

6. Reste halten sich in einem luftdicht verschlossenen Behälter im Kühlschrank bis zu 3 Tage. Ca. 10 Minuten im Ofen bei 150 °C gründlich aufwärmen.

Tipp zum Einfrieren: Das Einfrieren ist am einfachsten in Dosen oder einem anderen Gegenstand mit einer ebenen Unterfläche; sobald der Fisch gefroren ist, kann man die Fischstäbchen in Gefrierbeutel oder Behälter geben. Vor dem Backen nicht auftauen, sonst wird die Panade nicht knusprig.

Pizza-Fisch

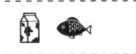

Kinderfreundlicher, familienfreundlicher Fisch! Wenn Sie Fisch für dieses Gericht auftauen, sollte der Fisch vor dem Auftauen geschnitten werden. Gefrorener Fisch ist weitaus einfacher zu schneiden als frische oder aufgetaute Filets. Für dieses Rezept sollte der Fisch vollständig aufgetaut sein.

PORTIONEN: Ergibt 8 „Pizza-Fische", genug für 2 Erwachsene und 2–4 Kinder. Das gesamte Rezept liefert 16 wöchentliche Fisch-Dosen und 5½ wöchentliche Milcheiweißdosen. Ein „Pizza-Fisch" liefert 2 wöchentliche Fisch-Dosen und mehr als eine halbe wöchentliche Milcheiweißdosis.

Zutaten

- 4 Schellfischfilets (ca. 400 g)
- 100 g geriebener Parmesankäse
- 80 ml Tomatensauce, pürierte Tomaten (Konserven) oder Pesto

Zubereitung

1. Ofen auf 205 °C vorheizen. Ein Backblech mit 1–2 EL Olivenöl oder einem anderen Pflanzenöl fetten und beiseitestellen.
2. Jedes Filet parallel zur Arbeitsplatte schneiden, um ca. 1,8 cm dünne und ebene Oberflächen zu schneiden.
3. Filetstreifen mit Küchenkrepp abtupfen und auf das gefettete Backblech legen. Pizza-Fische: Auf jedes Filet einen Löffel Sauce und großzügig Käse geben.
4. Ca. 20 Minuten knusprig braun backen, bis der Käse Blasen wirft.
5. Reste halten sich in einem luftdicht verschlossenen Behälter im Kühlschrank bis zu 3 Tage. Im Backofen bei 90 °C 5–10 Minuten aufwärmen. Nicht einfrieren, vor allem nicht, wenn Sie aufgetauten Fisch verwendet haben.

Thunfisch-Bolognese

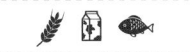

Ein kleiner Dreh am Kinderessen, und die Kleinen kommen nie darauf, dass in der Sauce Fisch ist. Statt Thunfisch kann man auch ca. 50 g Dorschfilet verwenden.

PORTIONEN: Ergibt 2 kleine Portionen. Jede Portion liefert die wöchentlichen Dosen Fisch, Milcheiweiß und Weizen.

Zutaten

80 g	ungekochte Spaghetti
1 EL	Olivenöl
1	kleine Zwiebel, gehackt
½ EL	Butter
1	Knoblauchzehe, gehackt
250 ml	Dosen-Tomatenwürfel
½ TL	Oregano oder Basilikum (optional)
140 g	Thunfisch in Wasser (Konserve)
15 g	fein geriebener Parmesan, plus etwas zum Servieren

Zubereitung

1. Spaghetti laut Packungsanweisung kochen.
2. Öl in einer Pfanne erhitzen. Zwiebel hineingeben und ca. 5–7 Minuten glasig braten. Butter und Knoblauch zugeben. 1 Minute braten. Tomaten und Kräuter (optional) hineingeben.
3. Thunfisch abgießen und in eine kleine Schüssel geben. Mit einer Gabel zerpflücken und zu den Zwiebeln und Tomaten geben. Parmesan zugeben und schmelzen lassen.
4. Sauce über die abgegossenen Nudeln geben und vermengen. Mit geriebenem Parmesan servieren.
5. Reste halten sich im Kühlschrank bis zu 3 Tage. Die Sauce kann auch in größeren Mengen zubereitet werden und portionsweise eingefroren werden (im Verlauf der nächsten 2 Monate aufbrauchen).

Dorschbällchen und -frikadellen

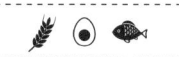

Dieses Rezept ist bei meiner Familie sehr beliebt – in jeder Altersgruppe. Ideal zum Vorbereiten und Einfrieren! Einfach direkt aus dem Tiefkühlfach backen!

PORTIONEN: Ergibt ca. 20 Bälle und Frikadellen oder genug, um 2–3 Erwachsene und 2–4 Kinder satt zu machen. ⅔ eines Bällchens, zweimal pro Woche verzehrt, dienen als Schutz vor einer Fisch-Allergie. 5 Bällchen liefern eine viertels Ei-Dosis, und wenn Sie Weizenvollkornsemmelbrösel verwenden, auch die halbe Weizen-Dosis.

Zutaten

- 2 mittelgroße Süßkartoffeln (ca. 300 g insgesamt), gewaschen, geschält und geviertelt
- 1 mittelgroße Zwiebel, geviertelt
- 4 Knoblauchzehen
- Salz
- 400 g frisches oder aufgetautes Dorschfilet
- 1 mittelgroßes Ei
- ½ TL getrockneter Oregano
- ¼ TL frisch gemahlener schwarzer Pfeffer
- 80 g selbst gemachte geröstete Semmelbrösel (siehe Seite 180)

Zubereitung

1. Ofen auf 175 °C vorheizen. Zwei Backbleche mit 1–2 EL Olivenöl oder einem anderen Pflanzenöl einfetten und beiseitestellen.
2. Kartoffeln, Zwiebeln und Knoblauch auf eins der gefetteten Backbleche geben und im Ofen backen, bis die Kartoffeln gar sind (ca. 45 Minuten).

3. Dorsch von beiden Seiten salzen und auf das zweite gefettete Backblech legen. Im Ofen ca. 20–25 Minuten backen, bis der Fisch gar ist und sich gut zerteilen lässt.
4. Gemüse und Dorsch etwas abkühlen lassen und anschließend in eine Küchenmaschine geben. Ei, Oregano und Pfeffer dazugeben und ca. 1 Minute verarbeiten. Die Konsistenz sollte leicht stückig sein.
5. Kleine Bälle und Frikadellen mit einem Durchmesser von ca. 5 cm bzw. 7,5 cm formen. Ich rolle die Bällchen in Semmelbröseln, aber nicht die Frikadellen, da meine Kinder lieber „nackte" Bratlinge mögen. Aber das ist Geschmackssache und man kann einige Bälle und einige Frikadellen panieren, ganz nach Vorliebe. Nach diesem Schritt kann man gut unterbrechen und die Bälle und Frikadellen bis zu einem Tag im Kühlschrank aufbewahren, oder falls frischer Dorsch verwendet wurde, auch bis zu zwei Monate im Gefrierschrank. (Bereits einmal aufgetauten Dorsch nicht wieder einfrieren.)
6. Ofen auf 205 °C vorheizen. Auf einem ungefetteten Backblech ca. 20 Minuten (35 Minuten, falls direkt aus dem Tiefkühlfach) goldbraun backen. Ich empfehle Bälle und Frikadellen auf dem Tisch zu haben. Lecker mit Tomatensauce oder zu Nudeln.
7. Reste halten sich in einem luftdicht verschlossenen Behälter im Kühlschrank bis zu 3 Tage. 10 Minuten bei 150 °C im Ofen oder Backofen aufwärmen.

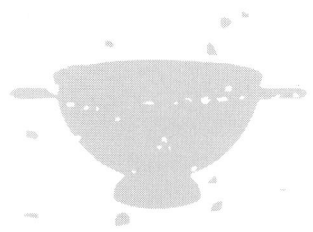

ARBEITSBLATT ZUR WÖCHENTLICHEN FÜTTERUNG

Beginnen Sie, wenn Ihr Säugling 3 bis 4 Monate alt ist, nachdem Sie Ihr Kind eingehend haben testen lassen, und verwenden Sie die bereitgestellte Tabelle, um den Kontakt Ihres Babys zu den häufigsten Allergenen aufzuzeichnen. Schreiben Sie jeden Tag die genaue Menge auf, die Ihr Baby von einem potenziellen Allergen zu sich nimmt und versuchen Sie die unten empfohlenen Mengen – auf mindestens zwei Portionen im Verlauf einer Woche verteilt – zu erreichen.

Je älter das Baby wird, desto einfacher geht das, und Sie werden einige Routine entwickeln. Die Exposition zu Allergenen sollte bis ins Kindergartenalter durchgehalten werden.

Ich habe einige zusätzliche potenzielle Allergene aufgeführt (Nüsse, Kiwi, Banane, Soja, Schalentiere), die allerdings noch nicht ausreichend untersucht worden sind. Für den Augenblick gilt: So viel wie möglich, aber ohne Stress für Sie oder das Kind. Weitere Arbeitsblätter finden Sie auf meiner Website auf der Seite dieses Buches unter robinnixonpompa.com.

Wöchentliche Richtwerte zur Prävention von Nahrungsmittelallergien

- **2** Becher à 40 g Naturjoghurt oder Milchersatzprodukt (Vollfettstufe für Kinder unter zwei Jahren)
- **1** kleines Ei
- **3** gehäufte TL Erdnussbutter (bei Babys die feine Variante verwenden) oder 5 TL gemahlene Erdnüsse
- **3 TL** Tahini oder ein entsprechendes Sesamprodukt
- **25 g** Fisch
- **1** Scheibe Weizenvollkornbrot oder Weizenäquivalent

Arbeitsblatt zur wöchentlichen Fütterung

Woche	Montag	Dienstag	Mittwoch	Donnerstag	Freitag	Samstag	Sonntag	Insgesamt
Milcheiweiß								
Ei								
Fisch								
Erdnuss								
Sesam								
Weizen								
Nüsse								
Kiwi								
Banane								
Soja								
Schalentiere								

DANKSAGUNG

Ich schulde Gideon Lack und den anderen Wissenschaftlern der EAT- und LEAP-Studien großen Dank für ihre Unterstützung und für die Materialien, die sie mir zur Verfügung gestellt haben, einschließlich des EAT-Studienhandbuchs und der Begleitdokumente. Mein besonderer Dank gilt Joanna Craven für ihre hervorragenden Erklärungen und Bunmi Raji, dem an der Studie teilnehmenden Ernährungswissenschaftler.

Ich danke allen Wissenschaftlern und Ernährungsberatern, die sich stets Zeit genommen haben, um Fragen zu beantworten, Artikel zu schicken oder auf andere Art und Weise mir haben Informationen zukommen lassen; besonders James Baker, Hugh Sampson, Ellyn Satter und Whitney Block.

Ich möchte mich auch meiner Agentin Michelle Tessler bedanken, die sofort von der Idee für das Buch begeistert war, sowie bei meiner Lektorin Deborah Brody und ihrer Assistentin Madeline Jaffe für die vielen hilfreichen Vorschläge, Kommentare und Ratschläge. Auch Cara Bedick gebührt mein Dank für ihre Unterstützung, ebenso wie meiner Schlusslektorin Cassie Jones, die das Manuskript in ein Buch verwandelte.

Und natürlich: ein großer Dank an den Verlag für sein Interesse an diesem Buch. Danke William Morrow.

Ich bin auch Magdalena Drabik sehr dankbar, die meinen Haushalt am Laufen hielt und sich um meine Kinder kümmerte an den vielen Tagen, an denen ich mich nur mit meinem Computer beschäftigen konnte.

Last but not least – ein besonders herzliches Dankeschön an Clara, Grady und Arthur für ihr Feedback und ihre Hilfe beim Entwickeln der Rezepte. Am allerdankbarsten bin ich Will, der mich in jeder Phase mit Rat und Tat unterstützt hat.

ÜBER DIE AUTORIN

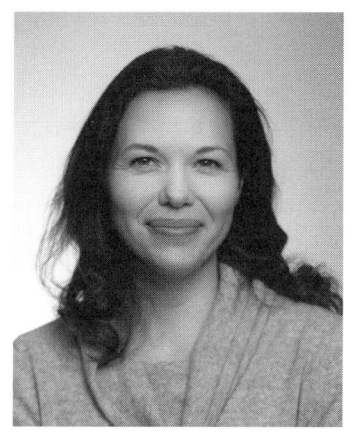

Robin Nixon Pompa ist eine auf die Fachgebiete Gesundheit und Wissenschaft spezialisierte Journalistin und Mutter dreier Kinder. Sie hat einen Abschluss in Neuro- und Verhaltenswissenschaften der Columbia University in New York City und vormals als Journalistin für LiveScience.com gearbeitet, ein Online-Magazin, dessen Artikel von Huffington Post, Yahoo!, MSNBC, Fox News, the Christian Science Monitor und anderen Nachrichtenquellen veröffentlicht werden. Robin lebt mit ihrer Familie im englischen Oxfordshire. Als bei ihrer Tochter schon im Babyalter mehrere lebensbedrohliche Lebensmittelallergien diagnostiziert wurden, suchte sich Robin Nixon Pompa Rat bei Dr. Gideon Lack, einem klinischen Forscher, der zu jener Zeit kurz vor einem Durchbruch bei der Prävention und Behandlung von Allergien stand. Dank seiner Erkenntnisse konnten später nicht nur Robins Tochter, sondern auch ihre Söhne geheilt werden.

HILFE UND UNTERSTÜTZUNG

World Health Organization's International Clinical Trials Registry
http://apps.who.int/trialsearch/default.aspx/
Geben Sie in die Suchmaske »food allergy« (Nahrungsmittelallergie) und den Namen Ihres Landes ein und Sie erhalten eine Liste der klinischen Studien, die derzeit Teilnehmer aufnehmen (auf Englisch).

Helmholtz Zentrum München - Deutsches Forschungszentrum für Gesundheit und Umwelt (GmbH)
http://www.allergieinformationsdienst.de
Der Allergieinformationsdienst bietet aktuelle, wissenschaftlich geprüfte Information aus allen Bereichen der Allergieforschung und Allergologie in verständlich aufbereiteter Form über das Internet an.

Bundeszentrale für gesundheitliche Aufklärung (BZgA)
http://www.kindergesundheit-info.de
Ein Informationsangebot der Bundeszentrale für gesundheitliche Aufklärung (BZgA) und bietet Informationen, hilfreiche Empfehlungen und Tipps u.a. zu Gesundheitsthemen wie zum Beispiel häufige Krankheiten im Kindesalter, Verhütung von Unfällen, Impfen, Früherkennungsuntersuchungen und Allergien.

REFERENZEN

Die einzelnen Referenzen sind den Seitenzahlen zugeordnet auf denen sie vorkommen.

EINLEITUNG
xiii Trisha erinnert sich an die Babyzeit des 3-jährigen Henry: Trisha Woodfire, Mutter von Henry, der ehemals an Nahrungsmittelallergien litt, im Gespräch mit der Autorin am 4. Juni 2015. Namen wurden geändert.

xvi ein erhöhtes Risiko für Nahrungsmittelallergien aufgrund der Disposition ihres Bruders: Hui-Ju Tsai, Rajesh Kumar, Jacqueline Pongracic, Xin Liu, Rachel Story, Yunxian Yu, Deanna Caruso, u. a., Familial Aggregation of Food Allergy and Sensitization to Food Allergens: A Family- Based Study. Clinical and Experimental Allergy 39(2009)1: 101-109, doi:10.1111/j.1365-2222.2008.03111.x. Verfügbar unter: https://www.ncbi.nlm.nih.gov/pmc/articles/PMC2729087/pdf/nihms126015.pdf.

xvi Autoimmunkrankheiten und Allergien nehmen beide zu: Hikaru Okada, Chantal Kuhn, Hélène Feillet und Jean-François Bach, The ‚hygiene hypothesis' for autoimmune and allergic diseases: an update. Clinical and Experimental Immunology 160(2010)1: 1-9. doi: 10.1111/j.1365-2249.2010.04139.x. Verfügbar unter: https://www.ncbi.nlm.nih.gov/pmc/articles/PMC2841828/pdf/cei0160-0001.pdf Stefan Ehlars und Stefan H. E. Kaufman, Infection, inflammation, and chronic diseases: consequences of a modern lifestyle. Trends in Immunology, 31(2010)5: 184-190, doi: 10.1016/j.it.2010.02.003.

xvii Als Ben in Olivers Alter war: Pippa George, Mutter von Ben und Oliver, die beide an Nahrungsmittelallergien leiden, im Gespräch mit der Autorin am 21. Mai 2015.

xix Aber die Forschung hat gezeigt, dass nicht: Michael R. Perkin, Kirsty Logan, Anna Tseng, Bunmi Raji, Salma Ayis, Janet Peacock, Helen Brough, u. a., Randomized Trial of Introduction of Allergenic Foods in Breast-Fed Infants. New England Journal of Medicine, 374(2016)18: 1733-1743, doi:10.1056/NEJMoa1514210. Verfügbar unter: http://www.nejm.org/doi/pdf/10.1056/NEJMoa1514210.

xxvi Die Wissenschaftler der EAT-Studie geben den Teilnehmern ein Handbuch: Early Introduction Group, Follow On Tips and Recipes, Version 3. Courtesy of Enquiring About Tolerance (EAT) study researchers.http://www.eatstudy.co.uk/wp-content/uploads/2010/10/FollowOnBooklet_version3updated.pdf. Zuletzt aktualisiert am 17. März 2011.

KAPITEL 1: DAS PROBLEM

2 Geschätzte 6–8 % der Kinder: Scott H. Sicherer und Hugh A. Sampson, Food Allergy: Epidemiology, Pathogenesis, Diagnosis, and Treatment, Journal of Allergy and Clinical Immunology, 133(2014)2: 291-307, doi: 10.1016/j.jaci.2013.11.020. Verfügbar unter: http://www.jacionline.org/article/S0091-6749(13)01836-8/pdf.

2 Eins von zehn Vorschulkindern in Industrieländern: Susan L. Prescott, Ruby Pawankar, Katrina J. Allen, Dianne E. Campbell, John K. H. Sinn, Alessandro Fiocchi, Motohiro Ebisawa, u. a. A Global Survey of Changing Patterns of Food Allergy Burden in Children. World Allergy Organization Journal, 6(2013)1: 21, doi: 10.1186/1939-4551-6-21. Verfügbar unter: http://www.waojournal.org/content/6/1/21.

2 Alle drei Minuten: Sunday Clark, Janice Espinola, Susan A. Rudders, Aleena Banerji, and Carlos A. Camargo Jr., Frequency of US Emergency Department Visits for Food-Related Acute Allergic Reactions, Journal of Allergy and Clinical Immunology, 127(2011)3: 682-683. Zitiert von der FARE Statistik. doi: 10.1016/j.jaci.2010.10.040. Verfügbar unter: http://www.jacionline.org/article/S0091-6749(10)01655-6/pdf.

2 Sind um 50 % angestiegen: Kristen D. Jackson, LaJeana D. Howie und Lara J. Akinbami, Trends in Allergic Conditions Among Children: United States, 1997-2011. NCHS Data Brief Nr. 121. National Center for Health Statistics, Hyattsville, MD, May 2013, Verfügbar unter: www.ncbi.nlm.nih.gov/pubmed/23742874.

2 Die Prävalenz von Nahrungsmittelallergien hat sich verdoppelt: Allergy UK, Allergy Statistics, 2016. Zitieren der European Academy of Allergy and Clinical Immunology, 2015, https://www.allergyuk.org/allergy-statistics/allergy-statistics.

2 Vermehrte psychische Probleme: Mary D. Klinnert und Jane L. Robinson, Addressing the Psychological Needs of Families of Food-Allergic Children, Current Allergy and Asthma Reports, 8(2008)3: 195-200. doi: 10.1007/s11882-008-0033-7.

2 „Atopischer Marsch": Katrina J. Allen und Jennifer J. Koplin, Theories on the Increasing Prevalence of Food Allergy, Food Allergy: Adverse Reactions to Foods and Food Additives, 5. Auflage, John Wiley & Sons, New York 2014, 123-133. doi: 10.1002/9781118744185 ch9. Michael R. Perkin, Kirsty Logan, Tom Marrs, Suzana Radulovic, Joanna Craven, Carsten Flohr, and Gideon Lack on behalf of the EAT Study Team, Enquiring About Tolerance (EAT) Study: Feasibility of an Early Allergenic

REFERENZEN

Food Introduction Regimen, Journal of Allergy and Clinical Immunology, 137(2016)5: 1477-1486. doi: 10.1016/j.jaci.2015.12.1322. Verfügbar unter: http://www.jacionline.org/article/S0091-6749(16)00135-4/pdf.

3 Fast sechs Millionen Kinder in den USA: Ruchi S. Gupta, Elizabeth E. Springston, Manoj R. Warrier, Bridget Smith, Rajesh Kumar, Jacqueline Pongracic und Jane L. Holl, The Prevalence, Severity, and Distribution of Childhood Food Allergy in the United States, Pediatrics, 128(2011)1: 9-17, doi: 10.1542/peds.2011-0204.

3 Eine Million in Großbritannien: Allergy UK, Allergy Statistics, 2016. Zitiert in: National Institute for Health and Clinical Excellence, 2011, https://www.allergyuk.org/allergy-statistics/allergy-statistics.

4 Mithridatismus, wie die Strategie auch manchmal genannt wird: Wikipedia, Siehe unter "Mithridatismus" letzte Aktualisierung 14. November 2017, https://en.wikipedia.org/wiki/Mithridatism.

4 Die legendären „Arsenesser der Steiermark": The Arsenic Eaters of Styria, "Scientific American, 2. Oktober 1869, beurteilt 24. März 2015, http://www.scientificamerican.com/article/the-arsenic-eaters-of-styria/.

6 Orale Immuntherapie wird untersucht: Jay S. Skyler. Toward Primary Prevention of Type 1 Diabetes, Journal of the American Medical Association, 133(2015)15: 1520-1521; doi: 10.1001/jama.2015.2054. Kendra Vehik, David Cuthbertson, Holly Ruhlig, Desmond A. Schatz, Mark Peakman und Jeffrey P. Krischer, DPT-1 and TrialNet Study Groups. Long-Term Outcome of Individuals Treated with Oral Insulin: Diabetes Prevention Trial-Type 1 (DPT-1) Oral Insulin Trial, Diabetes Care, 34(2011)7: 1585-1590. doi: 10.2337/dc11-0523. Verfügbar unter: https://www.ncbi.nlm.nih.gov/pmc/articles/PMC3120180/pdf/1585.pdf.

7 Impfungen gegen Nahrungsmittelallergien: Rudolf Valenta, Heidrun Hochwallner, Birgit Linhart und Sandra Pahr, Food Allergies: The Basics, Gastroenterology, 148(2015)6: 1120-1131. doi: 10.1053/j.gastro.2015.02.006. Verfügbar unter: http://www.gastrojournal.org/article/S0016-5085(15)00197-3/pdf.

8 Deelan, der sieben Jahre ist: Harsha Rama, Mutter zweier Kinder mit Nahrungsmittelallergien im Gespräch mit der Autorin, Juni/Juli 2015.

10 „Eine fundamentale Veränderung des menschlichen Immunsystems": James Baker, CEO und Leitender Arzt von Food Allergy Research and Education, im Gespräch mit der Autorin, 29. März 2016.

10 Erdnüsse und Baumnüsse werden berücksichtigt: Sabrina Bachai, Food Allergy Awareness: 4 Most Dangerous Food Allergies and How You Can Avoid a Reaction, Medical Daily, 13. Mai 2014, http://www.medicaldaily.com/food-allergy-awareness-4-most-dangerous-food-allergies-and-how-you-can-avoid-reaction-282206.

11 Reichere Länder, im Durchschnitt: George Du Toit, Yitzhak Katz, Peter Sasieni, David Mesher, Soheila J. Maleki, Helen R. Fisher, Adam T. Fox,

u. a., Early Consumption of Peanuts in Infancy Is Associated with a Low Prevalence of Peanut Allergy, Jounal of Allergy and Clinical Immunology, 122(2008)5: 984-991. doi: 10.1016/j.jaci.2008.08.039. Verfügbar unter: http://www.jacionline.org/article/S0091-6749(08)01698-9/pdf.

11 Anscheinend holen Entwicklungsländer auf: Susan L. Prescott, Ruby Pawankar, Katrina J. Allen, Dianne E. Campbell, John K. H. Sinn, Alessandro Fiocchi, Motohiro Ebisawa, u. a., A Global Survey of Changing Patterns of Food Allergy Burden in Children. World Allergy Organization Journal, 6(2013)1: 21, doi: 10.1186/1939-4551-6-21. Verfügbar unter: http://www.waojournal.org/content/6/1/21.

11 Abnahme des Vitamin-D-Spiegels in verschiedenen Bevölkerungsgruppen: Peter J. Vuillermin, Anne-Louise Ponsonby, Andrew S. Kemp, Katrina Allen, Potential Links Between the Emerging Risk Factors for Food Allergy and Vitamin D Status. Clinical and Experimental Allergy, 43(2013)6: 599-607. doi: 10.1111/cea.12048.

11 Allergieraten steigen an: Katrina J. Allen und Jennifer J. Koplin, Theories on the Increasing Prevalence of Food Allergy, Food Allergy: Adverse Reactions to Foods and Food Additives, 5. Auflage, John Wiley & Sons, New York 2014, 123-133. doi: 10.1002/9781118744185 ch9.

11 Dieser Breitengrad-Trend: Steve Simpson Jr., Leigh Blizzard, Petr Otahal, Ingrid Van der Mei, Bruce Taylor, Latitude Is Significantly Associated with the Prevalence of Multiple Sclerosis: A Meta-Analysis, Journal of Neurology, Neurosurgery, and Psychiatry, 82(2011)10: 1132-1141, doi: 10.1136/jnnp.2011.240432. Verfügbar unter: http://jnnp.bmj.com/content/jnnp/82/10/1132.full.pdf Robert Amato, Michele Pinelli, Antonella Monticelli, Gennaro Miele, and Sergio Cocozza, Schizophrenia and Vitamin D Related Genes Could Have Been Subject to Latitude-Driven Adaptation, BMC Evolutionary Biology, 10(2010): 351. doi: 10.1186/1471-2148-10-351. Verfügbar unter: https://bmcevolbiol.biomedcentral.com/track/pdf/10.1186/1471-2148-10-351?site=bmcevolbiol.biomedcentral.com; Paul Knekt, Annamari Kilkkinen, Harri Rissanen, Jukka Marniemi, Katri Sääksjärvi, and Markku Heliövaara, Serum Vitamin D and the Risk of Parkinson's Disease, Archives of Neurology, 67(2010)7: 808-811. doi: 10.1001/archneurol.2010.120. Verfügbar unter: https://www.ncbi.nlm.nih.gov/pmc/articles/PMC3091074/pdf/nihms291501.pdf.

12 Größere Wahrscheinlichkeit im Herbst oder Winter Geburtstag zu haben: Milo F. Vassallo, Aleena Banerji, Susan A. Rudders, Sunday Clark, Raymond, J. Mullins, and Carlos A. Camargo Jr., Season of Birth Is Associated with Food Allergy in Children, Annals of Allergy, Asthma and Immunology, 104(2010)4: 307-313, doi: 10.1016/j.anai.2010.01.019.

12 In den nördlichsten Staaten: Carlos A. Camargo Jr., Sunday Clark, Michael S. Kaplan, Philip Lieberman und Robert A. Wood, Regional Differences in EpiPen Prescriptions in the United States, Journal of Allergy and Clinical Immunology, 120(2006)1: 131-136. doi: 10.1016/j.jaci.2007.03.049.

Verfügbar unter: http://www.jacionline.org/article/S0091-6749(07)00755-5/pdf

12 Bei Populationen mit einer hohen Inzidenz von Hautkrebs: Ebd.

12 Eine in Australien durchgeführte Studie: Nicholas J. Osborne, Obioha C. Ukoumunne, Melissa Wake, and Katrina J. Allen, Prevalence of Eczema and Food Allergy Is Associated with Latitude in Australia. Journal of Allergy and Clinical Immunology, 129(2012)3: 865-867. doi: 10.1016/j.jaci.2012.01.037. Verfügbar unter: http://www.jacionline.org/article/S0091-6749(12)00079-6/pdf.

12 Blutproben wurden entnommen: Katrina J. Allen, Jennifer J. Koplin, Anne-Louise Ponsonby, Lyle C. Gurrin, Melissa Wake, Peter Vuillermin, Pamela Martin, u. a. Vitamin D Insufficiency Is Associated with Challenge-Proven Food Allergy in Infants, Journal of Allergy and Clinical Immunology, 13(2013)4: 1109-1116. doi: 10.1016/j.jaci.2013.01.017. Verfügbar unter: http://www.jacionline.org/article/S0091-6749(13)00154-1/pdf.

13 Mechanistische Daten: Allen und Koplin, Theories, 123-133; Margherita T. Cantorna und Brett D. Mahon, Mounting Evidence for Vitamin D as an Environmental Factor Affecting Autoimmune Disease Prevalence, Experimental Biology and Medicine, 29(2004)11: 1136-1142.

13 Vitamin D-Therapie: Matthias Wjst, Another Explanation for the Low Allergy Rate in the Rural Alpine Foothills, Clinical and Molecular Allergy, 3(2005): 7; doi: 10.1186/1476-7961-3-7. Verfügbar unter: https://clinicalmolecularallergy.biomedcentral.com/track/pdf/10.1186/1476-7961-3-7?site=clinicalmolecularallergy.biomedcentral.com Joshua D. Milner, Daniel M. Stein, Robert McCarter, Rachel Y. Moon, Early Infant Multivitamin Supplementation Is Associated with Increased Risk for Food Allergy and Asthma, Pediatrics, 114(2004)1: 27-32; Elina Hyppönen, Ulla Sovio, Matthias Wjst, Swatee Patel, Juha Pekkanen, Anne-Liisa Hartikainen, Margo Riitta Järvelinb, Infant Vitamin D Supplementation and Allergic Conditions in Adulthood-Northern Finland Birth Cohort 1966, Annals of the New York Academy of Sciences, 1037(2004): 84-95, doi: 10.1196/annals.1337.013.

14 Die sogenannte Hygiene-Hypothese: Rob Dunn, Eating off the Floor: How Clean Living Is Bad for You, Scientific American guest blog, 29. Januar 2012, https://blogs.scientificamerican.com/guest-blog/eating-off-the-floor-how-clean-living-is-bad-for-you/; Jerome Groopman, The Peanut Puzzle: Could the Conventional Wisdom on Children and Allergies Be Wrong? New Yorker, 7. Februar 2011, https://www.newyorker.com/magazine/2011/02/07/the-peanut-puzzle.

14 Wenn Kätzchen nichts wahrnehmen: John Douglas Pettigrew, The Effect of Visual Experience on the Development of Stimulus Specificity by Kitten Cortical Neurones, Journal of Physiology, 237(1974)1: 49-74. Verfügbar unter: https://www.ncbi.nlm.nih.gov/pmc/articles/PMC1350868/pdf/jphysiol00937-0071.pdf.

14 Kritische Periode für das Immunsystem eines Säuglings: Sally F. Bloomfield, Ros Stanwell-Smith, Graham A. Rook, The Hygiene Hypothesis and its implications for home hygiene, lifestyle and public health. International Scientific Forum on Home Hygiene, September 2012. Verfügbar unter: https://www.ifh-homehygiene.org/system/files_force/publications/Hygiene%20hypothesis%20review_19092012.pdf.

15 Alte Freunde: Mei Wang, Caroline Karlsson, Crister Olsson, Ingegerd Adlerberth, Agnes E. Wold, David P. Strachan, Paolo M. Martricardi, u. a. Reduced Diversity in the Early Faecal Microbiota of Infants with Atopic Eczema, Journal of Allergy and Clinical Immunology, 121(2008)1: 129-134; doi: 10.1016/j.jaci.2007.09.011. Verfügbar unter: http://www.jacionline.org/article/S0091-6749(07)01767-8/pdf Hans Bisgaard, Nan Li, Klaus Bonnelykke, Bo Lund Krogsgaard Chawes, Thomas Skov, Georg Paludan-Müller, Jakob Stokholm, u. a. Reduced Diversity of the Intestinal Microbiota During Infancy Is Associated with Increased Risk of Allergic Disease at School Age, Journal of Allergy and Clinical Immunology, 128(2011)3: 646-72, doi: 10.1016/j.jaci.2011.04.060. Verfügbar unter: http://www.jacionline.org/article/S0091-6749(11)00854-2/pdf.

15 Mit älteren Geschwistern: Wilfried Karmaus und Calin Botezan, Does a Higher Number of Siblings Protect Against the Development of Allergy and Asthma? A Review, Journal of Epidemiology and Community Health, 56(2002)3: 209-217. Verfügbar unter: http://jech.bmj.com/content/jech/56/3/209.full.pdf.

15 Einen Hund als Haustier haben (aber keine Katze): Claudio Pelucchi, Carlotta Galeone, Jean-François Bach, Carlo La Vecchia, Liliane Chatenoud, Pet Exposure and Risk of Atopic Dermatitis at the Pediatric Age: A Meta-Analysis of Birth Cohort Studies, Journal of Allergy and Clinical Immunology, 132(2013)3: 616-622. doi: 10.1016/j.jaci.2013.04.009. Verfügbar unter: http://www.jacionline.org/article/S0091-6749(13)00600-3/pdf.

15 Andere Studien zu heranwachsenden Kindern: Melanie Thernstrom, The Allergy Buster: Can a Radical New Treatment Save Children with Severe Food Allergies? New York Times Magazine, 7. März 2013. Verfügbar unter: http://www.nytimes.com/2013/03/10/magazine/can-a-radical-new-treatment-save-children-with-severe-allergies.html

15 Kinder auf Bauernhöfen: Duncan Graham-Rowe, Lifestyle: When Allergies Go West, Nature, 479, 24. November 2011: 2-4, doi: 10.1038/479S2a; Verfügbar unter: https://www.nature.com/articles/479S2a.pdf
Sabina Illi, Martin Depner, Jon Genuneit, Elisabeth Horak, Georg Loss, Christine Strunz-Lehner, Gisela Büchele, u. a. Protection from Childhood Asthma and Allergy in Alpine Farm Environments - the GABRIEL Advanced Studies, Journal of Allergy and Clinical Immunology ,129(2012)6: 1470-1477. doi: 10.1016/j.jaci.2012.03.013. Verfügbar unter: http://www.jacionline.org/article/S0091-6749(12)00516-7/pdf.

15-16 Top-Theorien zum Anstieg: Hikaru Okada, Chantal Kuhn, Hélène Feillet und Jean-François Bach, The ‚hygiene hypothesis' for autoimmune and allergic diseases: an update. Clinical and Experimental Immunology 160(2010)1: 1-9. doi: 10.1111/j.1365-2249.2010.04139.x.; Verfügbar unter: https://www.ncbi.nlm.nih.gov/pmc/articles/PMC2841828/pdf/cei0160-0001.pdf; Stefan Ehlars und Stefan H.E. Kaufman, Infection, inflammation, and chronic diseases: consequences of a modern lifestyle. Trends in Immunology, 31(2010)5: 184-190, doi:10.1016/j.it.2010.02.003.

16 Der Verzehr signifikanter Mengen gehärteter Öle: Merryn J. Netting, Philippa F. Middleton und Maria Makrides, Does Maternal Diet During Pregnancy and Lactation Affect Outcomes in Offspring? A Systematic Review of Food-Based Approaches, Nutrition, 30(2014)11: 1225-1241. doi: 10.1016/j.nut.2014.02.015.

17 Ernährung reich an frischem Obst und Gemüse: Leda Chatzi und Manolis Kogevinas, Prenatal and Childhood Mediterranean Diet and the Development of Asthma and Allergies in Children, Public Health Nutrition, 12(2009)9A: 1629-1634, doi: 10.1017/S1368980009990474; und Netting u.a. Does Maternal Diet, 1225-1241.

17 Zigaretten oder mögliche andere Umweltgifte: Junenette L. Peters, Renée Boynton-Jarrett, Megan Sandel, Prenatal Environmental Factors Influencing IgE Levels, Atopy and Early Asthma, Current Opinion in Allergy and Clinical Immunology, 13 (2013)2: 187-192, doi: 10.1097/ACI.0b013e32835e82d3; Philippe Bégin und Kari C. Nadeau, Epigenetic Regulation of Asthma and Allergic Disease, Allergy, Asthma and Clinical Immunology, 10(2014)1: 27, doi: 10.1186/1710-1492-10-27. Verfügbar unter: https://www.ncbi.nlm.nih.gov/pmc/articles/PMC4057652/pdf/1710-1492-10-27.pdf.

17 Kontaminierung durch Verwechseln: Allen und Koplin, "Theories," 123-133.

17 Die Einführung von Eiern hinauszögern: Jennifer J. Koplin, Nicholas J. Osborne, Melissa Wake, Pamela E. Martin, Lyle C. Gurrin, Marnie N. Robinson, Dean Tey, u.a. Can Early Introduction of Egg Prevent Egg Allergy in Infants? A Population-Based Study, Journal of Allergy and Clinical Immunology, 126(2010)4: 807-813. doi: 10.1016/j.jaci.2010.07.028. Verfügbar unter: http://www.jacionline.org/article/S0091-6749(10)01173-5/pdf.

17 Die Einführung von Cerealien hinauszögern: Jill A. Poole, Kathy Barriga, Donald Y. Leung, Michelle Hoffman, George S. Eisenbarth, Marian Rewers, Jill M. Norris, Timing of Initial Exposure to Cereal Grains and the Risk of Wheat Allergy, Pediatrics, 117(2006)6: 2175-2182. doi: 10.1542/peds.2005-1803. Verfügbar unter: http://pediatrics.aappublications.org/content/pediatrics/120/Supplement_3/S109.1.full.pdf.

18 Fischkonsum: Inger Kull, Anna Bergstrom, Gunilla Lilja, Goran Pershagen, Magnus Wickman, Fish Consumption During the First Year of Life and Development of Allergic Diseases During Childhood, Allergy, 61(2006)8: 1009-1015. doi: 10.1111/j.1398-9995.2006.01115.x.

20 Bei Mäusen, Eiweiß oder Erdnussproteine: Joachim Saloga, Harald Renz, Gary L. Larsen, and Erwin W. Gelfand, Increased Airways Responsiveness in Mice Depends on Local Challenge with Antigen, American Journal of Respiratory and Critical Care Medicine, 149(1994)1: 65-70, doi: 10.1164/ajrccm.149.1.8111600; Jessica Strid, Jonathan Hourihane, Ian Kimber, Robin Callard, Stephan Strobel, Disruption of the Stratum Corneum Allows Potent Epicutaneous Immunization with Protein Antigens Resulting in a Dominant Systemic Th2 Response, European Journal of Immunology, 34(2004)8: 2100-2109, doi: 10.1002/eji.200425196. Verfügbar unter: http://onlinelibrary.wiley.com/doi/10.1002/eji.200425196/pdf.

20 Beim Menschen, Nahrungsmittelallergenspezifische T-Zellen: Frank C. van Reijsen, Abraham Felius, Erik A. K. Wauters, Carla A. F. M. Bruijnzeel-Koomen, Stef J. Koppelman, T-cell reactivity for a peanut-derived epitope in the skin of a young infant with atopic dermatitis, Journal of Allergy and Clinical Immunology, 101(1998)2: 207-209. doi: 10.1016/S0091-6749(98)70410-5. Verfügbar unter: http://www.jacionline.org/article/S0091-6749(98)70410-5/pdf.

20 Entzündete Haut wurde behandelt: Gideon Lack, Deborah Fox, Kate Northstone, Jean Golding for the Avon Longitudinal Study of Parents and Children Study Team, Factors Associated with the Development of Peanut Allergy in Childhood, New England Journal of Medicine, 348(2003)11: 977-985, doi: 10.1056/NEJMoa013536. Verfügbar unter: http://www.nejm.org/doi/pdf/10.1056/NEJMoa013536.

20 Erklärt die geografischen Unterschiede: Gideon Lack, Update on Risk Factors for Food Allergy, Journal of Allergy and Clinical Immunology, 129(2012)5: 1187-1197. doi: 10.1016/j.jaci.2012.02.036. Verfügbar unter: http://www.jacionline.org/article/S0091-6749(12)00366-1/pdf.

21 In Ländern in Afrika und Asien: Robin Green und Davis Luyt, Clinical Characteristics of Childhood Asthmatics in Johannesburg, South African Medical Journal, 87(1997)7: 878-882. Verfügbar unter: https://www.ajol.info/index.php/samj/article/viewFile/157226/146837 David J. Hill, Clifford S. Hosking, Chen Yu Zhie, Roland Leung, Karmen Baratwidjaja, Yoji Iikura, Nagalingam Iyngkaran, u. a. The Frequency of Food Allergy in Australia and Asia, Environmental Toxicology and Pharmacology, 4(1997)1-2: 101-110. doi: 10.1016/S1382-6689(97)10049-7. Gideon Lack, Epidemiologic Risks for Food Allergy, Journal of Allergy and Clinical Immunology, 121(2008)6: 1331-1336. doi: 10.1016/j.jaci.2008.04.032. Verfügbar unter: http://www.jacionline.org/article/S0091-6749(08)00778-1/pdf Bee Wah Lee, Lynette Pei-Chei Shek, Irvin Francis A. Gerez, Shu E. Soh und Hugo P. Van Bever, Food Allergy-Lessons from Asia, World Allergy Organization Journal, 1(2008): 129-133. doi: 10.1097/WOX.0b013e31817b7431. Verfügbar unter: https://waojournal.biomedcentral.com/track/pdf/10.1097/WOX.0b013e31817b7431?site=waojournal.biomedcentral.com.

21 Die Geografie kann auch die Schwere beeinflussen: Andrea Vereda, Marianne van Hage, Staffan Ahlstedt, Maria Dolores Ibañez, Javier Cuesta-Herranz, Jenny van Odijk, Magnus Wickman, u. a. Peanut Allergy: Clinical and Immunologic Differences Among Patients from 3 Different Geographic Regions, Journal of Allergy and Clinical Immunology, 127(2011)3: 603-607. doi: 10.1016/j.jaci.2010.09.010. Verfügbar unter: http://www.jacionline.org/article/S0091-6749(10)01419-3/pdf.

21 Einschließlich der Studie der Zehntausend: George Du Toit, Yitzhak Katz, Peter Sasieni, David Mesher, Soheila J. Maleki, Helen R. Fisher, Adam T. Fox, u. a. Early Consumption of Peanuts in Infancy Is Associated with a Low Prevalence of Peanut Allergy, Jounal of Allergy and Clinical Immunology, 122(2008)5: 984-991. doi: 10.1016/j.jaci.2008.08.039. Verfügbar unter: http://www.jacionline.org/article/S0091-6749(08)01698-9/pdf.

21 Umfassend informierte Eltern: Lene Hammer-Helmich, Allen Linneberg, Simon Francis Thomsen, Charlotte Glümer, Association between parental socioeconomic position and prevalence of asthma, atopic eczema and hay fever in children, Scandinavian Journal of Public Health, 42(2014)2: 120-127, doi: 10.1177/1403494813505727. Andrea S. Weber und Gerald Haidinger, The Prevalence of Atopic Dermatitis in Children Is Influenced by Their Parents' Education: Results of Two Cross-Sectional Studies Conducted in Upper Austria, Pediatric Allergy and Immunology, 21(2010)7: 1028-1023, doi: 10.1111/j.1399-3038.2010.01030.x. Sarah A. Taylor-Black, Harshna Mehta, Elisabete Weiderpass, Paolo Boffetta, Scott H. Sicherer, Julie Wang. Prevalence of Food Allergy in New York City School Children, Annals of Allergy, Asthma and Immunology, 112(2014)6: 554-56, doi: 10.1016/j.anai.2014.03.020. Verfügbar unter: http://www.jacionline.org/article/S0091-6749(12)02764-9/pdf.

22 Zoe musste den Notarzt rufen: Zoe Duncan, Mutter von Raphael, Lockland und Meredith, im Gespräch mit der Autorin, 19. Mai 2015.

KAPITEL 2: DIE LÖSUNG

27 „Drei Hände schossen nach oben": Jerome Groopman, The Peanut Puzzle: Could the Conventional Wisdom on Children and Allergies Be Wrong? The New Yorker, 7. Februar 2011. Verfügbar unter: https://www.newyorker.com/magazine/2011/02/07/the-peanut-puzzle.

27 Beobachtungsstudie, an der zehntausend jüdische Kinder teilnahmen: George George Du Toit, Yitzhak Katz, Peter Sasieni, David Mesher, Soheila J. Maleki, Helen R. Fisher, Adam T. Fox, u. a. Early Consumption of Peanuts in Infancy Is Associated with a Low Prevalence of Peanut Allergy, Jounal of Allergy and Clinical Immunology, 122(2008)5: 984-991. doi: 10.1016/j.jaci.2008.08.039. Verfügbar unter: http://www.jacionline.org/article/S0091-6749(08)01698-9/pdf.

28 Länder in Asien und Afrika: Robin Green und Davis Luyt, Clinical Characteristics of Childhood Asthmatics in Johannesburg, South African Medical Journal, 87 (1997) 7 : 878-882. Verfügbar unter: https://www.ajol.info/index.php/samj/article/viewFile/157226/146837 David J. Hill, Clifford S. Hosking, Chen Yu Zhie, Roland Leung, Karmen Baratwidjaja, Yoji Iikura, Nagalingam Iyngkaran, u. a. The Frequency of Food Allergy in Australia and Asia, Environmental Toxicology and Pharmacology, 4(1997)1-2: 101-110. doi: 10.1016/S1382-6689(97)10049-7.

Gideon Lack, Epidemiologic Risks for Food Allergy, Journal of Allergy and Clinical Immunology, 121(2008)6: 1331-1336. doi: 10.1016/j.jaci.2008.04.032. Verfügbar unter: http://www.jacionline.org/article/S0091-6749(08)00778-1/pdf Bee Wah Lee, Lynette Pei-Chei Shek, Irvin Francis A. Gerez, Shu E. Soh und Hugo P. Van Bever, Food Allergy--Lessons from Asia, World Allergy Organization Journal, 1(2008): 129-133. doi: 10.1097/WOX.0b013e31817b7431. Verfügbar unter: https://waojournal.biomedcentral.com/track/pdf/10.1097/WOX.0b013e31817b7431?site=waojournal.biomedcentral.com.

29 American Academy of Allergy, Asthma and Immunology: David M. Fleischer, Jonathan M. Spergel, Amal H. Assa'ad und Jacqueline A. Pongracic, Primary Prevention of Allergic Disease Through Nutritional Interventions: Guidelines for Healthcare Professionals, Journal of Allergy and Clinical Immunology: In Practice, 1(2013): 29-36. doi: 10.1016/j.jaip.2012.09.003. Verfügbar unter: https://www.aaaai.org/Aaaai/media/MediaLibrary/PDF%20Documents/Practice%20and%20Parameters/Primary-prevention-allergic-disease-through-nutrition.pdf.

29 Informationen zu Erdnüssen: George Du Toit, Graham Roberts, Peter H. Sayre, Henry T. Bahnson, Suzana Radulovic, Alexandra F. Santos, Helen A. Brough, u. a. Randomized Trial of Peanut Consumption in Infants at Risk for Peanut Allergy, New England Journal of Medicine, 372(2015)9: 803-813. doi: 10.1056/NEJMoa1414850. Verfügbar unter: http://www.nejm.org/doi/pdf/10.1056/NEJMoa1414850.

29 Eine Follow up-Studie, LEAP-On: George Du Toit, Peter H. Sayre, Graham Roberts, Michelle L. Sever, Kaitie Lawson, Henry T. Bahnson, Helen A. Brough, u. a., Effect of Avoidance on Peanut Allergy after Early Peanut Consumption, New England Journal of Medicine, 374(2016): 1435-1443, doi: 10.1056/NEJMoa1514209. Verfügbar unter: http://www.nejm.org/doi/pdf/10.1056/NEJMoa1514209.

29 Vorläufiger Rat wurde gegeben: Rebecca Gruchalla und Hugh A. Sampson, Preventing Peanut Allergy Through Early Consumption—Ready for Prime Time? New England Journal of Medicine, 372(2015)9: 875-877. doi: 10.1056/NEJMe1500186. Verfügbar unter: http://www.nejm.org/doi/pdf/10.1056/NEJMe1500186.

30 Bereits im Alter von drei Monaten: Gideon Lack, Leiter der Children's Allergy Service at Guy's and St. Thomas's NHS Foundation Trust und Professor für Pädiatrische Allergologie am King's College London im Gespräch mit der Autorin, 28. April 2015.

30 Die zweite derartige Studie: Michael R. Perkin, Kirsty Logan, Anna Tseng, Bunmi Raji, Salma Ayis, Janet Peacock, Helen Brough, u. a. Randomized Trial of Introduction of Allergenic Foods in Breast-Fed Infants. New England Journal of Medicine, 374(2016)18: 1733-1743, doi:10.1056/NEJMoa1514210. Verfügbar unter: http://www.nejm.org/doi/pdf/10.1056/NEJMoa1514210. **31** Die meisten Eltern haben unnötigerweise verzichtet: James Baker, CEO und Leitender Arzt von Food Allergy Research and Education, im Gespräch mit der Autorin, 29. März 2016.

32 „Man muss verstehen, dass es nicht die eigene Schuld ist.": Ebd.

32 Konsens bzgl. der „vorläufigen Richtlinien": David M. Fleischer, Scott Sicherer, Matthew Greenhawt, Dianne Campbell, Edmond Chan, Antonella Muraro, Susanne Halken, u. a. Consensus Communication on Early Peanut Introduction and the Prevention of Peanut Allergy in High-Risk Infants, Pediatrics, 136(2015)3: 600-604. doi: 10.1016/j.anai.2015.06.001. Verfügbar unter: http://pediatrics.aappublications.org/content/pediatrics/136/3/600.full.pdf.

35 Die grundlegenden Empfehlungen: David M. Fleischer, Jonathan M. Spergel, Amal H. Assa'ad und Jacqueline A. Pongracic, Primary Prevention of Allergic Disease Through Nutritional Interventions: Guidelines for Healthcare Professionals, Journal of Allergy and Clinical Immunology: In Practice, 1(2013): 29-36. doi: 10.1016/j.jaip.2012.09.003. Verfügbar unter: https://www.aaaai.org/Aaaai/media/MediaLibrary/PDF%20Documents/Practice%20and%20Parameters/Primary-prevention-allergic-disease-through-nutrition.pdf.

35 Erdnussproteine anhängen: Charles B. Smarr, Chia-Lin Hsu, Adam J. Byrne, Stephen D. Miller und Paul J. Bryce, Antigen-Fixed Leukocytes Tolerize Th2 Responses in Mouse Models of Allergy, Journal of Immunology, 187(2011)10: 5090-5098, doi: 10.4049/jimmunol.1100608. Verfügbar unter: http://www.jimmunol.org/content/jimmunol/187/10/5090.full.pdf.

36 Nadeau hat Mehle, die sich für medizinische Zwecke eignen: Whitney Morgan Block, Leitende Studienkoordinatorin des FARE Center of Excellence, Stanford University, Stanford, CA, E-Mails, einschließlich Studienmaterialien, die der Autorin zugeschickt wurden, 28. April und 5. Mai 2016.

38-39 „Nahrungsmittelallergien verstärken": Melanie Thernstrom, The Allergy Buster: Can a Radical New Treatment Save Children with Severe Food Allergies? New York Times Magazine, 7. März 2013. Verfügbar unter: http://www.nytimes.com/2013/03/10/magazine/can-a-radical-new-treatment-save-children-with-severe-allergies.html.

39 Aufgrund einer epigenetischen Ursache: Philippe Bégin und Kari C. Nadeau, Epigenetic Regulation of Asthma and Allergic Disease, Allergy, Asthma and Clinical Immunology, 10(2014)1: 27, doi: 10.1186/1710-1492-10-27. Verfügbar unter: https://www.ncbi.nlm.nih.gov/pmc/articles/PMC4057652/pdf/1710-1492-10-27.pdf.

KAPITEL 3: UMSETZUNG ZU HAUSE

44 Mit Bakterien aus dem Geburtskanal eingerieben: Maria G. Dominguez-Bello, Kassandra M. De Jesus-Laboy, Nan Shen, Laura M. Cox, Amnon Amir, Antonio Gonzalez, Nicholas A Bokulich, u. a. Partial Restoration of the Microbiota of Cesarean-Born Infants via Vaginal Microbial Transfer, Nature Medicine, 22(2016)3: 250-253, doi: 10.1038/nm.4039. Verfügbar unter: https://www.ncbi.nlm.nih.gov/pmc/articles/PMC5062956/pdf/nihms747351.pdf.

45 Forschung bzgl. Stillen: Melanie C. Matheson, Katrina J. Allen, Mimi L. K. Tang, Understanding the Evidence For and Against the Role of Breastfeeding in Allergy Prevention, Clinical and Experimental Allergy, 42(2012)6: 827-851. doi: 10.1111/j.1365-2222.2011.03925.x.
Debra de Silva, Matthew Geromi, Susanne Halken, Arne Host, Sukhmeet S. Panesar, Antonella Muraro, Thomas Werfel, u. a. Primary Prevention of Food Allergy in Children and Adults: Systematic Review, Allergy, 69(2014)5: 581-589, doi: 10.1111/all.12334. Verfügbar unter: http://onlinelibrary.wiley.com/doi/10.1111/all.12334/epdf.

46 Stillen ist mit dem Folgenden assoziiert: Jane Allen und Debra Hector, Benefits of Breastfeeding, New South Wales Public Health Bulletin, 16(2005)4: 42-46. Verfügbar unter: http://www.publish.csiro.au/nb/pdf/NB05011
Cesar G. Victora, Bernardo Lessa Horta, Christian Loret de Mola, Luciana Quevedo, Ricardo Tavares Pinheiro, Denise P. Gigante, Helen Gonçalves, u. a. Association Between Breastfeeding and Intelligence, Educational Attainment, and Income at 30 Years of Age: A Prospective Birth Cohort Studyfrom Brazil, Lancet, 3(2015)4: 199-205, doi: 10.1016/S2214-109X(15)70002-1. Verfügbar unter: http://www.thelancet.com/pdfs/journals/langlo/PIIS2214-109X(15)70002-1.pdf
Robin Nixon, Breast Milk Does DNA Good, LiveScience, 22. Mai 2010, Verfügbar unter: https://www.livescience.com/6498-breast-milk-dna-good.html.

51 4 % der Babys: Fiona McAndrew, Jane Thompson, Lydia Fellows, Alice Large, Mark Speed, Mary J. Renfrew, Infant Feeding Survey 2010 (Leeds, England: Health and Social Care Information Centre, 2012). Verfügbar unter: https://sp.ukdataservice.ac.uk/doc/7281/mrdoc/pdf/7281_ifs-uk-2010_report.pdf.

51 Keine negativen Auswirkungen auf die Dauer der Stillzeit: Michael R. Perkin, Kirsty Logan, Tom Marrs, Suzana Radulovic, Joanna Craven, Carsten Flohr, and Gideon Lack on behalf of the EAT Study Team, Enquiring About Tolerance (EAT) Study: Feasibility of an Early Allergenic Food Introduction Regimen, Journal of Allergy and Clinical Immunology, 137(2016)5: 1477-1486. doi: 10.1016/j.jaci.2015.12.1322. Verfügbar unter: http://www.jacionline.org/article/S0091-6749(16)00135-4/pdf.

59 „Wenn Essen keinen Spaß mehr macht": Ellyn Satter, Secrets of Feeding a Healthy Family: How to Eat, How to Raise Good Eaters, How to Cook, Madison: Kelcy Press, 2. Auflage, 2008.

59 Forscher haben herausgefunden: Leann L. Birch, Susan L. Johnson, Graciela Andresen, John C. Peters, Marcia C. Schulte, The Variability of Young Children's Energy Intake, New England Journal of Medicine, 324(1991)4: 232-235. doi: 10.1056/NEJM199101243240405. Verfügbar unter: http://www.nejm.org/doi/pdf/10.1056/NEJM199101243240405
Clara M. Davis, Results of the Self-Selection of Diets by Young Children, Canadian Medical Association Journal, 41(1939)3: 257-261. Verfügbar

unter: https://www.ncbi.nlm.nih.gov/pmc/articles/PMC537465/pdf/canmedaj00208-0035.pdf.

60 Selbst die wählerischsten Esser: Robin Nixon, Grown Up but Eat Like a Kid? LiveScience, NBC. 28. November 2010, http://www.nbcnews.com/id/40357712/ns/health-diet_and_nutrition/#.VykHtWNqec8.

63 Wenn Kinder regelmäßig Erdnüsse essen: George Du Toit, Peter H. Sayre, Graham Roberts, Michelle L. Sever, Kaitie Lawson, Henry T. Bahnson, Helen A. Brough, u. a. Effect of Avoidance on Peanut Allergy after Early Peanut Consumption, New England Journal of Medicine, 374(2016): 1435-1443, doi: 10.1056/NEJMoa1514209. Verfügbar unter: http://www.nejm.org/doi/pdf/10.1056/NEJMoa1514209.

KAPITEL 4: PRÄVENTION

71 die beste Strategie: George Du Toit, Graham Roberts, Peter H. Sayre, Henry T. Bahnson, Suzana Radulovic, Alexandra F. Santos, Helen A. Brough, u. a. Randomized Trial of Peanut Consumption in Infants at Risk for Peanut Allergy, New England Journal of Medicine, 372(2015)9: 803-813. doi: 10.1056/NEJMoa1414850. Verfügbar unter: http://www.nejm.org/doi/pdf/10.1056/NEJMoa1414850 George Du Toit, Peter H. Sayre, Graham Roberts, Michelle L. Sever, Kaitie Lawson, Henry T. Bahnson, Helen A. Brough, u. a. Effect of Avoidance on Peanut Allergy after Early Peanut Consumption, New England Journal of Medicine, 374(2016): 1435-1443, doi: 10.1056/NEJMoa1514209. Verfügbar unter: http://www.nejm.org/doi/pdf/10.1056/NEJMoa1514209 David M. Fleischer, Scott Sicherer, Matthew Greenhawt, Dianne Campbell, Edmond Chan, Antonella Muraro, Susanne Halken, u. a. Consensus Communication on Early Peanut Introduction and the Prevention of Peanut Allergy in High-Risk Infants, Pediatrics, 136(2015)3: 600-604. doi: 10.1016/j.anai.2015.06.001. Verfügbar unter: http://pediatrics.aappublications.org/content/pediatrics/136/3/600.full.pdf David M. Fleischer, Jonathan M. Spergel, Amal H. Assa'ad und Jacqueline A. Pongracic, Primary Prevention of Allergic Disease Through Nutritional Interventions: Guidelines for Healthcare Professionals, Journal of Allergy and Clinical Immunology: In Practice, 1(2013): 29-36. doi: 10.1016/j.jaip.2012.09.003. Verfügbar unter: https://www.aaaai.org/Aaaai/media/MediaLibrary/PDF%20Documents/Practice%20and%20Parameters/Primary-prevention-allergic-disease-through-nutrition.pdf Michael R. Perkin, Kirsty Logan, Anna Tseng, Bunmi Raji, Salma Ayis, Janet Peacock, Helen Brough, u. a. Randomized Trial of Introduction of Allergenic Foods in Breast-Fed Infants. New England Journal of Medicine, 374(2016)18: 1733-1743, doi:10.1056/NEJMoa1514210. Verfügbar unter: http://www.nejm.org/doi/pdf/10.1056/NEJMoa1514210.

INDEX

A

Ahornsirup
  Hühnchen in Ahornsirup-Joghurt-Marinade 166
Arme Ritter 100
Avocados
  Grünes Eierpüree 94

B

Babys Erste Fischpastete 194
Baiser-Kekse 114
Banane
  Weetabix-Bananen-Muffins 181
Birne
  Grünes Eierpüree 94
Blockschokolade
  Kakao-Wolken 116
Brokkoliröschen
  Nudeln mit Lachs, Brokkoli und Käse 198
Butter
  Arme Ritter 100
  Eierpfannkuchen 102
  Einfache Käsesauce 158
  Flöckchen-Rührei 97
  Joghurt-Haferkekse 172
  Joghurt-Kekse 170
  Kakao-Wolken 116
  Kartoffelmus mit Joghurt 164
  Käse-Cracker 159
  Nudeln mit Lachs, Brokkoli und Käse 198
  Nussmehl-Shortbread 136
  Pfannkuchen zum Abendbrot! 107
  Schokoladentorte mit Nussmehl 138
  Sesamkekse 188
  Tahini-Blondies 154
  Thunfisch-Bolognese 207
  Überraschungskekse 134
  Weetabix-Erdnuss-Schokokekse 186
Butternusskürbis-Hummus 142

C

Cashewkerne
  Selbstgemachte Nussbutter 125
Cheddar
  Gebackenes Omelett 98
  Käseballon 106
  Käse-Cracker 159

D

Dorschbällchen und -frikadellen 208
Dorschfilet
  Dorschbällchen und -frikadellen 208
Drei bis fünf Jahre 59
Drei bis fünf Monate 45

E

Eggnog ohne Alkohol 111
Eiallergie 73
Eier
  2 Supermama Fischstäbchen 204
  Arme Ritter 100
  Dorschbällchen und -frikadellen 208
  Eggnog ohne Alkohol 111
  Eierpfannkuchen 102
  Ei-Käse-Soldaten 162
  Ei-Tahini-Erdnuss-Püree 96
  Flöckchen-Rührei 97
  Gebackene Eiercreme 118
  Gebackenes Omelett 98
  Grünes Eierpüree 94
  Hackfleisch-Würstchen 182
  Joghurt-Haferkekse 172
  Joghurt-Kekse 178
  Joghurt Sonnenaufgang 157
  Kakao-Wolken 116
  Käseballon 106
  Käse-Cracker 159
  Knuspriges Nuss-Hühnchen 130
  Lachs-Shrimp-Bratlinge 200
  Muffin-Ei 104
  Nussmehl-Cracker 128

Nuss-Nudeln 132
Pekingente nund Crêpes 109
Pfannkuchen zum Abendbrot! 107
Schokoladentorte mit Nussmehl 138
Tahini-Blondies 154
Thaini-Ei-Überraschung 95
Überraschungskekse 134
Weetabix-Bananen-Muffins 181
Weizen-Allerlei 196
Eierpfannkuchen 102
Ei-Käse-Soldaten 162
Ein bis drei Jahre 56
Einfache Ente 110
Pekingente und Crêpes 109
Einfache Käsesauce 158
Ei-Tahini-Erdnuss-Püree 96
Eiweiß
Baiser-Kekse 114
Ente
Einfache Ente 110
Entkoppelung von Haut und Darm 18
Erbsen
Babys Erste Fischpastete 194
Erdnussbutter
Ei-Tahini-Erdnuss-Püree 96
Erdnuss-Joghurt 121
Erdnuss-Tahini-Dip oder -Sauce 122
Joghurt-Kekse 178
Nussbutter-Satay 129
Nuss-Fisch-Püree oder -Aufstrich 193
Nuss-Nudeln 132
Selbstgemachte Nussbutter 125
Sesamnuss-Mus 123
Weetabix-Erdnuss-Schokokekse 186
Weizen-Allerlei 196
Erdnuss-Joghurt 121
Erdnuss-Tahini-Dip oder -Sauce 122

F

Fisch
Babys Erste Fischpastete 194
Fischbrei 191
Nuss-Nudeln 132
Weizen-Allerlei 196
Fischallergie 79
Fischbrei 191
Fischfilets
2 Supermama Fischstäbchen 204
Gebackene Fischstäbchen 203
Flöckchen-Rührei 97
Fünf bis neun Monate 51
Fusilli
Nudeln mit Lachs, Brokkoli und Käse 198

G

Gebackene Eiercreme 118
Gebackene Fischstäbchen 202
Gebackenes Omelett 98
Gemüse
Fischbrei 191
Grünes Eierpüree 94

H

Hackfleisch-Würstchen 182
Haferflocken
Joghurt-Haferkekse 172
Halloumi
Käsestäbchen 163
Haselnüsse
Selbstgemachte Nussbutter 125
Honig
Honig-Senf-Joghurt-Dip 169
Joghurt-Frucht-Chutney 168
Labneh-Dip 160
Lachs-Shrimp-Bratlinge 200
Nuss-Nudeln 132
Tahini-Honig-Dip 151
Honig-Senf-Joghurt-Dip 169
Hühnchen in Ahornsirup-Joghurt-Marinade 166
Hühnerkeulen
Hühnchen in Ahornsirup-Joghurt-Marinade 166
Hummus 149
Hummus-Tahini-Dip 144
Pikante Falafel-Kekse 145
Regenbogen-Hummus 150
Hummus-Tahini-Dip 144

INDEX

I

Ihr Baby bestimmt das Tempo 49
Ingwer
   Milch-Gewürzkuchen 174

J

Joghurt-Frucht-Chutney 168
Joghurt-Haferkekse 172
Joghurt-Kekse 170, 178
Joghurt Sonnenaufgang 157

K

Kaiserschnittbabys 42
Kakao-Wolken 116
Kartoffelmus mit Joghurt 164
Kartoffeln
   Babys Erste Fischpastete 194
   Fischbrei 191
   Kartoffelmus mit Joghurt 164
Käseballon 105
Käse-Cracker 159
Käsestäbchen 163
Kichererbsen
   Hummus 149
Kichererbsenmehl
   Pikante Falafel-Kekse 145
   Sesam-Fischstäbchen 147
Knoblauchzehen
   Butternusskürbis-Hummus 142
   Dorschbällchen und -frikadellen 208
   Thunfisch-Bolognese 207
Knuspriges Nuss-Hühnchen 130
Kokosmilch
   Nussbutter-Satay 129
Kokosraspel
   Joghurt-Haferkekse 172
Kuhmilch 9
Kuhmilchallergie 71

L

Labneh-Dip 160
Lachs
   Lachs-Shrimp-Bratlinge 200
   Nudeln mit Lachs, Brokkoli und Käse 198
Lachs-Shrimp-Bratlinge 200

M

Macadamianüsse
   Selbstgemachte Nussbutter 125
Mandeln
   Selbstgemachte Nussbutter 125
Milch
   Arme Ritter 100
   Eierpfannkuchen 102
   Flöckchen-Rührei 97
   Pekingente und Crêpes 109
   Milch-Gewürzkuchen 174
Milchpulver
   Milch-Gewürzkuchen 174
Milchschokoladen-Mousse 112
Milder Senf
   Honig-Senf-Joghurt-Dip 169
Muffin-Ei 104

N

Natron
   Joghurt-Kekse 170
   Milch-Gewürzkuchen 174
Naturjoghurt
   Erdnuss-Joghurt 121
   Honig-Senf-Joghurt-Dip 169
   Hühnchen in Ahornsirup-Joghurt-Marinade 166
   Joghurt-Frucht-Chutney 168
   Joghurt-Kekse 170
   Joghurt Sonnenaufgang 157
   Kartoffelmus mit Joghurt 164
   Labneh-Dip 160
Neun bis zwölf Monate 54
Nudeln mit Lachs, Brokkoli und Käse 198
Nussallergie 74
Nussbutter
   Nuss-Nudeln 132
   Überraschungskekse 134
Nussbutter-Satay 129
Nuss-Fisch-Püree oder -Aufstrich 193
Nussmehl
   Gebackene Fischstäbchen 203
   Käsestäbchen 163
   Knuspriges Nuss-Hühnchen 130
   Nussmehl-Cracker 128
   Nussmehl-Shortbread 136

INDEX

Schokoladentorte mit Nussmehl 138
Weetabix-Erdnuss-Schokokekse 186
Nussmehl-Cracker 128
Nussmehl-Shortbread 136
Nuss-Nudeln 132

O

Obst
  Joghurt-Frucht-Chutney 168
Olivenöl
  Butternusskürbis-Hummus 142
  Hummus 149
  Lachs-Shrimp-Bratlinge 200
  Nussmehl-Cracker 128
  Pikante Falafel-Kekse 145
  Sesam-Fischstäbchen 147
  Thunfisch-Bolognese 207
Orange
  Einfache Ente 110
Orangensaft
  Nuss-Nudeln 132
  Tahini-Brownies 152
  Tahini-Honig-Dip 151
Orangenschale
  Sesamkekse 188
Oregano
  Käsestäbchen 163

P

Paprikaschoten
  Regenbogen-Hummus 150
Paranüsse
  Selbstgemachte Nussbutter 125
Parmesan
  Pizza-Fisch 206
  Thunfisch-Bolognese 207
Pecannüsse
  Selbstgemachte Nussbutter 125
Pekingente und Crêpes 109
Pfannkuchen zum Abendbrot! 107
Pikante Falafel-Kekse 145
Pinienkerne
  Selbstgemachte Nussbutter 125
Pistazien
  Selbstgemachte Nussbutter 125
Pizza-Fisch 206
Prävention 69

R

Regenbogen-Hummus 150
Reis
  Käse-Cracker 159
Rinderhack
  Hackfleisch-Würstchen 182
Rosmarin
  Butternusskürbis-Hummus 142

S

Sauberkeit 13
Schellfischfilets
  Pizza-Fisch 206
  Sesam-Fischstäbchen 147
Schokolade
  Tahini-Brownies 152
Schokoladentorte mit Nussmehl 138
Schokotröpfchen
  Schokoladentorte mit Nussmehl 138
  Tahini-Blondies 154
Schwierigkeiten beim zweiten (oder dritten oder ...) Kind 61
Selbstgemachte Nussbutter: Besser als gekauft 124
Selbstgemachtes Nussmehl 126
Semmelbrösel 58, 180
  2 Supermama Fischstäbchen 204
  Dorschbällchen und -frikadellen 208
Sesamallergie 77
Sesam-Fischstäbchen 147
Sesamkekse 188
Sesamnuss-Mus 123
Sesamsamen
  Nussmehl-Cracker 128
  Pikante Falafel-Kekse 145
  Sesam-Fischstäbchen 147
Shrimps
  Lachs-Shrimp-Bratlinge 200
Soja-, Kiwi- und anderen Allergien 84
Sojasauce
  Nussbutter-Satay 129
  Nuss-Nudeln 132
Sonnenlicht und Vitamin D-Mangel 12

INDEX

Spaghetti
  Nuss-Nudeln 132
  Thunfisch-Bolognese 207
Süßkartoffeln
  Dorschbällchen und -frikadellen 208
  Sesamnuss-Mus 123
  Süßkartoffelstampf mit Sesam 141
  Süßkartoffelstampf mit Sesam 141

T

Tahini
  Butternusskürbis-Hummus 142
  Ei-Tahini-Erdnuss-Püree 96
  Erdnuss-Tahini-Dipoder -Sauce 122
  Hummus 149
  Hummus-Tahini-Dip 144
  Joghurt-Kekse 178
  Nuss-Fisch-Püree oder -Aufstrich 193
  Nuss-Nudeln 132
  Selbstgemachte Nussbutter 125
  Sesamkekse 188
  Sesamnuss-Mus 123
  Süßkartoffelstampf mit Sesam 141
  Tahini-Blondies 154
  Tahini-Brownies 152
  Tahini-Ei-Überraschung 95
  Tahini-Honig-Dip 151
  Weizen-Allerlei 196
Thunfisch
  Nuss-Fisch-Püree oder -Aufstrich 193
  Thunfisch-Bolognese 207
  Thunfisch-Bolognese 207
Thymian
  Käsestäbchen 163
Tiere 15
Tomatensauce
  Pizza-Fisch 206
Tomatenwürfel
  Thunfisch-Bolognese 207

U

Überraschungskekse 134

V

Vanille
  Weetabix-Bananen-Muffins 181
Vitamin D 12
Vollkornbrot
  Ei-Käse-Soldaten 162
  Semmelbrösel 180
Vollmilch
  Babys Erste Fischpastete 194
  Eggnog ohne Alkohol 111
  Einfache Käsesauce 158
  Gebackene Eiercreme 118
  Gebackenes Omelett 98
  Joghurt-Kekse 178
  Käseballon 106
  Milch-Gewürzkuchen 174
  Muffin-Ei 104
  Nudeln mit Lachs, Brokkoli und Käse 198
  Pfannkuchenzum Abendbrot! 107
  Süßkartoffelstampf mit Sesam 141
  Weetabix-Bananen-Muffins 181
  Weizen-Allerlei 196

W

Weetabix-Bananen-Muffins 181
Weetabix-Erdnuss-Schokokekse 186
Weizenallergie 81
Weizen-Allerlei 196
Weizenvollkornbaguette
  Arme Ritter 100
Weizenvollkornbrot
  Hackfleisch-Würstchen 182

Z

Zimt
  Milch-Gewürzkuchen 174
  Weetabix-Bananen-Muffins 181
Zitronensaft
  Hummus 149
  Labneh-Dip 160
  Nussbutter-Satay 129
Zwiebel
  Dorschbällchen und -frikadellen 208
  Thunfisch-Bolognese 207

ABBILDUNGSVERZEICHNIS

Bilder von shutterstock.com:

Muster Kapitelanfänge: © Sopelkin

Seiten 99, 103, 167: © AVA Bitter

Seiten 205: © Khramtceva Mariya

Seiten 192, 199: © Anna Kutukova

Seite 115: © Murvin

Seite 133: © Irmun

Autorenfoto auf Seite 213: © Oliver Harbour

BEZUGSQUELLEN

Die meisten der im Buch erwähnten Produkte wie z.B. Ahornsirup oder verschiedene Gewürze sind in gängigen Naturkostläden erhältlich. Sie können sie auch direkt über unseren Online-Shop *www.unimedica.de* in der Kategorie »Gesunde Ernährung« erhalten. Dort finden Sie ein großes Sortiment an Naturkostprodukten, u. a. auch seltene Produkte wie Weinstein.

Auch die für die Rezepte notwendigen Küchengeräte sowie veganes Bio-Proteinpulver und viele Superfoods sind dort erhältlich.

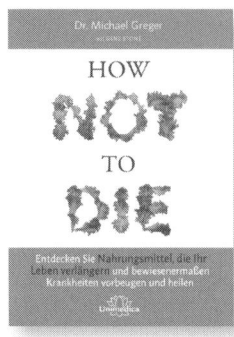

Dr. Michael Greger / Gene Stone

HOW NOT TO DIE

Entdecken Sie Nahrungsmittel, die Ihr Leben verlängern – und bewiesenermaßen Krankheiten vorbeugen und heilen

521 Seiten, geb., € 24,80

Die meisten aller frühzeitigen Todesfälle lassen sich verhindern – und zwar, so überraschend es klingen mag, durch einfache Änderungen der eigenen Lebens- und Ernährungsweise. Dr. Michael Greger, international renommierter Arzt und Ernährungswissenschaftler, lüftet in seinem weltweit außergewöhnlich erfolgreichen Bestseller das am besten gehütete Geheimnis der Medizin: Wenn die Grundbedingungen stimmen, kann sich der menschliche Körper selbst heilen. In How Not To Die analysiert Greger die häufigsten 15 Todesursachen der westlichen Welt, zu denen z. B. Herzerkrankungen, Krebs, Diabetes, Bluthochdruck und Parkinson zählen, und erläutert auf Basis der neuesten wissenschaftlichen Forschungsergebnisse, wie diese verhindert, in ihrer Entstehung aufgehalten oder sogar rückgängig gemacht werden können. Darüber hinaus erklärt er auf verständliche und enorm fesselnde, aber stets wissenschaftlich fundierte Weise, welche Lebensmittel besonders wertvoll und gesund für die verschiedenen Organe und Funktionen des menschlichen Körpers sind und wie diese am besten kombiniert und verzehrt werden können.

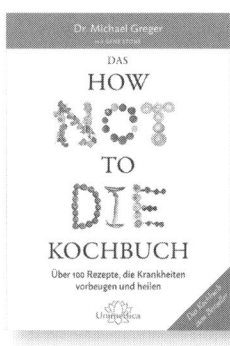

Dr. Michael Greger / Gene Stone

DAS HOW NOT TO DIE KOCHBUCH

Mehr als 100 Rezepte, die helfen Krankheiten vorzubeugen und zu heilen

296 Seiten, geb., € 29,-

Dieses ungeduldig erwartete Kochbuch enthält über 120 Rezepte für köstliche pflanzenbasierte Gerichte, die so gesund sind, dass sie Leben retten. Die verwendeten Zutaten basieren überwiegend auf dem „Täglichen Dutzend" – den Lebensmitteln und Energielieferanten, die am nährstoffreichsten sind und reichlich Abwehrstoffe enthalten.
Einführend erläutert Greger die Gründe für seine ernährungswissenschaftliche Mission, geht auf die 15 häufigsten Todesursachen der westlichen Welt ein und verrät die beste Strategie, um diesen zu entkommen: eine vollwertige, pflanzenbasierte Ernährung. In diesem Buch finden Sie Rezepte für sämtliche Tageszeiten und Anlässe, von leckeren Ideen für Frühstück, Mittag- und Abendessen über Snacks für zwischendurch, Vorspeisen, Salate, Suppen und Beilagen bis hin zu Desserts oder Getränken. Verführerische Fotos werden Ihnen das Wasser im Mund zusammenlaufen lassen und Lust aufs Nachkochen machen.

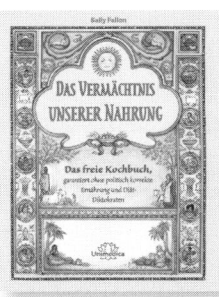

Sally Fallon / Mary Enig

DAS VERMÄCHTNIS UNSERER NAHRUNG

Das freie Kochbuch ohne politisch korrekte Ernährung – Mit der Heilkraft von über 700 zeitlosen Rezepten

544 Seiten, geb., € 34,-

Sally Fallon, die bekannte Ernährungsforscherin, vermittelt in ihrem Werk ein überraschende Botschaft: Tierische Fette und Cholesterin sind keine Übeltäter, sondern essenzielle Bestandteile der Ernährung. Sie sind für normales Wachstum, Gehirn- und Nervenfunktionen, Schutz vor Krankheiten und als Energiespender notwendig. „Das Vermächtnis unserer Nahrung" ist ein Klassiker und wurde in den USA bereits über 600.000 mal verkauft. Sally Fallon wendet sich darin bewusst gegen politisch korrekte Ernährung und empfiehlt naturbelassene Nahrungsmittel wie die oft verpönte Butter, Eier, Rohmilch, Fleisch aus Weidetierhaltung und andere nährstoffreiche Lebensmittel wie die über enorme Heilkraft verfügenden Knochenbrühen. Das Werk vereint in über 700 köstlichen Rezepte, die anspruchsvolle Gourmets und Küchenneulinge überzeugen, die Weisheit unserer Vorfahren mit den neuesten Forschungsergebnissen.

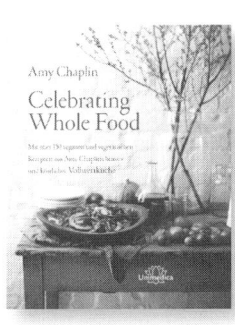

Amy Chaplin

CELEBRATING WHOLE FOOD

Mehr als 100 Rezepte, die helfen Krankheiten vorzubeugen und zu heilen

296 Seiten, geb., € 29,-

Frisch, überwiegend pflanzlich, vollwertig, naturbelassen und lecker – so sieht eine ideale Ernährung aus.

Die New-Yorker Star-Köchin Amy Chaplin steht wie keine andere für die raffinierte Vielfalt einer modernen Vollwerternährung. Ihre 20-jährige Erfahrung als Küchenchefin vieler vegetarischer Restaurants auf der ganzen Welt teilt Chaplin heute gerne mit ihren Kunden, zu denen auch Hollywood-Stars gehören. Diesen bringt sie bei, die heimischen Vorratsschränke mit Getreidesorten, Nüssen, Samen, Kräutern und Gewürzen zu füllen und daraus faszinierende Gerichte zuzubereiten.

In dem preisgekrönten Kochbuch Celebrating Whole Food nimmt uns Amy Chaplin in über 150 überwiegend veganen, glutenfreien Rezepten mit auf einen Streifzug durch die facettenreiche Welt der vollwertigen Küche. Von Quinoa-Muffins über feurige Karottensuppe mit Kokosmilch bis hin zu Salat mit gerösteten Kürbisspalten – für ein gesundes, nachhaltiges und unglaublich köstliches Jahr.

Ernährung

Fitness & Sport

Naturheilkunde

Homöopathie

Akupunktur

Mensch & Tier

In unserer Online-Buchhandlung
www.unimedica.de
führen wir eine große Auswahl an deutschen, französischen und englischen Büchern über Fitness, gesunde Ernährung, Naturheilkunde und Homöopathie. Zu jedem Titel gibt es aussagekräftige Leseproben.

Auf der Website gibt es ständig Neuigkeiten zu aktuellen Themen, Studien und Seminaren mit weltweit führenden Homöopathen sowie einen Erfahrungsaustausch bei Krankheiten und Epidemien.

Ein Gesamtverzeichnis ist kostenlos verfügbar.

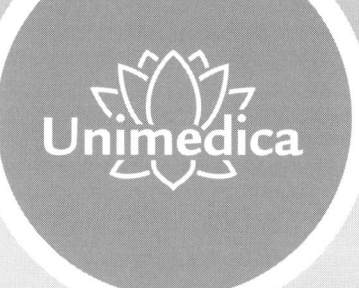

Blumenplatz 2 • D-79400 Kandern • Tel: +49 7626-974970-0 • Fax: +49 7626-974970-999
info@unimedica.de

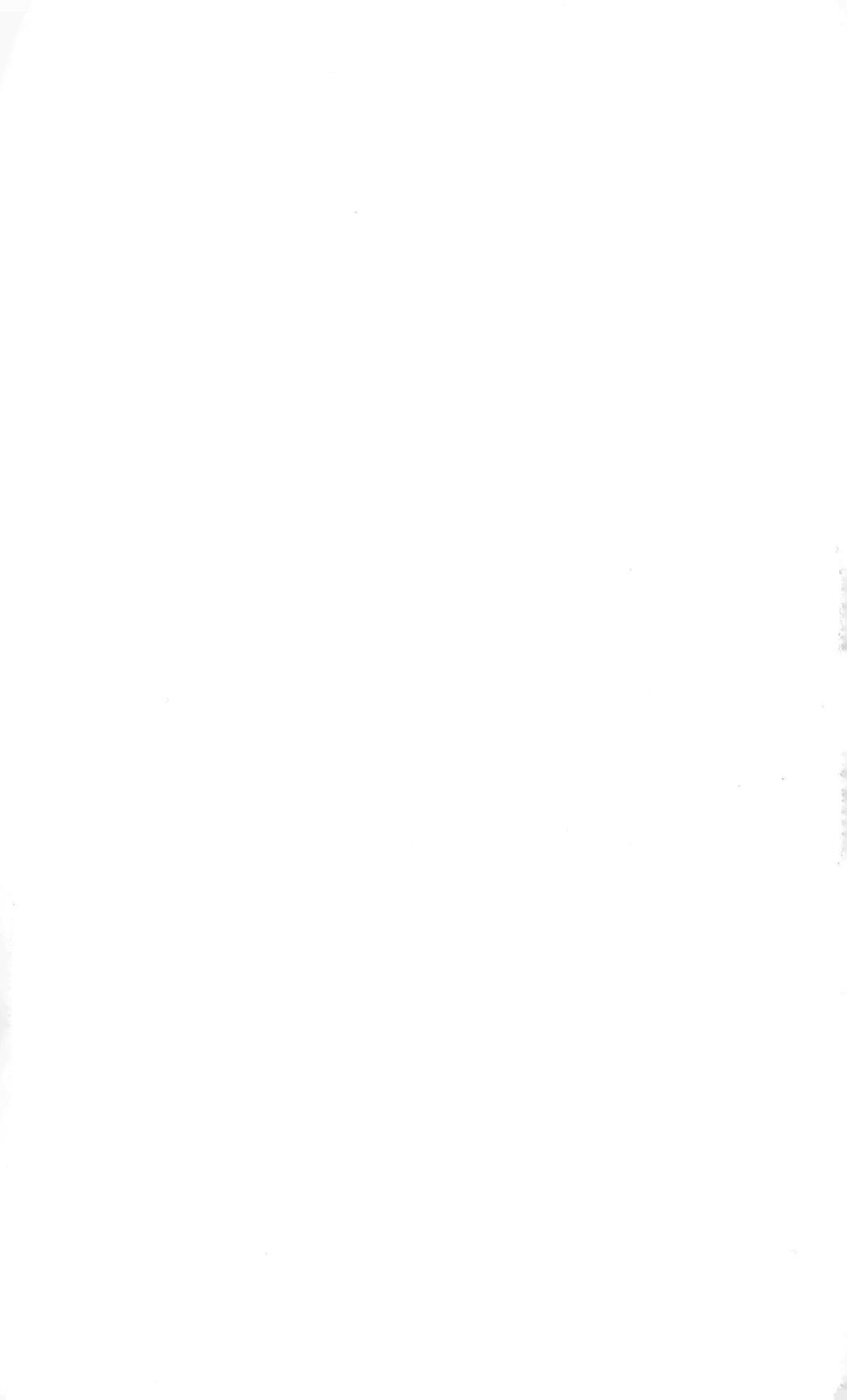